Thomas Dunkenberger

Tibetische Heilmassage (Ku mNye) und Moxabustion (Me tsa)

Energetisch wirksame Punkte der
Traditionellen Tibetischen Medizin für
Massage, Moxa, Aderlass und Akupunktur

BACOPA VERLAG

Haftung: Alle Angaben in diesem Buch sind nach bestem wissenschaftlichen Können des Autors gemacht. Weder der Verfasser noch der Verlag können für Angaben über Dosis und Wirkung Gewähr übernehmen. Es bleibt in der alleinigen Verantwortung des Lesers, diese Angaben einer eigenen Prüfung zu unterziehen. Auf die geltenden gesetzlichen Bestimmungen wird ausdrücklich hingewiesen.

Alle Rechte, insbesondere die des Nachdrucks, der Übersetzung, des Vortrags, der Radio- und Fernsehsendung und der Verfilmung sowie jeder Art der fotomechanischen Wiedergabe, der Telefonübertragung und der Speicherung in Datenverarbeitungsanlagen und Verwendung in Computerprogrammen, auch auszugsweise, vorbehalten.

© BACOPA Handels- & Kulturges.m.b.H., BACOPA VERLAG
4521 Schiedlberg/Austria, Waidern 42
E-Mail: verlag@bacopa.at, office@bacopa.at
www.bacopa.at

Printed in the European Union

ISBN: 978-3-902735-30-0
1. Auflage 2014

Vorwort von Dr. Jampa Yonten 9
Einführung und allgemeiner Überblick über die Tibetische Medizin 10
Die drei körperlichen Energien 13
    Die 15 Unter-Abteilungen der körperlichen Energien 15
    Grundeigenschaften der körperlichen Energien 18
Kurzer Test zur Zuordnung der persönlichen Körperenergie 26
Die sieben körperlichen Bestandteile / Das Prinzip der Verdauungshitze 28
Allgemeine Symptomatik von Lung (Wind), Tripa (Galle) und Peken (Schleim) 29
Grundtherapie durch Ernährung und Verhalten 31
Innerliche Öltherapien 32
Äußerliche Öltherapien – Die Tibetische Heilmassage 33
Die verschiedenen Massagetechniken 35
Vorbereitungen auf die Massage 40
Tages- und Jahreszeiten 43
Worauf Sie achten sollten (Indikationen – Kontraindikationen) 43
Anwendung der Öle, Fette und medizinischen Substanzen zur Massage 44
Medizinische Öle und Salben (Rezepturen) 49
Massagepunkte der Wirbelsäule und des Körpers 54
    Bei einem Ungleichgewicht der Körperenergie Lung (Wind) 55
        Scheitel und hiermit direkt in Zusammenhang stehende Punkte 55
        Vorderer Gesichtsbereich 57
        Seitlicher Kopfbereich 58
        Hinterkopf und Nackenbereich 59
        Wirbelsäule 60
        Vorderseite des Körpers (Brustraum und Bauchraum) 64
        Beine 68
        Füße 71
        Arme 72
        Hände 75
    Bei einem Ungleichgewicht der Körperenergie Tripa (Galle) 76
        Kopfbereich 76
        Schulter-Nacken-Bereich 79
        Wirbelsäule 80
        Vorderseite des Körpers 81
    Bei einem Ungleichgewicht der Körperenergie Peken (Schleim) 82
        Gesichtsbereich 82
        Wirbelsäule 83
        Körper 84
        Handflächen und Fußsohlen 85
Eine Auswahl spezifischer Indikationen 93
    Schwindel – Ohrgeräusche – Tinnitus 94
    Übelkeitsgefühle – «Reisekrankheit» 95

- Epilepsie 95
- Kopfschmerzen / Migräne 96
- Schluckauf 97
- Schlafstörungen (Einschlaf- und Durchschlafstörungen) 98
- Nächtlicher Harndrang 99
- Sprachstörungen / Stottern 99
- Menstruationsbeschwerden (Unregelmäßigkeiten; Prämenstruelles Syndrom) Schmerzen der Gebärmutter und/oder des Unterleibes; Ausfluss 100
- Kreislaufschwäche / Kollaps / Ohnmachtsanfälle 101
- Augenbeschwerden 102
- Gedächtnisstörungen 103
- Beschwerden des Herzens 104
- Verstopfung 105
- Appetitlosigkeit / allgemeine Verdauungsstörungen / Sodbrennen 106
- Lebensmittelunverträglichkeiten und -allergien 107
- Durchfall 108
- Hysterie / starke Überreiztheit 109
- Nasenbluten 110
- Akute und chronische Nasen-Nebenhöhlen-Entzündungen 111
- Schulter- und Nackenschmerzen / Nervliche Ausfallerscheinungen 112
- Schmerzen der Lendenwirbelsäule bzw. des unteren Rückens 113
- Funktionsstörungen der Sexualorgane 114
- Depressionen 115
- Angstattacken / Panikattacken 115
- Bluthochdruck 116
- Schilddrüsen-Dysfunktionen 116
- Husten / Atembeschwerden / Asthma 117
- Grippe / Erkältung 118
- Ohrenschmerzen / Ohrentzündungen 118
- Hämorrhoiden 118
- Hautprobleme 119
- Zahnschmerzen 119

Moxabustion und Akupunktur 120

Tibetischer Mikro-Aderlass 133

Energiebahnen (Kanäle) 138
- Innere Energiekanäle 139
- Äußere Energiekanäle 139
- Puguchen-Kanäle (Röhrenförmige Kanäle) 141
- Ja-ched-Kanäle (Kanäle der Lähmung) 143
- Ratna-Kanäle (Edle und kostbare Kanäle) 145
- Kleine Wasserkanäle 147
- Verwundbare Punkte 147

Die Lebensenergie La (tib.: bLa) 148

 Massage und Harmonisierung der La-Punkte 151
 Monatliche Bewegung 153
 Wöchentliche Bewegung 156
 Tagesverlauf 156
Feinstoffliche Anatomie der drei Hauptkanäle und der Energieräder (Chakras)
 Energieausgleich und Massage der Chakras 157
Babymassage und Embryologie 167
 Tabelle der vorherrschenden Jahreselemente (mit persönlichem Tierkreiszeichen) 173
Reinigende Atemübungen 174
Der Medizinbuddha 176

Indikationsverzeichnis 178
Käuter und Substanzen 187
 Lateinisch – Deutsch 187
 Deutsch – Lateinisch 189
Allgemeiner Index 191

Bibliografie 197
Bezugsverzeichnis und weiterführende Adressen 198
Dank und Bildrechte 199

*Das eigentliche Wesen der Gedanken ist strahlende Klarheit,
und Erfahrungen scheinen wie Sonne und Mond.
Die Klarheit, jenseits von Raum und Zeit,
ist ungreifbar und unbeschreiblich,
und Gewißheit leuchtet wie ein Stern.*

MILAREPA

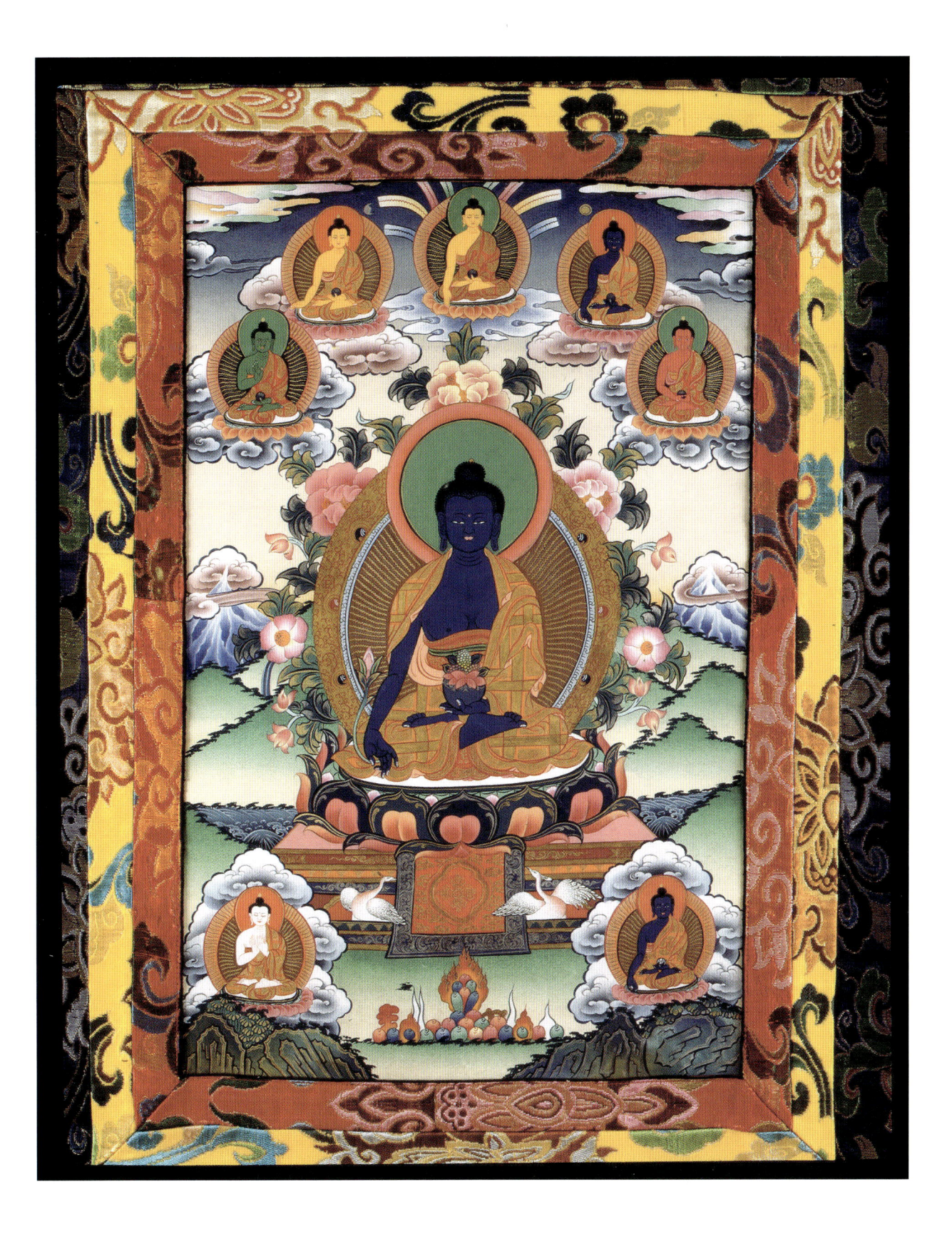

Vorwort von Dr. Jampa Yonten

Bei der Traditionellen Tibetischen Medizin handelt es sich um eine der ältesten bekannten Heilweisen. Bereits vor über 2500 Jahren wurde es vom Medizinbuddha gelehrt und kommt seit langer Zeit in Tibet und anderen Regionen des Himalaya zur praktischen Anwendung. In der heutigen Zeit entwickelt sich diese Heilweise mehr und mehr zu einem der populärsten ganzheitlichen Systeme überhaupt.

Gemäß der Tibetischen Medizin ist Nichtwissen und Ignoranz die letztendliche Ursache für alles Leiden. Hieraus entwickeln sich die drei mentalen Gifte der Begierden, des Hasses und der Verblendung, aus welchen wiederum die drei physiologischen Körperenergien von Lung, Tripa und Peken resultieren. Diese drei Energien werden üblicherweise mit Wind, Galle und Schleim übersetzt. Jedwede Störung in einer oder mehrerer dieser drei Lebensenergien resultiert in Krankheit, die mit den vier traditionellen Behandlungsmöglichkeiten der Ernährungs- und Verhaltensweisen, der Therapien mit Arzneimitteln sowie den äußeren Therapien behandelt werden können. Aus diesen vier Möglichkeiten stellt Thomas Dunkenberger in diesem Buch die traditionelle Tibetische Massage (Ku Nye) sowie die energetischen Punkte der Tibetischen Medizin (Sang gNad) vor, beides – gerade in unserer heutigen, hektischen Zeit – wichtige Möglichkeiten zur äußeren Behandlung. Bei Ku Nye handelt es sich um eine therapeutische Massage, die für jeden Menschen entsprechend seines individuellen Grundtyps sowie der jeweiligen individuellen Krankheitssymptome angewendet werden kann. In gleicher Weise wird Sang gNad (energetische Punkte) individuell eingesetzt und stellt insbesondere für alle chronischen Gebrechen, für die Entgiftung des Körpers sowie für die Zirkulation innerhalb der Blutgefäße und der Nerven eine wichtige und effektive äußere Behandlungsform dar. Zudem ist es höchst effektiv bei der Harmonisierung von Körper und Geist. Die wichtigsten Aspekte bei beiden Behandlungsformen sind sowohl die Intention als auch die Aufmerksamkeit und das Bewusstsein des Behandlers. Seine Heiligkeit, der Dalai Lama, sagt, dass ein idealer Arzt ein fundiertes Verständnis der medizinischen Materie mit Mitgefühl und Weisheit kombiniert.

Thomas Dunkenberger hat den tibetischen Buddhismus sowie die Traditionelle Tibetische Medizin über viele Jahre hinweg studiert. In seinem letzten Buch «Das tibetische Heilbuch» hatte er die große Freude, dass mein Lehrer und Meister Dr. Trogawa Rinpoche das Vorwort geschrieben hat. Rinpoche war einer der höchstgeachteten tibetischen Ärzte. Er war bekannt für sein großes Mitgefühl und hat die Tibetische Medizin auf seinen Reisen auch im Westen bekannt gemacht. Ich fühle mich deshalb geehrt, für dieses neue Buch von Thomas Dunkenberger das Vorwort schreiben zu dürfen. Sicher wird dieses Buch vielen naturheilkundlich praktizierenden Menschen und Heilern sowie auch allen an ganzheitlichen Heilsystemen interessierten Laien von großem Gewinn sein.

Dr. Jampa Yonten, Menrampa
Bangalore
01. Dezember 2012

Einführung und allgemeiner Überblick über die Tibetischen Medizin

Das im Westen unter der Bezeichnung «Tibetische Medizin» bekannte Heilsystem des «Sowa Rigpa» («Wissen des Heilens») erfreut sich in den letzten Jahren einer immer größer werdenden Popularität. Dies ist unter anderem auf den vielschichtigen Ansatz dieser östlichen Naturheilkunde sowie auf eine hohe Heilungsrate ohne gleichzeitige negative Nebenwirkungen zurückzuführen. Im Allgemeinen Bewusstsein der Menschen ist zudem eine klare Hinwendung in Richtung der natürlichen Heilmethoden als ergänzende Alternative zu erkennen.

Bei allen Medizinsystemen stellt die Mitarbeit der zu behandelnden Personen einen außerordentlich förderlichen Faktor dar. Dies gilt insbesondere für alle naturheilkundlichen Medizinsysteme, da sich diese – unter anderem – durch eine hohe Selbstverantwortlichkeit des Patienten auszeichnen. Durch die bewusste Beschäftigung mit den verschiedenen körperlichen, emotionalen und geistigen Zusammenhängen wird der Patient aus seiner passiven Statistenrolle in eine aktive, eigenverantwortliche Position geführt und wird hierdurch zum selbstverantwortlichen Mitgestalter seiner Gesundheit, seiner Lebensführung und damit letzlich auch seiner gesamten Einstellung zum Leben. Dieser Heilungsansatz führt weg von einer passiven, fatalistischen Einstellung gegenüber der Lebenswirklichkeit und der Abwendung von der Verantwortlichkeit sich selbst und seiner Umwelt gegenüber. Der Mensch wird so auch zum Verständnis der wirklichen Bedeutung des so häufig missverstandenen Begriffes Karma als einer aktiven Handlung im Jetzt geleitet.

Ein ganzheitlicher medizinischer Ansatz wird also die gesamte Lebensführung als grundlegenden Faktor der Gesundung und der Heilwerdung mit einbeziehen. Neben den Ernährungsgewohnheiten sind hier vor allem die Verhaltensweisen (einschließlich der Denkmuster, der inneren Einstellungen und der emotionalen Muster) zu nennen. In der Tibetischen Medizin sind diese Faktoren integrale Bestandteile der Therapie. Der jeweilige Behandler wird die Ernährungs- und Verhaltensweisen immer entsprechend des individuellen Ungleichgewichtes der drei körperlichen Energien gestalten. Die Traditionelle Tibetische Medizin versteht sich auch als eine Hilfe, um Krankheit zu vermeiden. Zu den prophylaktischen Maßnahmen gehören das Verständnis des eigenen Konstitutionstyps (d.h. der individuellen Gewichtung der Grundenergien) und die dementsprechende Anpassung der Ernährungs- und Verhaltensweisen innerhalb des Jahreszeitlaufs und des Alters sowie sanfte äußere Methoden wie etwa allgemeine Massagen, Bäder und innere Reinigung (mental und körperlich).

Zudem besteht von alters her eine klare Abstufung der therapeutischen Einflussnahme: Als Erstes werden die spezifischen Ernährungs- und Verhaltensweisen zur Gesundung dargelegt. Sollten diese nicht ausreichen, wird eine medikamentöse Therapie auf der Basis von Kräutern und Mineralien mittels Pillen und/oder Pulvern oder auch Teemischungen hinzugefügt. Spezielle Arzneivermischungen können zudem Edelsteine oder tierische Substanzen beinhalten.

Bei hartnäckigen Erkrankungen oder bei chronischen Beschwerden finden zudem die sogenannten «äußeren Therapien» Anwendung. Man unterscheidet hier traditionellerweise zwischen den «sanften» und den «drastischen» Methoden. Zu den drastischen Maßnahmen zählen u.a. die **Moxabustion** (im Tibetischen *me tsa* oder auch *bsreg pa* genannt; eine Hitzetherapie mit Beifuß an den energetisch wirksamen Reflexpunkten; siehe entsprechendes Kapitel) sowie das **Schröpfen** (tib.: *me bum* = «Feuervase»), welches traditionellerweise mit einem Kupfergefäß durchgeführt wird. Heutzutage werden jedoch meist Gläser verwendet. Man unterscheidet hier eine trockene Art, d.h. ohne den Austritt von Blut und eine «feuchte» Art, d.h. mit vorherigem leichtem Anstechen der Haut und dem hieraus erfolgenden Austritt von Blut. Bei der trockenen Form gelangten früher auch Hörner (vom Yak oder der Kuh) zum Einsatz. Des Weiteren gibt es bei den drastischen Methoden eine spezifische Form des **Mikro-Aderlasses** (tib.: *star ga*; hierbei werden mit einer Lanzette genau festgelegte Körperpunkte angestochen, so dass nur einer bis einige Tropfen Blut aus dem Körper austreten und hierdurch zu einer Entlastung der korrespondierenden Organe etc. führen; (siehe entsprechendes Kapitel), um bestimmte Formen der **Akupunktur** (z.B. Goldene-Nadel-Therapie) sowie im extremsten Falle um **Kauterisation** («Brennen», tib.: *me thur-byed pa*) und **kleinere chirurgische Eingriffe** (tib.: *thur ma*) im äußeren Bereich (wie etwa Ausschälungen, Öffnung von Abszessen usw.). Dies bedeutet nicht, dass chirurgische Eingriffe generell abgelehnt werden. Sie werden jedoch nur als letztes Mittel akzeptiert, falls alle anderen Methoden keinen Erfolg erzielen konnten. Für tiefergehende Informationen sei an dieser Stelle auf «Das tibetische Heilbuch» (Windpferd-Verlag) als umfassende Einführung und Grundlage der Tibetischen Medizin verwiesen.

Die sanften Maßnahmen umfassen **Öltherapien** und die sogenannte **Hydro- und Balneotherapie** (d.h. Kompressen = *dugs*, Wickel und Umschläge = *lums*, Bäder = *chu-lums*). In der einfachsten Form wird hier einfach nur sehr kaltes Wasser in eine Flasche abgefüllt und hiermit dann die entsprechende Körperstelle gekühlt. Generell werden bei der Hydro- und Balneotherapie vor allem natürliche Gegebenheiten wie Sand (kühl oder erwärmt), Lehm (kühl oder erwärmt), Steine (z.B. erwärmter Ziegel oder erwärmter Flusskiesel, Quarzstein zur Kühlung, Flusskiesel aus kaltem Wasser zur Kühlung), Halbedelsteine (z.B. kühlender Achat zur Auflage bei Leberhitze), Metalle (meist zur Kühlung), heiße Quellen/Thermalbäder, natürliche Wasserläufe und kleinere Wasserfälle sowie z.B. Auflagen mit verschiedenen Tierfellen (Hasenfell bei Leberproblemen, Wolfsfell und Otterfell bei Nieren- und Hüftproblemen) oder Filz (z.B. in warmes Öl getränkt) zur Erwärmung bzw. zur Kühlung verwendet. Die Kompressen und Wickel werden entsprechend der jeweiligen Indikation auf den betroffenen Körperstellen mit kühlenden oder wärmenden Substanzen angewendet (z.B. erwärmter Ingwer für Muskelprobleme, erwärmte Enzianblüten für Lungenprobleme, erwärmte Gerste bei Nierenproblemen, weißer Eisenhut bei Darmproblemen). Das sogenannte **Hor-Moxa** (tib.: *Hor-me*) kann als eine weitere differenzierte Variation der Kompressen betrachtet werden.

Auch die **Bäder** dienen der Kühlung (bei Entzündungen, Fieber) oder der Erwärmung (z.B. bei übermäßigem Wind = Lung, bei Muskelschmerzen, Muskelverhärtungen, Lähmungserscheinungen u.a.). Hier werden vor allem die natürlichen heißen Quellen mit Schwefel, Kalzit, Realgar, Mumiyo (Shilajit) etc. genutzt. Thermalquellen gelten als beste Möglichkeit der therapeutischen Bäder. Eine weitere Möglichkeit besteht darin, dem warmem Bad medizinische Substanzen wie die eben genannten Mineralien oder auch Kräuter bzw. Pflanzen beizugeben. Die medizinischen Substanzen können hierbei entweder direkt (oder in einem Säckchen abgefüllt) ins Badewasser gegeben werden oder zur Verstärkung der Heilwirkung im Falle der Pflanzen als Absud zubereitet und dann dem Bad hinzu gegeben werden.

Um einen Absud zuzubereiten, werden in einer **Basismischung** der Tibetischen Medizin folgende getrocknete Substanzen angewendet:

- Wacholderzweige und -blätter (Juniperus) zur Stärkung des Gewebes,
- weißer Beifuß (ganze Pflanze oder Wurzel) = Artemisia sp. zum Ausgleich der Energien,
- Tamariske (ganze Pflanze) = Myricaria germanica zur Ausleitung von Giften aus den Gelenken und den Knochen,
- die Wurzel von Salomonsiegel (Polygonatum cirrhifolium) zur allgemeinen Stärkung sowie zur Kräftigung der Nieren und bei Lymphstauungen,
- die Wurzeln von Angelika (Angelica archangelica) bei übermäßigem Wind/Lung sowie zur Stärkung der Nieren und der Gelenke,
- die Früchte von Erdstachelnuss (Tribulus terrestris) bei Ekzemen, Arthritis, kalten Nieren und Lymphproblemen,
- sowie bei heißer Lymphe das Harz des Sal-Baumes (Shorea robusta).

Um den Absud zuzubereiten, nimmt man von allen Substanzen etwa die Menge eines Teelöffels; der Beifuß kann in dreifacher Dosis beigemischt werden, das Harz des Sal-Baumes nur in sehr geringer Dosierung. Alle Bestandteile werden grob zerrieben und in einem Liter Wasser zu Anfang sanft geköchelt. Mit zunehmender Dauer wird die Hitze gesteigert. So lange kochen, bis sich die Flüssigkeit halbiert hat (500 ml), das Wasser wieder auffüllen und nochmals kochen, bis es bis zu einem Drittel (350 ml) reduziert ist. Nochmals das Wasser auf einen Liter

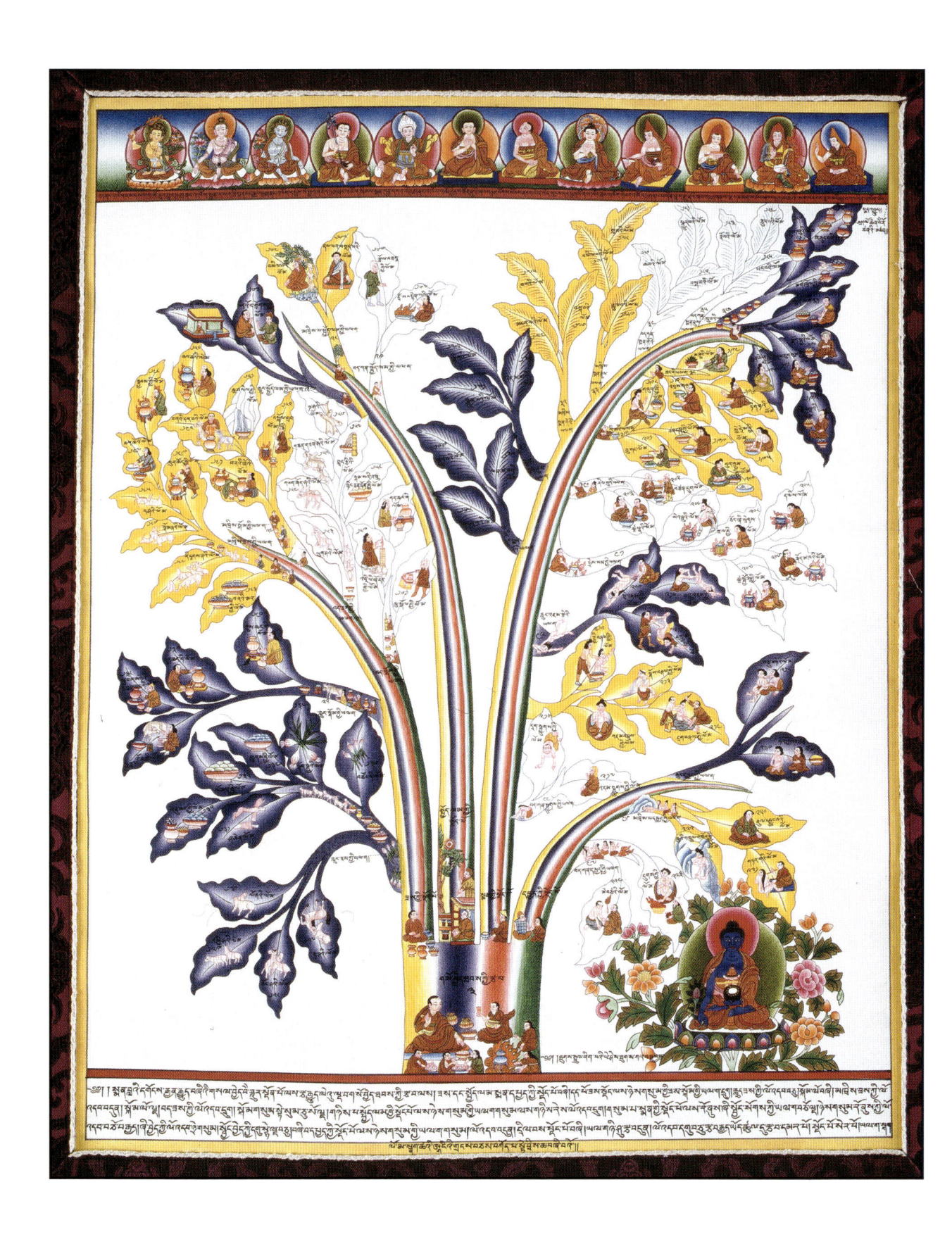

Thangka 4 aus dem «Wurzeltantra», «Über die Behandlung».

auffüllen und so lange kochen, bis nur noch 1/4 Liter Flüssigkeit übrig ist. Jetzt kann man die Pflanzenreste absieben und den Absud zur Aufbewahrung abfüllen. Manche Ärzte wärmen den Absud vor der Anwendung wieder auf und geben etwas Alkohol hinzu, um die Pflanzen noch stärker aufzuschließen. Von diesen extrahierten Pflanzensubstanzen benötigt man nur etwa 1-2 Esslöffel pro Vollbad.

Auch das **Verbrennen von Räuchermischungen** (tib.: *lung dugs*) wird zur allgemeinen Reinigung der Atmosphäre sowie zu therapeutischen Zwecken vor allem bei einer Störung der körperlichen Energie Lung (Wind) angewendet (z.B. bei Schwindel, Übelkeit, Kopfschmerz, Schwäche, schockartigen Erlebnissen, Verwirrung, Wahnvorstellungen u.a.). Man kann hier entsprechende Substanzen (z.B. Wacholder, Adlerholz oder geröstetes Gerstenmehl) direkt auf glühenden Kohlen verbrennen oder entsprechende Räucherstäbchen verwenden. Üblicherweise wird der gesamte Körper, mindestens aber der Kopf der Person mit der entsprechenden Störung mit dem Rauch umhüllt. Das Verbrennen getrockneter Rhododendronblüten dient der Entgiftung der Atmosphäre bei ansteckenden Erkrankungen (z.B. Grippe). Auch vor Massagen ist es für die Atmosphäre eines Raumes und der eigenen Energien befreiend, entsprechende Räuchermischungen zu verbrennen.

Bei den **Öltherapien** unterscheidet man zwischen inneren und äußeren Öltherapien. Die innerlichen Öltherapien werden meist als allgemeine Reinigungsmaßnahmen durchgeführt, und die äußerliche Öltherapie der Tibetischen Medizin beinhaltet die Massage. Auch bei der Massage unterscheidet man unterschiedliche Methoden. Dieses Buch wird Ihnen diese sanften und einfachen, aber trotzdem sehr wirksamen Methoden näher bringen. In den klassischen tibetischen Medizinwerken findet sich keine Zusammenfassung in dieser Form. Die in diesen Quellen vorliegenden Beschreibungen und Hinweise auf die Massage sowie die mündliche Befragung verschiedener Ärzte/innen der Tibetischen Medizin wurden vom Autor über viele Jahre zusammengetragen. Die hier aufgeführten Methoden und Rezepturen können leicht angewendet werden und bilden hierdurch zumindest eine Begleittherapie für vielerlei gesundheitliche Beschwerden und Ungleichgewichte. In einigen Fällen können die hier vorgestellten Methoden sogar als Grundtherapien zum Einsatz gelangen. Heilmethoden, wie etwa eine allgemeine Ganzkörpermassage, tragen natürlich generell zur Entspannung und zur allgemeinen Lebensfreude eines jeden Menschen bei.

Zudem gibt dieses Buch einen klaren Überblick über die tibetische Form der Moxabustion, der Harmonisierung der grundlegenden, feinstofflichen Lebensenergie La sowie der Möglichkeit des Ausgleichs der Energieräder (Chakren) und vermittelt ein Grundwissen zur tibetischen Form des Mikro-Aderlasses, der Akupunkturpunkte, der positiven Einflussnahme für Mutter und Kind während der Schwangerschaft und nach der Geburt (Babymassage) sowie einige leicht auszuführende Meditationen.

Die drei körperlichen Energien

In der Tibetischen Medizin wird die Entstehung eines Menschen durch die grundlegenden Faktoren der Zusammenkunft von Mann und Frau sowie des sogenannten mentalen Kontinuums erklärt. Das mentale Kontinuum (auch Bewusstseinsstrom genannt) wird in bestimmter Weise vom «Wesenskern» plus der Summe aller bisherigen Erfahrungen eines Wesens gebildet, wobei es im Buddhismus, genau genommen, so etwas wie einen nachhaltig bestehenden «Kern» letztendlich auch nicht gibt. Beim mentalen Kontinuum handelt es sich um den Anteil eines jeden Menschen, der sich beim Ableben aus seinem Sitz im Herzzentrum löst und in bestimmte, unseren normalen Sinnen nicht wahrnehmbare Zwischenbereiche (tib.: *bardo*) reist. Hier durchlebt dieser Wesensanteil verschiedenste Erfahrungen bis zur nächsten Wiederverkörperung. Genau wie die Erfahrungen in diesen Zwischenbereichen werden auch die Grunderfahrungen dieser Welt durch das Anhaften an bestimmte mental-emotionale Strukturen projiziert und hierdurch gebildet. In erster Linie handelt es sich bei diesen Strukturen um das Nichterkennen des wahren Wesens allen Seins (grundlegende Ignoranz) sowie um unsere nicht gelösten Emotionsstrukturen. Hierdurch werden die Grundimpulse zur Wiederverkörperung sowie die drei konstituierenden Grundenergien auf der mentalen, emotionalen und körperlichen Ebene gebildet.

Aufgrund der beschriebenen Entstehungsweise bezeichnet man diese drei archetypischen, zugrundliegenden Energiestrukturen in der Tibetischen Medizin als «nye pa», d.h. als grundlegende «Fehler». Da es sich sowohl um stoffliche als auch feinstoffliche Strukturen handelt, werden sie auch Körperenergien bzw. körperliche Energien genannt. Im einzelnen handelt es sich um *Lung (Wind), Tripa (Galle)* und *Peken (Schleim)*. Starke Wünsche, Begierden und ähnlich gelagerte Emotionen etc. führen zur direkten Bildung der körperlichen Energie Lung (Wind). Die Wut, der Zorn und im Extremfall der Hass führen zur Bildung der körperlichen Energie Tripa (Galle). Enge Sichtweisen, Apathie, Faulheit und ähnlich «vernebelte» Sinne führen zur Bildung der körperlichen Energie Peken (Schleim). Diese Faktoren werden als entfernte Ursachen für Krankheit betrachtet.

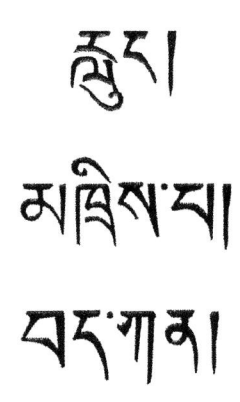

ཆུང་།

མཁྲིས་པ།

བད་ཀན།

Tibetische Schriftzeichen von Lung, Tripa, Peken

Alle Menschen sind aus einem individuellen Mischungsverhältnis dieser drei genannten Grundenergien gebildet. Dieses Mischungsverhältnis ist nicht statisch fixiert, sondern leicht fließend, d.h. die Grundenergien müssen zum Ausgleich der äußeren Bedingungen wie z.B. des Lebensalters, der Jahreszeiten, kosmischer Einflüsse (wie etwa planetaren Konstellationen, Kreuzungsverläufen von Wasseradern usw.) sowie den eingenommenen Mahlzeiten ständig etwas variieren. Sie bilden also ein dynamisches Fließgleichgewicht innerhalb eines komplexen, offenen Systems. Im Optimalfall bestünde dieses grundlegende Mischungsverhältnis aus jeweils einem Drittel einer jeder der genannten Körperenergien. Genau wie dieser Optimalfall finden sich auch die reinen Typen einer einzelnen Körperenergie eher selten. Meist herrscht die eine oder andere Körperenergie vor. Natürlich können auch zwei körperliche Energien gemeinsam dominieren. Durch die grundsätzlichen Kombinationsmöglichkeiten ergeben sich insgesamt **sieben verschiedene Grundtypen**:

1. Lung-Dominanz
2. Tripa-Dominanz
3. Peken-Dominanz
4. Lung-Tripa-Mischung
5. Lung-Peken-Mischung
6. Tripa-Peken-Mischung
7. Lung-Tripa-Peken-Mischung

Ein weiterer entscheidender Faktor bei der Bildung eines Menschen ist die nicht schadhafte Zusammensetzung sowohl der Eizelle der Mutter als auch des Samens des Vaters. Die Tibetische Medizin erkennt das Konzept der genetischen Vererbung nicht im gleichen Sinne an, wie dies in der westlichen Wissenschaft geschieht, dennoch wird durch die Eltern das fehlerfreie Grundmaterial als Basis der Wiederverkörperung zur Verfügung gestellt. Die Persönlichkeitsstrukturen werden aber zum größten Teil durch das mentale Kontinuum eingeprägt. Auch die Ernährungs- und Verhaltensweisen der Mutter während der Schwangerschaft spielen eine grundlegende Rolle bei der Bildung und Mischung der individuellen körperlichen Grundenergien. Die äußeren Bedingungen nach der Geburt sorgen dann, allerdings in einem stark eingeschränkten Maße, für eine zusätzliche Beeinflussung und Modifikation dieser Grundmischung. (Näheres siehe Kapitel «Babymassage»)

Während die körperliche Energie Lung (Wind) für alle dynamischen Aspekte wie zum Beispiel eine rasche und intuitive Auffassungsgabe, visionäre Gedanken oder auf der körperlichen Ebene für die Atmung, das Nervensystem oder die Fortbewegung des Blutes in den Gefäßen verantwortlich ist, zeichnet Tripa (Galle) vor allem für das Hitze-Prinzip verantwortlich. Dieses wird zum Beispiel bei allen

Reifungsprozessen benötigt, und zwar sowohl körperlich als auch emotional. Auch der Mut und die Leidenschaft sind von Tripa (Galle) abhängig. Körperlich ist Tripa (Galle) vor allem für die Verdauungstätigkeiten zuständig und beherrscht daher z.B. das Enzymsystem. Die körperliche Energie Peken (Schleim) sorgt für die Substanz sowie die Festigkeit des Körpers und ist zudem für den Flüssigkeitshaushalt zuständig. Guter Schlaf, ein gutes Gedächtnis sowie die Stabilität der Gedanken sind hier als Wirkungsbereiche zu nennen. Körperlich betrachtet sorgt Peken (Schleim) z.B. für die «Schmierung» in den Gelenken oder für die Bildung und die Elastizität der Muskulatur.

Der körperlichen Energie Lung (Wind) werden die **Grundeigenschaften** kühl, beweglich, leicht, fein, fest und rau zugesprochen. In der **Elementelehre** ist das zugehörige Element die Luft sowie sekundär auch der Raum.

Bei Tripa (Galle) sind die Grundeigenschaften heiß, schnell agierend, flüssig, beißend-scharf, leicht, ölig, schlecht riechend und leicht abführend. Das zugehörige Element ist das Feuer.

Peken (Schleim) hat als grundsätzliche Eigenschaften kühl, schwer, stumpf, ölig, sanft, glatt, statisch, klebrig-haftend, stabil und langsam agierend. Die Elemente Erde und Wasser gehören zu dieser Energie.

In der Praxis werden die drei körperlichen Energien dann nochmals in jeweils fünf Unterkategorien unterteilt, die wiederum für spezifische Körpervorgänge sowie für emotionale und mentale Zusammenhänge zuständig sind. Jede der insgesamt 15 körperlichen Energien hat hierbei eine spezifische Lokalisation sowie weitere sekundäre Lokalisationen (**Passagewege**). Bei allen eintreffenden Informationen wie Ernährung, Gedanken, Emotionen, Tageszeit, Jahreszeit usw. muss das Fließgleichgewicht des offenen biologischen Systems Mensch ausgleichend reagieren, um den Grundstatus aufrecht zu erhalten. Es handelt sich sozusagen um eine Waage mit drei großen (bzw. 15 kleineren) Waagschalen, die ständig dem individuellen Grundstatus angeglichen werden müssen. Unter Gesundheit ist also im Sinne der Tibetischen Medizin eine optimale, dem Individuum angepasste Reaktionslage des Körper-Seele-Geist-Komplexes zu verstehen. Jede Form der Erstarrung bzw. der nicht mehr optimal stattfindenden Ausgleichsreaktionen führt zu Störungen, die über einen gewissen Zeitraum hinweg zu einem Ungleichgewicht und damit im Laufe der Zeit unweigerlich zum Untergang des Systems führen.

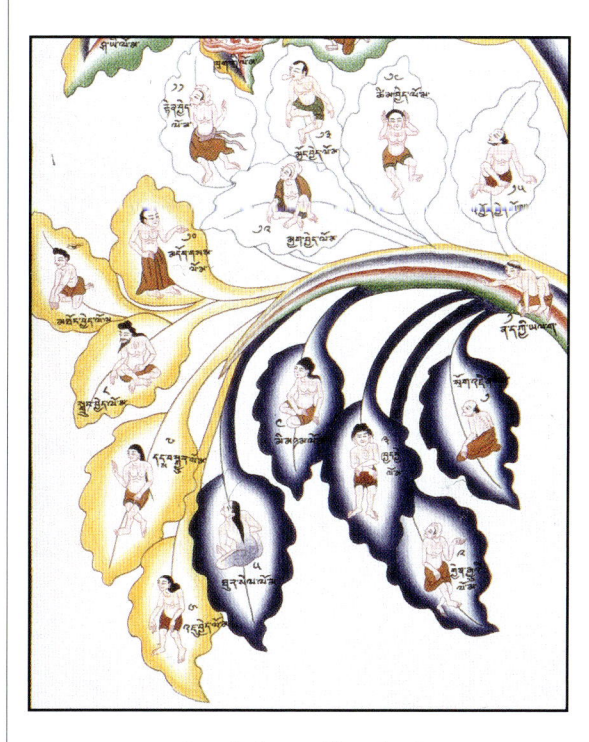

*Ausschnitt aus Thangka 2
aus dem «Wurzeltantra» - Zweig 1
«Über die 15 Nyes-pas»*

Die körperliche Energie *Lung (Wind)* wird in die folgenden **fünf Unter-Abteilungen** differenziert:

– **Lebenserhaltender Wind** (*srog dzin lung*; sprich: *sokzin lung*): Er zirkuliert zwischen seinem Hauptsitz im Scheitelbereich des Kopfes und der Mitte des Brustbereiches (Brustbein). Er ist u.a. für die Ein- und Ausatmung, das Schlucken fester und flüssiger Nahrung, das Weinen, das Niesen, das Schneuzen sowie das Aufstoßen und das Rülpsen zuständig. Da er für geistige Klarheit, klare Sinne, Konzentrationskraft etc. sorgt, bietet er die körperliche Basis für das Wirken des mentalen Kontinuums. Er verbindet die subtilen Bereiche mit den körperlichen Bereichen.

- **Aufsteigender Wind** (*gyen rgyu lung*): Dieser Wind hat seinen Sitz im Brustkorb auf der Höhe des Brustbeins. Er agiert vor allem im Halsbereich, der Nase und der Zunge in Wechselwirkung mit dem lebenserhaltenden Wind und ist zuständig für das Sprechen, einen klaren Geist, Wachsamkeit und Aufmerksamkeit, für körperliche Tatkraft und Stärke, eine klare Hautfarbe sowie eine klare Ausstrahlung.

- **Durchdringender Wind** (*khyab byed lung*; sprich: *khyab dsched lung*): Er wird auch als alles-durchdringender Wind bezeichnet. Er hat seinen Sitz im Herzen (und der Aorta) und ist zuständig für fast alle Körperbewegungen, das Öffnen und Schließen der Körperöffnungen (Augen, Mund etc.), die körperliche Fortbewegung sowie das Beugen und Strecken des Körpers.

- **Feuer-begleitender Wind** (*me mnyam lung*): Wird auch als «wie-Feuer-ausgleichender Wind» oder «Feuer-begleitender Wind» bezeichnet, hat seinen Sitz vor allem im unteren Anteil des Magens und im erstem Anteil des Dünndarm und durchwandert alle Hohlorgane (Magen, Dünndarm, Dickdarm, Harnblase, Lebensgefäß). Seine Hauptaufgaben liegen in der Trennung des Nahrhaften vom Auszuscheidenden sowie der Reifung der körperlichen Bestandteile.

- **Abwärtstreibender Wind** (*thur sel lung*): Wird auch als «nach-unten-klärender Wind», «absteigender Wind» oder «nach-unten-austreibender Wind» bezeichnet. Sein Hauptsitz ist im Dickdarm, im Genitalbereich, im Bereich des Anus und in den Oberschenkeln. Seine Hauptaufgaben liegen in der Kontrolle der nach unten treibenden Bewegung des Samens, des Ovums, des Urins, des Kots, des Menstruationsblutes sowie des Kindes bei der Geburt (und der Placenta). (siehe Abb. Seite 20)

Die körperliche Energie *Tripa (Galle)* wird in die folgenden **fünf Unter-Abteilungen** differenziert:

- **Verdauende Galle** (*'ju byed tripa*; sprich: *dschu dsched tripa*): Dieses Tripa ist mit der Verdauungshitze (*mae droed*; sprich: *medrö*) gleichzusetzen, einem in der Tibetischen Medizin absolut essentiellen Bestandteil von Gesundheit und Wohlbefinden. Die Lokalisation befindet sich zwischen der noch nicht verdauten Nahrung und der bereits verdauten Nahrung, und die Aufgabe besteht darin, die eingenommene Nahrung zu verdauen sowie das Nahrhafte vom Überschüssigen zu trennen. Die verdauende Galle vermehrt die Körperkraft sowie die Körperwärme und unterstützt die vier weiteren Formen von Tripa.

- **Färbende Galle** (*mdangs gyur tripa*; sprich: *dangyur tripa*): Weitere Bezeichnungen sind «Farbe-regulierende Galle», «Farbe-gebende Galle» oder «Farbe-umwandelnde Galle». Ihr Sitz ist in der Leber, und die Hauptaufgabe besteht darin, die Nährstoffe, körperlichen Bestandteile etc. in Farbe umzuwandeln. Hierdurch wird z.B. das Blut rot, die Gallenflüssigkeit gelb usw.; auch die Hautfarbe ist hiervon abhängig.

- **Erreichende Galle** (*sgrub byed tripa*; sprich: *grub dsched tripa*): wird auch «verwirklichende Galle», «stimulierende Galle», «bestimmende Galle» oder auch «Begierden-hervorrufende Galle» genannt. Ihr Sitz ist im Herzen und ist zuständig für Mut, Tatkraft, Entschlossenheit, Willenskraft, Durchsetzungsfähigkeit, Entschlossenheit und Selbstsicherheit. Im negativen Aspekt können sich hieraus Begierden, Stolz oder Selbstüberschätzung ergeben.

- **Sehen-machende Galle** (*mthong byed tripa*; sprich: *thong dsched tripa*): Ihr Sitz ist in den Augen, sie ist für das Sehen zuständig.

- **Haut-und-Ausstrahlung-klärende Galle** (*mdog gsal tripa*; sprich: *dogsäl tripa*): Sie hat ihre Lokalisation in der Haut und ist zuständig für den Teint, die Spannkraft und die Färbung der Haut. Hierdurch ist sie auch zuständig für eine klare Ausstrahlung. (siehe Abb. Seite 21)

Die körperliche Energie *Peken (Schleim)* wird in die folgenden **fünf Unter-Abteilungen** differenziert:

- **Unterstützender Schleim** *(rten byed peken;* sprich: *ten tsched peken)*: Er hat seinen Sitz vor allem im Brustkorb (vor allem entlang des Brustbeins) und ist zuständig für das generelle Flüssigkeits-Niveau des Körpers. Er unterstützt alle anderen Peken-Abteilungen. So sorgt er z.B. dafür, dass die Nahrung langsam die Speiseröhre hinuntergleitet und in den Magen befördert wird.

- **Zersetzender Schleim** *(myang byed peken;* sprich: *myang tsched peken)*: Wird auch als «vermischender Schleim» oder «knetender Schleim» bezeichnet. Er sitzt vor allem im oberen Anteil des Magens und ist zuständig für das Durchmischen und die erste Aufspaltung der eingenommenen Nahrung.

- **Wahrnehmender Schleim** *(myong byed peken;* sprich: *myong dsched peken)*: Er wird auch als «die-Erfahrung-des-Schmeckens-machender-Schleim» bezeichnet. Sein Sitz ist in der Zunge und in der Mundhöhle, und seine Hauptaufgabe ist es, für die Wahrnehmung der sechs Geschmacksrichtungen süß, sauer, salzig, bitter, scharf und zusammenziehend zu sorgen.

- **Zufriedenstellender Schleim** *(thsim byed peken;* sprich: *thsim dsched peken)*: Er befindet sich vor allem im Kopfbereich und stellt die Sinne zufrieden, d.h. er sorgt dafür, dass wir Töne als wohlklingend, Geschmäcker als wohlschmeckend, Gerüche als wohlriechend usw. wahrnehmen.

- **Verbindender Schleim** *('byor byed peken;* sprich: *dschor dsched peken)*: Sein Sitz ist in allen Gelenken und sorgt für die «Schmierung» der Gelenke, d.h., ohne diesen Schleim könnten die Gelenke nicht reibungslos gebeugt und gestreckt werden. (siehe Abb. Seite 22)

Ein Ungleichgewicht bzw. eine Ansammlung einer der körperlichen Energien findet immer zuerst am Ort der **Hauptlokalisation** statt. Erst wenn diese angefüllt ist, läuft die Körperenergie in andere Körperregionen über. Hierzu verwendet jede Körperenergie entsprechende **Passagewege** (sekundäre Lokalisationen). Generell gelten als

- *Hauptsitz von Lung (Wind)* der Bereich unterhalb des Nabels (vor allem die Beckenregion und die Hüften),
- als *Hauptsitz von Tripa (Galle)* die Körperregion zwischen Nabel und Brustkorb (hauptsächlich Leber und Gallenblase),
- und als *Hauptsitz von Peken (Schleim)* der Brustkorb sowie die Körperregionen oberhalb des Brustkorbs (insbesondere die obere Kopfhälfte = Gehirn).

- Die *Passagewege von Lung* (*Wind*) sind der Dickdarm, der mittlere bis untere Abschnitt des Dünndarms, die Knochen, die Gelenke, der Lendenbereich und die Hüften (insbesondere die Hüftgelenke), die Haut und die Ohren, der Halsbereich, die Handflächen (Mitte), die Fußsohlen (Mitte) und die Oberschenkel. (siehe Abb. Seite 23)

- Die *Passagewege von Tripa (Galle)* sind der Dünndarm (vor allem im Bereich des Nabels), das Blut, die Achseln und der Schweiß (allgemein), die Lymphflüssigkeit, die Augen, die Haut sowie der Übergang vom Magen zum Dünndarm, die Harnblase sowie die reproduktiven Organe (Hoden, Eierstöcke etc.). (siehe Abb. Seite 24)

- Die Körperenergie *Peken (Schleim)* findet sich vorwiegend in den Passagewegen von Magen, Zunge, Nase, Harnblase und Urin, Kot, reproduktive Organe (Samen und Ovum), Knochenmark, Muskulatur, Fettgewebe, Kopfbereich, Lungen, Rachen und Brustkorb. (siehe Abb. Seite 25)

Als **auslösende Faktoren** für eine Störung bzw. ein **Übermaß von Lung (Wind)** gelten hierbei unter anderem:
- Angst, schockartige Erlebnisse
- zunehmendes Lebensalter (ab ca. Mitte 60)
- Erschöpfung (vor allem mental; körperliche Auszehrung)
- zu starke Sinneseindrücke (laute Musik, Fernseher, Computer etc.)

- Schlafstörungen über längere Zeit hinweg; wenig Schlaf
- unregelmäßige Nahrungsaufnahme
- Fasten lässt die Körperenergie Lung (Wind) stark ansteigen
- leichte, kühle und raue Nahrung (z.B. Schweinefleisch, viel Koffein bzw. Teein)
- Unterdrückung körperlicher Äußerungen (Zurückhalten der Darmgase, des Harnlassens, des Stuhlgangs, des Niesens und des Gähnens)
- windige, zugige, kalte Gegenden (z.B. Gebirge)
- jede Form der Weite und Höhe (z.B. aus großer Höhe hinab schauen oder lange Zeit in die Weite schauen, wie etwa auf einen See oder auf das Meer)
- Ängste, Trauer, Weinen, Sorgen über längere Zeiträume

Als **auslösende Faktoren für ein Übermaß von Tripa (Galle)** gelten:
- sehr scharfe, ölige, saure Nahrung
- Nahrungsaufnahme allgemein sehr heiß (z.B. Suppen)
- Alkohol, Fleisch, Frittiertes/Paniertes
- Aufenthalt in sehr heißen und trockenen Gegenden
- mittlerer Lebensabschnitt (von der Pubertät bis etwa 65 Jahre)
- starke körperliche Anstrengung
- langer Aufenthalt in stechender Sonne

Auslösende Faktoren, die zu einem Übermaß von Peken (Schleim) führen:
- schwere, kalte, ölig-fettige Nahrung
- zu häufige Nahrungsaufnahme
- zu üppige Nahrungsaufnahme
- viel Zucker (insbesondere weißer Zucker)
- feuchter Untergrund (Wiese, Keller); feuchte Gegenden
- zu wenig Bewegung
- Kinder haben generell einen hohen Peken-Anteil
- zu viel Schlaf oder zu langer Schlaf während des Tages

Der *Grundsatz der Tibetischen Medizin* besteht im Erkennen der individuellen Mischung der drei körperlichen Energien und im Erkennen des jeweiligen Ungleichgewichts einer oder mehrerer Körperenergien bzw. der hiermit einhergehenden Organe. Durch einen gezielten Ausgleich mit den gegenteiligen Faktoren des Ungleichgewichts wird dann das individuelle Gleichgewicht wieder hergestellt. **Die einfachste Einteilung aller 72.000 möglichen Störungen der Kanäle bzw. der sich hieraus ergebenden 404 Haupt-Erkrankungen erfolgt in «heiß» und «kalt».** Praktisch gesehen wird also ein Übermaß der heißen Energie Tripa (Galle) durch kühlende Maßnahmen ausgeglichen. Ein Übermaß der kalten Energie Peken (Schleim) gleicht man durch wärmende Maßnahmen aus. Wenn sich die körperliche Energie Lung (Wind) zu einer der beiden anderen Energien gesellt, wirkt dies jeweils verstärkend. Kommt also ein Übermaß von Lung (Wind) zur Körperenergie Tripa (Galle), dann ist dies, wie wenn die Luft ein Feuer anfacht, d.h. die Hitze wird sich erhöhen. Kommt ein Übermaß von Lung (Wind) zu Peken (Schleim), dann verstärkt sich durch die kühlen Qualitäten insgesamt die Kälte. Eine Störung der körperlichen Energie Lung (Wind) findet man häufig als Ursache oder als Auslöser einer Erkrankung. Die im Westen als «psychosomatisch» klassifizierten Erkrankungen haben meist sehr starken Lung-Charakter.

Um Ihnen einen besseren Überblick über die drei körperlichen Energien zu geben, folgt eine praktisch orientierte Zusammenfassung, anhand derer Sie Ihre individuelle Mischung der drei körperlichen Energien einteilen können. Sie werden sehen, dass Ihre Grundkonstitution wahrscheinlich aus einer Mischung aller drei körperlicher Energien besteht. Hier ist es dann vor allen Dingen wichtig, deren individuelle Dominanz zu erkennen und diese dann durch entsprechende Maßnahmen auszugleichen.

Der **Körperenergie-Typus Lung (Wind)** zeichnet sich durch folgende Eigenschaften aus:
- schlanke Glieder
- feine Körpergliederung
- hochgewachsen oder sehr klein
- wachsamer Geist
- Neigung zu dünner und trockener Haut
- eher hohe, feine Stimmlage
- tanzt und lacht gerne
- neigt zum künstlerischen Ausdruck

- voller Ideen
- große Intuition
- hohes Feingefühl
- leichte und unbeschwerte Art
- liebt schöne und anregende Gespräche
- mag ruhige Atmosphäre
- schnelle Reaktion
- unkonventionelle Art
- stetiger Gedankenfluss
- neigt zu Schlaflosigkeit
- neigt zu Sorgen und Ängsten
- neigt zu Beschwerden der Knochen und Gelenke
- neigt zu Beschwerden im unteren Rücken
- neigt zu Unregelmäßigkeit im Essen
- neigt zu Nervenschwächen und Zuckungen
- neigt zu innerer Unruhe

Der **Körperenergie-Typus Tripa (Galle)** zeichnet sich durch folgende Eigenschaften aus:
- mittlere Körpergröße
- athletischer, muskulöser Körperbau
- warme Haut (eher rötlich oder mit Pigmentflecken)
- sehr zielorientiert
- überaus motiviert
- klare und kräftige Stimmlage
- großer Glaube an sich selbst
- starke Willenskraft
- große Durchsetzungskraft
- schnelle und starke Reaktionen
- liebt Sport und Wettkampf
- sehr tatenreich
- starke Dynamik
- neigt zu Ungeduld
- steht häufig «unter Dampf»
- neigt zu Gereiztheit
- neigt zur Betonung seiner selbst
- neigt zum Verlust der Selbstkontrolle
- Tendenz zur Dominanz
- neigt zu Beschwerden im oberen Körperdrittel (z.B. stechende Kopfschmerzen)

Der **Körperenergie-Typus Peken (Schleim)** zeichnet sich durch folgende Eigenschaften aus:
- eher gedrungener, kräftiger Körperbau
- wuchtige Erscheinung
- große Geduld
- sehr verlässlich
- sehr ausdauernd
- eher konventionelle Art
- tiefe, tönende Stimmlage
- sachlich fundierte Gedankenstruktur
- praktisch orientiert
- «zufriedener» Charakter
- großporige und feuchte, kühle Haut
- schläft gern und viel
- neigt zu Unaufmerksamkeit
- neigt zu Verdauungsbeschwerden
- neigt zu Schwerfälligkeit
- neigt zu Gefühl von Kälte (innerlich und äußerlich)
- langsame Reaktionslage
- neigt zu linearer Sichtweise

HAUPTLOKALISATIONEN DER KÖRPERLICHEN ENERGIE
LUNG = WIND

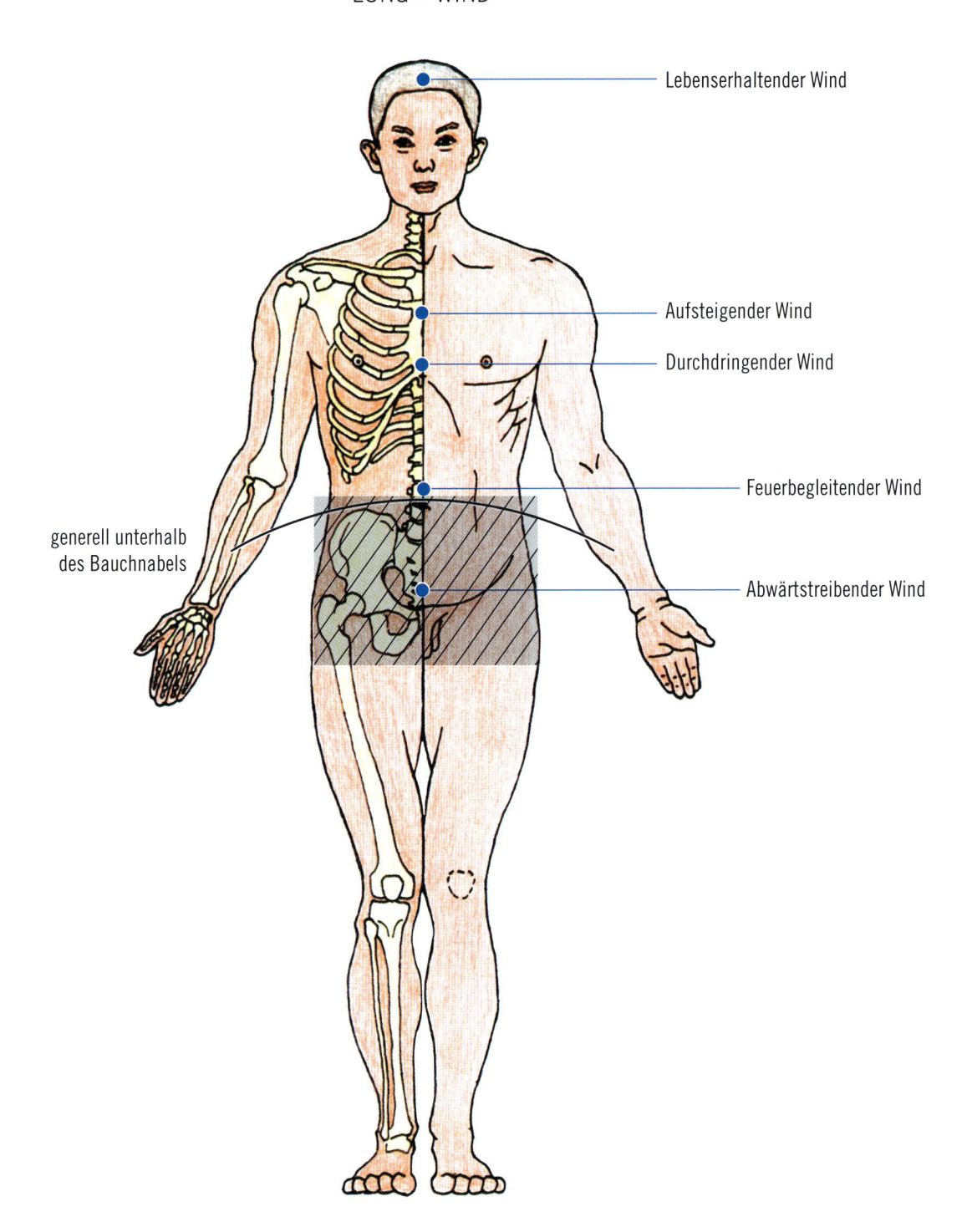

- Lebenserhaltender Wind
- Aufsteigender Wind
- Durchdringender Wind
- Feuerbegleitender Wind
- Abwärtstreibender Wind

generell unterhalb des Bauchnabels

HAUPTLOKALISATIONEN DER KÖRPERLICHEN ENERGIE
TRIPA = GALLE

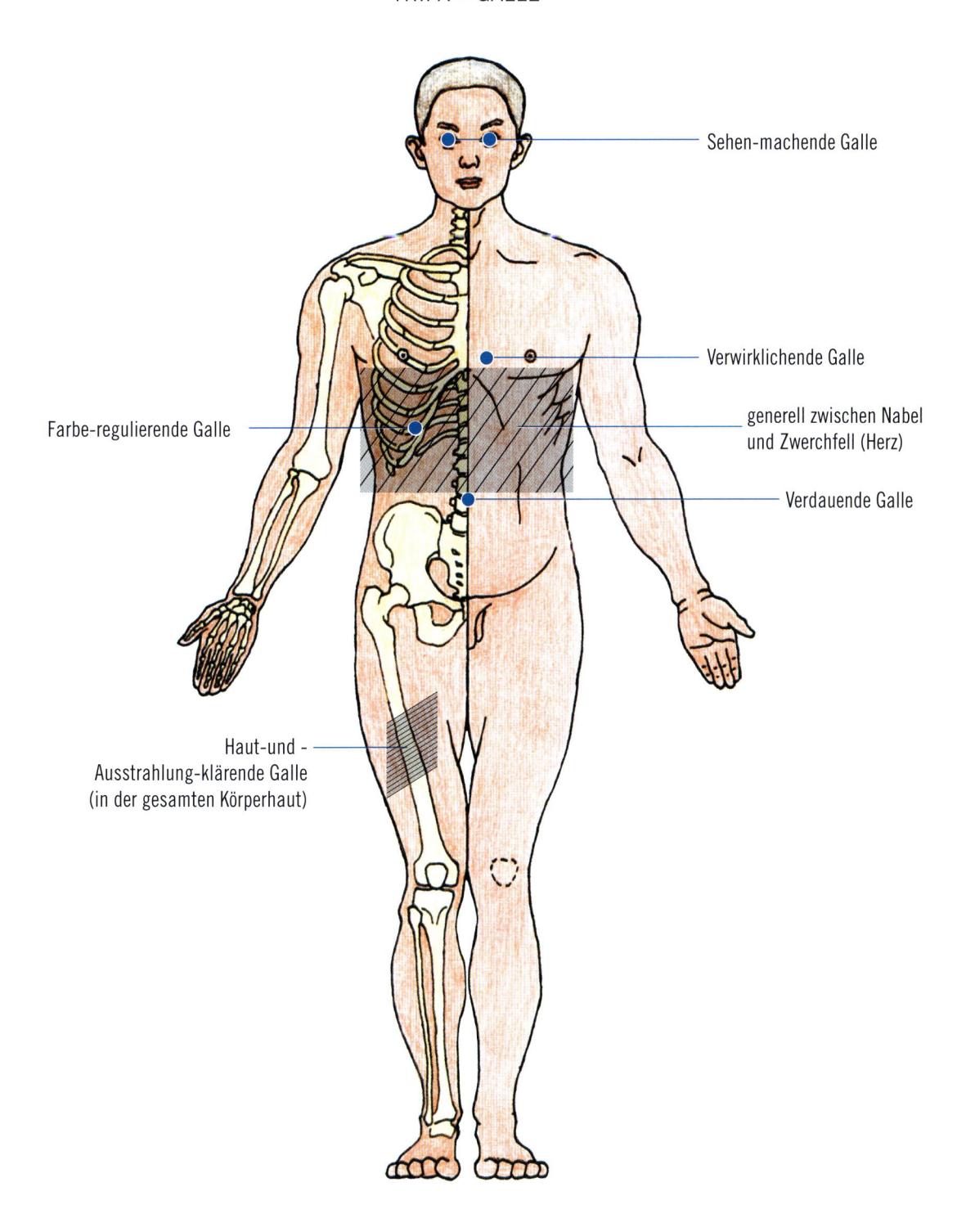

- Sehen-machende Galle
- Verwirklichende Galle
- generell zwischen Nabel und Zwerchfell (Herz)
- Verdauende Galle
- Farbe-regulierende Galle
- Haut-und-Ausstrahlung-klärende Galle (in der gesamten Körperhaut)

Die drei körperlichen Energien

HAUPTLOKALISATIONEN DER KÖRPERLICHEN ENERGIE
PEKEN = SCHLEIM

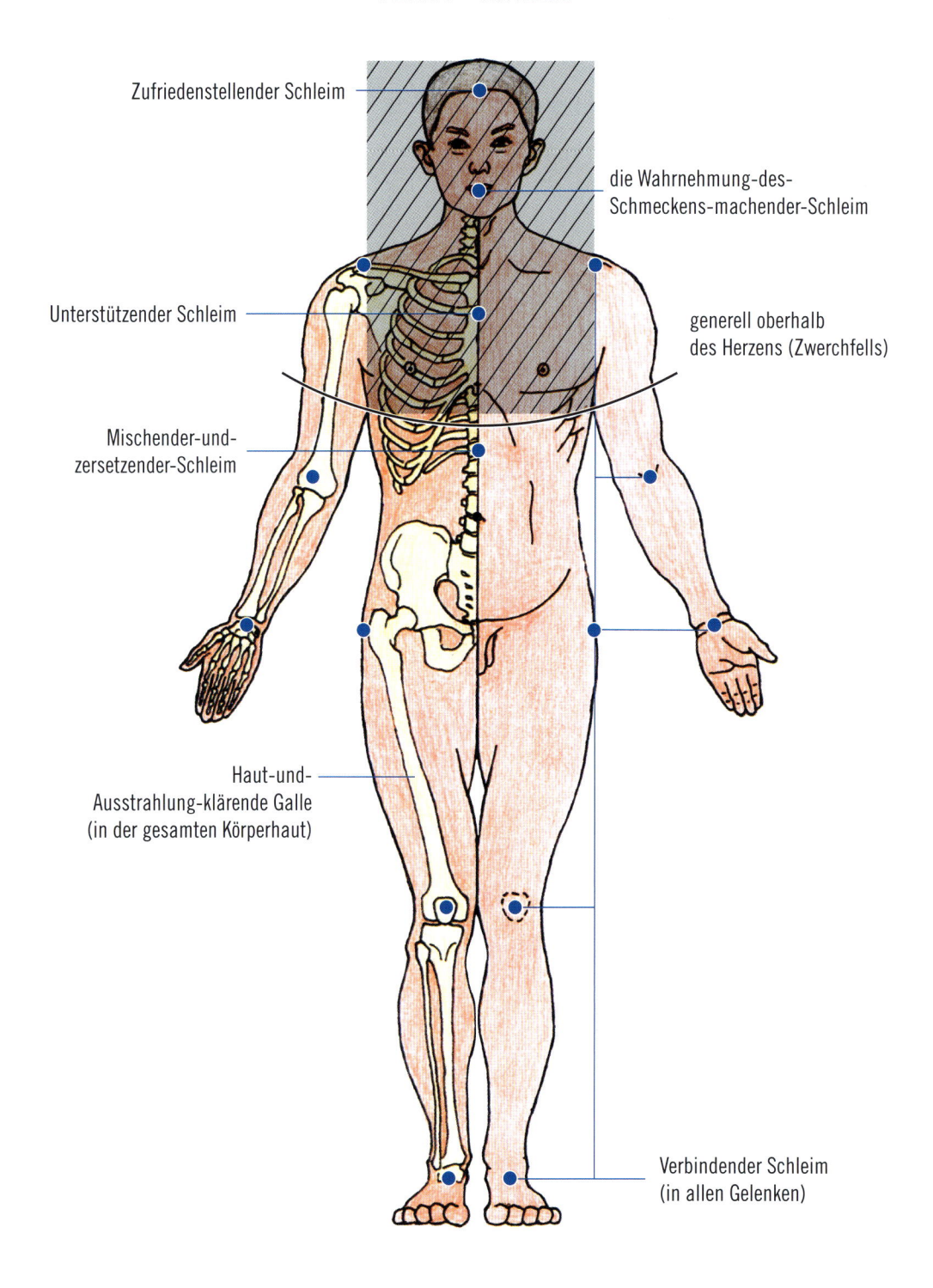

- Zufriedenstellender Schleim
- die Wahrnehmung-des-Schmeckens-machender-Schleim
- Unterstützender Schleim
- generell oberhalb des Herzens (Zwerchfells)
- Mischender-und-zersetzender-Schleim
- Haut-und-Ausstrahlung-klärende Galle (in der gesamten Körperhaut)
- Verbindender Schleim (in allen Gelenken)

SEKUNDÄRE LOKALISATIONEN DER KÖRPERLICHEN ENERGIE
LUNG = WIND

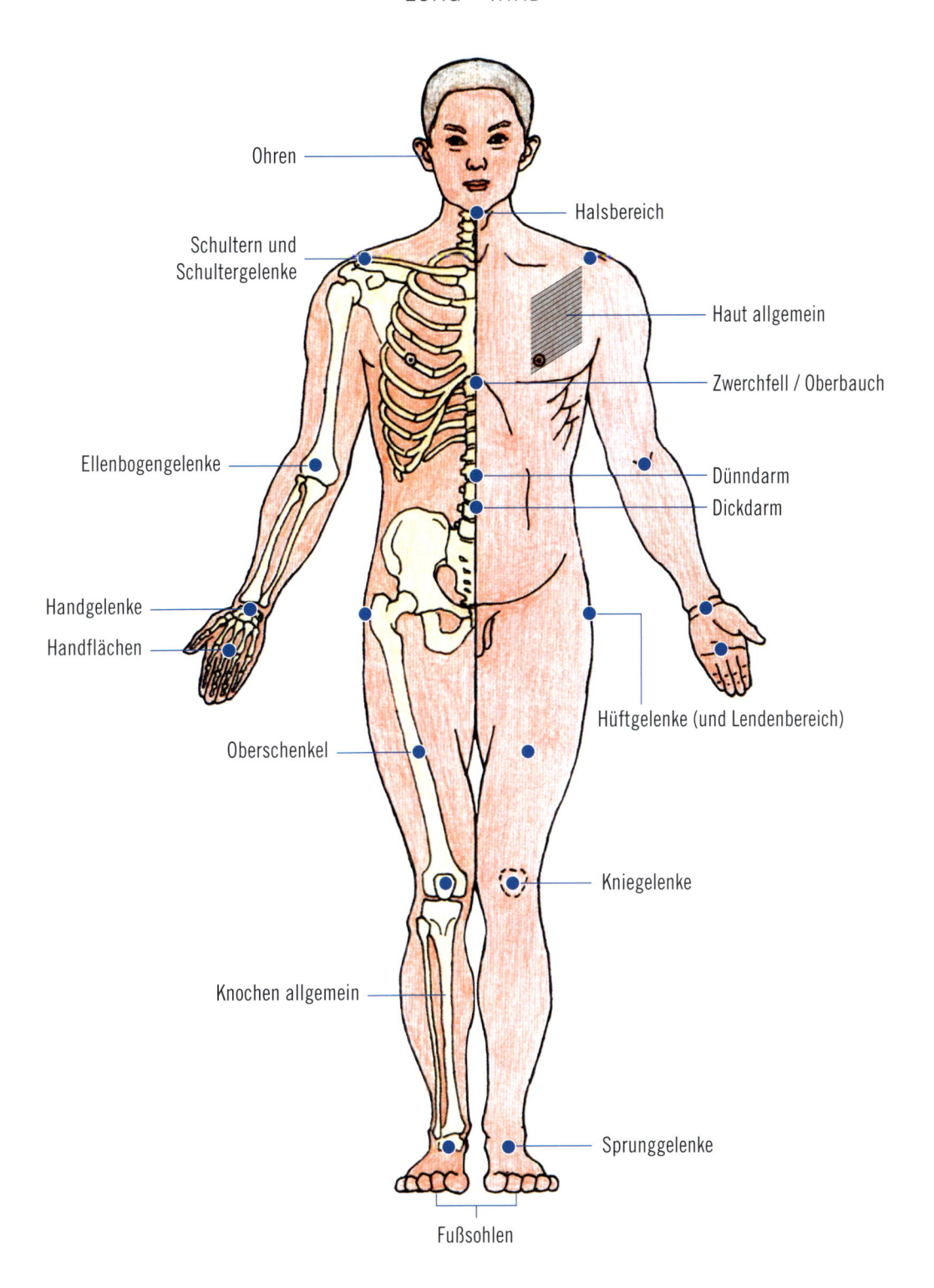

- Ohren
- Halsbereich
- Schultern und Schultergelenke
- Haut allgemein
- Zwerchfell / Oberbauch
- Ellenbogengelenke
- Dünndarm
- Dickdarm
- Handgelenke
- Handflächen
- Hüftgelenke (und Lendenbereich)
- Oberschenkel
- Kniegelenke
- Knochen allgemein
- Sprunggelenke
- Fußsohlen

SEKUNDÄRE LOKALISATIONEN DER KÖRPERLICHEN ENERGIE
TRIPA = GALLE

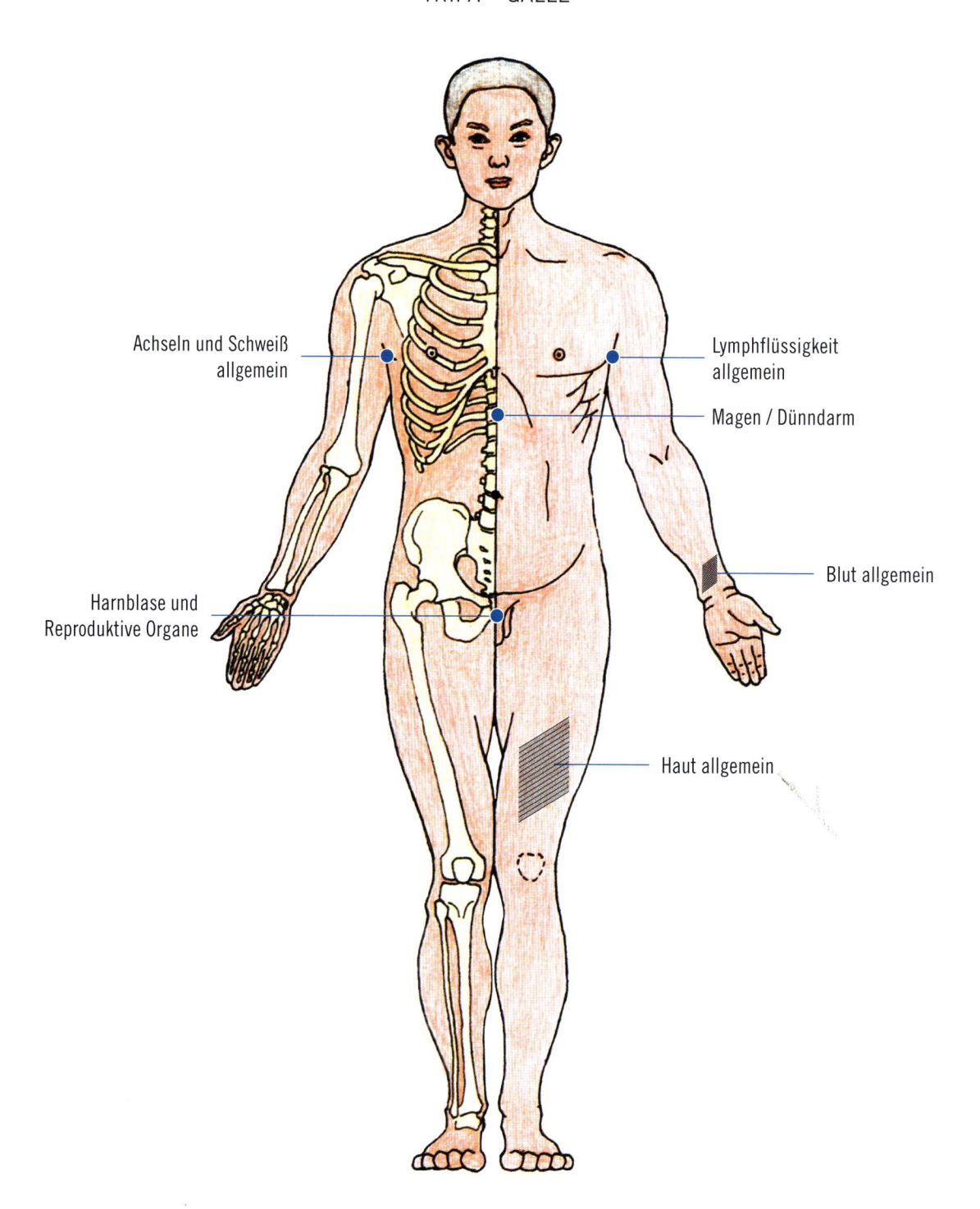

- Achseln und Schweiß allgemein
- Lymphflüssigkeit allgemein
- Magen / Dünndarm
- Harnblase und Reproduktive Organe
- Blut allgemein
- Haut allgemein

SEKUNDÄRE LOKALISATIONEN DER KÖRPERLICHEN ENERGIE
PEKEN = SCHLEIM

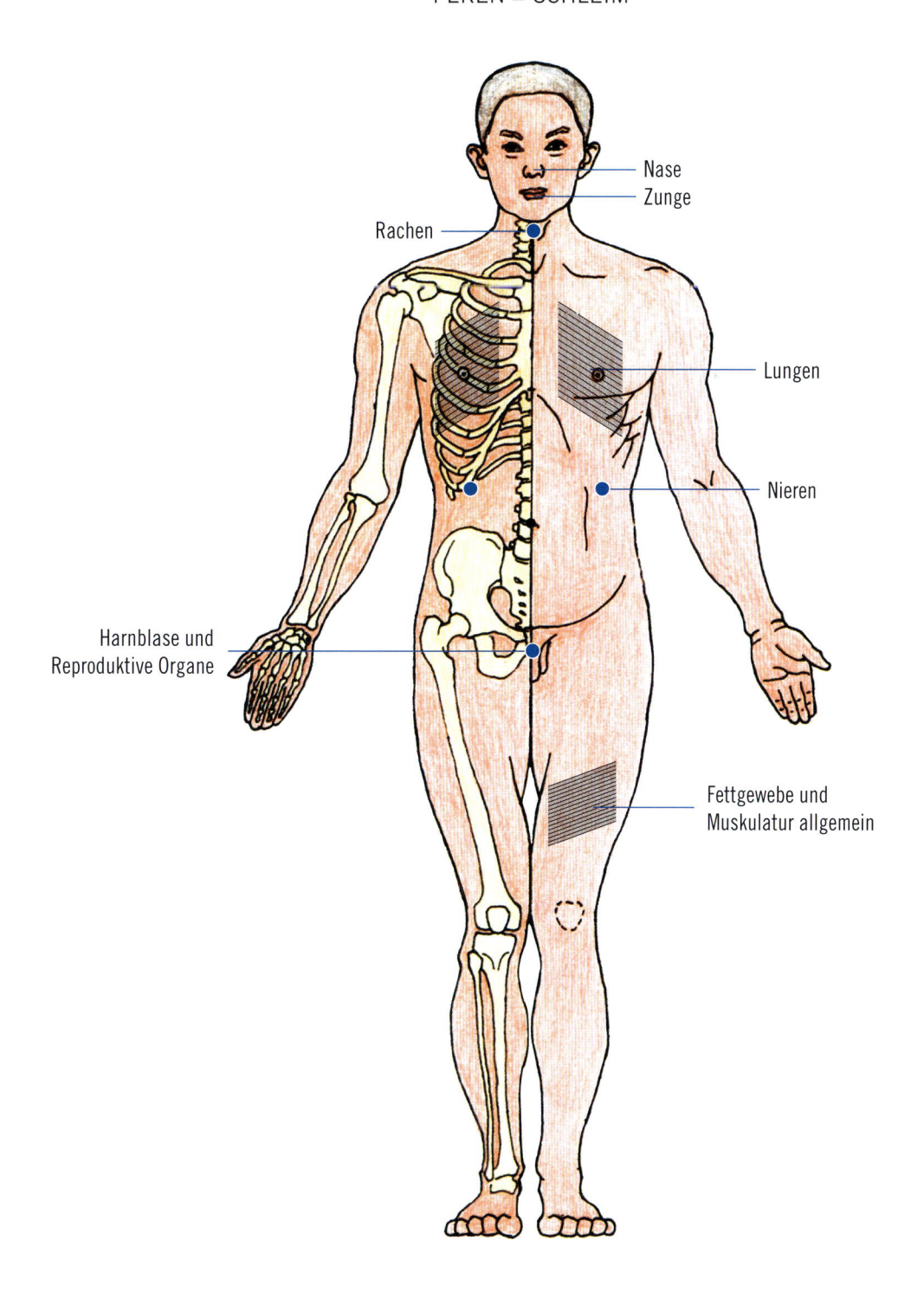

- Nase
- Zunge
- Rachen
- Lungen
- Nieren
- Harnblase und Reproduktive Organe
- Fettgewebe und Muskulatur allgemein

Kurzer Test zur Zuordnung der persönlichen Körperenergie

Zusätzlich zu den drei oben beschriebenen Zuordnungen der drei Körperenergien können Sie zur leichteren Orientierung die beiden folgenden kurzen Testbögen ausfüllen. Die Tests sind mit freundlicher Genehmigung des Windpferd-Verlags aus «Das tibetische Heilbuch» übernommen und wurden nochmals überarbeitet. **Der erste Test** dient der Bestimmung Ihres Konstitutionstyps, d.h. Ihrer grundlegenden Typenzugehörigkeit. **Der zweite Test** dient der Bestimmung eines etwaigen Ungleichgewichtes Ihrer körperlichen Energien. Bei bestimmten Fragen sind auch **Mehrfachnennungen** möglich. So kann sich z.B. jemand an einem windigen und gleichzeitig heißen oder kalten Ort aufhalten. Man kann auch sowohl sehr gerne Tanzen (3 Punkte) und gerne spazieren gehen (evtl. auch 3 Punkte bei gleich starkem Interesse; bei weniger Interesse als bei Tanzen entsprechend 2 Punkte oder 1 Punkt).

	Test 1: Grundlegende Typenzugehörigkeit					
	LUNG (Wind)	Punkte	**TRIPA (Galle)**	Punkte	**PEKEN (Schleim)**	Punkte
Alter	über 60 Jahre		15 – 60 Jahre		bis 15 Jahre	
Größe (weibl.)	über 180 cm		160 – 180 cm		bis 160 cm	
(männl.)	über 185 cm		170 – 185 cm		bis 170 cm	
Statur	schlank, fein gegliedert (u.U. gebeugte Haltung)		athletisch, muskulös		gedrungen, (Neigung zu Übergewicht)	
Wohnort	bergig-kühl, zugig/windig		heiß (trocken)		feucht/stickig	
Schlaf	leichter Schlaf, Neigung zu Schlaflosigkeit, Einschlaf- und/oder Durchschlafstörungen; evtl. Aufwachen ca. 4-5 Uhr morgens		generell problemloser Schlaf; evtl. Aufwachen ca. 1- 3 Uhr		tiefer Schlaf, Probleme beim Aufwachen	
Gemüt	neigt zu Sorgen, Ängsten		schnell wütend, reizbar, bestimmt		gelassen bis gleichgültig	
	spontan		ungeduldig		sehr geduldig	
Rede	gesprächig		hitzig im Gespräch		eher unaufmerksam	
Stimmlage	hoch, dünn, fein		klare Stimme		angenehm tönend, tiefe Stimme	
Haut	dünn, trocken, rissig, rau, kühl		feucht, warm, Pigmentflecken		grobporig, feucht, kühl, weiches Bindegewebe	
Schweiß	wenig Neigung		starke Neigung		mittelmäßige Neigung	
	ohne Geruch		stark riechend		wenig Geruch	
Aktivität	sehr aktiv, schnell		stark motiviert, zielstrebig		sicher, langsam	
Sexualität	Lust sehr unterschiedlich		dominant, leidenschaftlich		eher weniger Lust, aber ausdauernd	
Hobbies	künstlerische Neigungen, Tanzen		Leistungssport, Jagd		Lesen, Spazierengehen, Faulenzen	
Gesamtpunkte						

Die Körperenergie mit der höchsten Punktezahl entspricht der bei Ihnen vorherrschenden Konstitutionsenergie. Dies können durchaus auch zwei Grundenergien sein. Mischungen der Körperenergien sind in jeder Form möglich. Dieser Test stellt nur eine grobe Übersicht dar; kombinieren Sie den Test am besten noch zusätzlich mit den weiter oben beschriebenen Eigenschaften der Grundtypen, um eine größere Differenzierung zu erreichen.

Wenn Sie beide Test ausgefüllt haben, rechnen Sie die Punktzahlen separat von Lung (Wind), Tripa (Galle) und Peken (Schleim) und separat bei Test 1 und Test 2 zusammen. Hierdurch ergibt sich das proportionale Verhältnis der drei Körperenergien. Sie können dann Test 1 und Test 2 ins Verhältnis setzen und ersehen hieraus die Veränderungen, die sich während der bisherigen Lebensspanne ergeben haben. Treten größere Abweichungen einer bestimmten Körperenergie auf, so sollten hier zuerst die Ernährungs- und Verhaltensweisen entsprechend der Tibetischen Medizin überprüft werden. Herrscht zudem eine starke Symptomatik, so sind weitergehende Maßnahmen erforderlich.

Geben Sie sich:

3 Punkte bei sehr häufigem Auftreten bzw. voller Zustimmung.

2 Punkte bei häufigem Auftreten bzw. starker Zustimmung.

1 Punkt bei gelegentlichem Auftreten bzw. mäßiger Zustimmung.

0 Punkte bei keinerlei Auftreten bzw. keinerlei Zustimmung.

	Test 2: Eventuelles Ungleichgewicht einer körperlichen Energie					
	Lung (Wind)	Punkte	**Tripa (Galle)**	Punkte	**Peken (Schleim)**	Punkte
den Symptomen vorausgehende Aktivitäten etc.	war Wind/Kälte ausgesetzt		war Hitze ausgesetzt		war Feuchtigkeit ausgesetzt	
	viel gedankliche Arbeit; oder Fernsehen/Computer; lange Zeit bestehender mentaler/ emotionaler Stress		viel körperliche Arbeit; Sport		wenig Arbeit oder Bewegung	
den Symptomen vorausgehende Nahrung	leichte und kühle Nahrung		scharfe, ölige Nahrung; Alkohol		schwere, ölig-fettige Nahrung	
Ort der Beschwerden	Hüften		stechende Kopfschmerzen		Völlegefühl im Bauchraum	
	unterer Rücken/Nierengegend		stechende Schmerzen im oberen Teil des Körpers oder Nabelbereich		Verdauungsbeschwerden / Blähungen	
	häufiges Gähnen; Strecken, Frösteln		bitterer oder saurer Geschmack im Mund		Nahrung hat keinerlei Geschmack	
	geistige Instabilität, Nervosität, Zuckungen		immer «unter Dampf» stehen		schweres Gefühl in Körper und Geist	
alle Symptome schlimmer	sehr früher Morgen; Spätnachmittag bis früher Abend		um die Mittags- und Mitternachtszeit		vormittags; späterer Abend	
alle Symptome schlimmer, wenn	hungrig		während der Verdauung		1-2 Stunden nach dem Essen	
alle Symptome besser, wenn	Nahrung warm und regelmäßig		Nahrung kühl		Nahrung warm	
	Umgebung warm, angenehm, ruhig, schöne Gespräche etc.		Umgebung kühl		Umgebung warm	
Gesamtpunkte						

Die körperliche Energie mit der höchsten Punktezahl weist ein Übermaß auf und beeinträchtigt hierdurch die anderen körperlichen Energien. Es ist auch relativ häufig, dass zwei Körperenergien im Übermaß sind. Vergleichen Sie die Punktezahlen von Test 2 mit Test 1. Sie können hieran ablesen, welche Körperenergien sich am meisten verändert haben.

Die sieben körperlichen Bestandteile

Nach Auffassung der Tibetischen Medizin wird der Körper durch sieben körperliche Bestandteile gebildet und aufrecht erhalten. Diese Grundstoffe haben auf der materiellen Ebene ihren Ausganspunkt in der eingenommenen Nahrung und werden sukzessive durch Reifung (Verstoffwechslung) weiter entwickelt. Bei jedem dieser sieben Stoffwechselprozesse entsteht eine sogenannte «nahrhafte Essenz» und ein Beiprodukt. Sowohl die Qualität als auch die Quantität der nahrhaften Essenz bzw. der körperlichen Bestandteile tragen zum Gleichgewicht der körperlichen Energien Lung, Tripa und Peken bei.

Für die jeweiligen Reifungsprozesse ist die «verdauende Galle» zuständig, eine Unter-Kategorie der Körperenergie Tripa (Galle). Diese kann als **Prinzip der Verdauungshitze** (tib.: *mae-drod = medrö*) bezeichnet werden. Dieses Prinzip umfasst den gesamten Verdauungsprozess wie Speichel, Magensäure, Pankreas-Enzyme, Gallensaft sowie das hormonelle Rückkopplungssystem innerhalb von Magen, Dünndarm, Bauchspeicheldrüse und Leber-Galle. Das Prinzip der Verdauungshitze ist generell für die thermische Regulation des Körpers zuständig, d.h. es stellt allgemein Hitze zur Verfügung. Zudem trennt die Verdauungshitze die nahrhafte Essenz vom Überschüssigen, treibt das überschüssige Beiprodukt aus dem Körper, hindert Unverdautes daran, in die Passagewege der verdauten Nahrung zu gelangen, vermehrt die körperlichen Bestandteile, sorgt für eine gute Hautfarbe, eine kräftige Ausstrahlung und allgemein für die körperliche Kraft. Das Prinzip der Verdauungshitze ist einer der Kernpunkte der Tibetischen Medizin, denn bei einer Zunahme oder Abnahme dieses Prinzips kommt es zu mannigfachen Erkrankungen. Eine Vielzahl von Erkrankungen hat hier ihren Ursprung. Ein Übermaß von Lung (Wind) führt zu Instabilität der Verdauungshitze, ein Übermaß von Tripa (Galle) führt zu einer Überaktivität der Verdauungshitze, und ein Übermaß von Peken (Schleim) führt zu einer Verlangsamung der Verdauungshitze. Eine Kombination von Lung-Tripa im Übermaß hat eine außerordentlich heftige Verdauungshitze zur Folge, eine Kombination von Lung-Peken im Übermaß führt zu einer sehr schwachen Verdauungshitze, und eine Kombination von Tripa-Peken im Übermaß bringt die Verdauungshitze in einen durchschnittlichen und wechselhaften Zustand.

Wie der Körper, so wird auch jedes Nahrungsmittel aus den *fünf Proto-Elementen (Raum, Luft, Feuer, Wasser, Erde)* gebildet. Durch die Stoffwechselprozesse werden diese Elemente dem Körper zugeführt. Auf einer rein materiellen Ebene betrachtet, wird also hochwertige Nahrung auch hochwertigere Elemente enthalten. Selbstverständlich wird der Körper auch über zusätzliche Ebenen und Kanäle ernährt (z.B. über die Atmung, die geistige Ausrichtung u.a.). Bei der Bildung der sieben körperlichen Bestandteile steht aber die eingenommene Nahrung am Anfang. Hieraus wird durch «Kochen» (Reifung) die gereinigte **Nahrungsessenz** sowie die Beiprodukte Urin und Kot gebildet. Letztere werden ausgeschieden, die Nahrungsessenz gelangt zur Leber, wo der nächste Sublimierungsvorgang durch «Kochen» stattfindet. Der gereinigte Anteil wird zu **Blut**, der ungereinigte Anteil dient dem sogenannten «zersetzenden Schleim» (einer Unterteilung von Peken) bei der Verdauung. Der gereinigte Anteil des Blutes wird zu **Muskulatur** und der ungereinigte zu Gallenflüssigkeit. Bei einer Störung der Sublimation auf dieser Stoffwechselebene kann später im Urin sogenannter Albumen (eine Art hängender, dicker Fäden) beobachtet werden. Die in der Muskulatur gereifte Essenz wird in ihrem gereinigten Anteil zu **Fettgewebe und Knorpel**, der ungereinigte wird über die neun Körperöffnungen ausgeschieden (z.B. als Augensekret, Ohrenschmalz usw.). Ein Übermaß dieser Ausscheidungen kann diagnostisch in Betracht gezogen werden und deutet auf einen ungenügenden Stoffwechselvorgang im Bereich der Muskulatur hin. Die in Fettgewebe und Knorpel gereifte Essenz wird zu **Knochen** umgewandelt. Der ungereinigte Anteil wird zu Schweiß und Talg. Die in den Knochen gereifte Essenz wiederum wird zu **Knochenmark,** der ungereinigte Anteil wird zu den Körperhaaren, den Zähnen sowie zu Finger- und Fußnägeln, die alle wiederum zu diagnostischen Zwecken herangezogen werden können. Die letzte materielle Essenz wird im Knochenmark gereift. Dieser gereinigte Anteil wird zu den reproduktiven Flüssigkeiten **Ovum** (Eizelle – bei Frauen) und **Sperma** (Samen – beim Mann), die auch als weißes und rotes Element bezeichnet werden. Der ungereinigte Anteil wird zu Haut, Stuhl und bestimmten festen Ölkomponenten des Körpers, die z.B. in der Haut für ölige Geschmeidigkeit sorgen. Auch diese letzte Stufe der Sublimation kann noch weiter gereift werden und wird dann zur **Quintessenz der Lebensflüssigkeit**, welche die Basis des Lebens darstellt. Diese immaterielle Quintessenz hat ihre Hauptlokalisation in den drei Lebenskanälen. Die Energie dieser Lebenskanäle durchströmt den gesamten Körper (Näheres zu den drei Hauptkanälen in den Kapiteln «Energieräder» und «Atemübungen»).

Der gesamte Reifungs- und Umwandlungsprozess dauert sechs bis maximal sieben Tage, kann aber durch bestimmte Nahrungs- und Arzneimittel beschleunigt bzw. durch bestimmte Gifte auch verzögert werden.

Hier zur besseren Übersicht nochmals die Stoffwechselkette der **Bildung der körperlichen Bestandteile** sowie deren Beiprodukte:
1) aufgenommene Nahrung wird zu 2) Nahrungsessenz sowie den Beiprodukten Kot und Urin
2) Nahrungsessenz wird in der Leber zu 3) Blut sowie dem Beiprodukt «zersetzenden Schleim» (Anteil)
3) Essenz des Blutes wird zu 4) Muskulatur sowie zum Beiprodukt Gallenflüssigkeit (Anteil)
4) Essenz der Muskulatur wird zu 5) Fettgewebe und Knorpel sowie zu den Beiprodukten der Körpersekrete wie Ohrenschmalz u.a.
5) Essenz von Fettgewebe und Knorpel werden zu 6) Knochen gereift, sowie zu den Beiprodukten Schweiß und Talg
6) Essenz der Knochen wird zu 7) Knochenmark und den Beiprodukten Körperhaare, Fuß- und Fingernägel, Zähne
7) Essenz des Knochenmarks wird zu 8) regenerativen Flüsigkeiten (Ovum und Sperma) sowie den Beiprodukten Haut, Stuhl, Ölkomponenten des Körpers
8) Essenz von Ovum und Sperma wird zur Quintessenz, der sogenannten Lebensflüssigkeit

Allgemeine Symptomatik von Lung (Wind), Tripa (Galle) und Peken (Schleim)

Um die Ungleichgewichte einer Person richtig deuten zu können, ist es für den Behandler von elemtarer Wichtigkeit, einen Überblick über die wichtigsten Symptome einer Störung der entsprechenden körperlichen Energien zu haben.

Symptome eines Übermaßes von Lung (Wind) äußern sich folgendermaßen:
– Ungeduld, allgemeine Unruhe
– Gereiztheit
– Nervosität, Zuckungen
– Herzrasen, Beklemmung im Brustbereich
– häufiges Sich-Strecken
– häufiges, lange anhaltendes Seufzen und Gähnen
– häufige Gänsehaut, allgemeines Kältegefühl
– Schmerzen bei Bewegungen
– trockene, rissige Haut
– übermäßiges Knacken der Gelenke
– ständig wechselnde Lokalisation von Symptomatik; wandernde Schmerzen
– Hungerschmerz
– Rumpeln im Bauchraum
– allgemeine Steifheit des Körpers
– Gefühl, als ob Körperteile sehr prall wären
– Gefühl, als ob Knochen und Haut voneinander getrennt wären
– summendes, dröhnendes, pfeifendes Geräusch in den Ohren
– Gleichgewichtsstörungen, Schwindelgefühl
– Wechsel von Durchfall und Verstopfung
– zusammenziehender Geschmack im Mund
– Schlafstörungen, Schlaflosigkeit, evtl. Aufwachen ca. 4:00–5:00 Uhr morgens
– geistige Instabilität, Launenhaftigkeit
– trockener Würgereiz ohne Erbrechen
– stechende Schmerzen im Nackenbereich, unterhalb des Hinterhauptes und/oder in den Wangenknochen
– Schmerzen im Bereich des siebten Halswirbels
– große Redseligkeit bis hin zur Geschwätzigkeit

- Schmerzen ca. zwei Stunden nach der Nahrungsaufnahme
- Symptome verschlimmern sich bei Tagesanbruch, am Spätnachmittag bis frühen Abend sowie bei ungenügender und/oder unregelmäßiger Nahrungsaufnahme
- Gedächtnisschwäche
- evtl. dumpfes Gefühl der Sinnesorgane

Bei einer Verminderung von Lung (Wind) treten folgende Symptome auf:
- allgemeines körperliches Unbehagen
- wenig Energie
- Lethargie
- Unlust, zu kommunizieren

Symptome eines Übermaßes der Körperenergie Tripa (Galle):
- Gelbfärbung der Skleren (Augenweiß)
- schlaffe, ungenaue Bewegungsabläufe
- Austrocknen der Nasenschleimhäute
- bitterer oder saurer Geschmack im Mund
- Schweiß riecht sehr sauer
- unruhiger Schlaf, evtl. Aufwachen zwischen 1 und 3 Uhr nachts
- Gelbfärbung des Stuhls und des Urins
- Gelbfärbung der Haut
- Kopfschmerz (stechend; häufig im Bereich der Schläfen)
- großer Durst
- verschiedene Fieber und Entzündungen
- Sodbrennen (evtl. auch Peken!)
- Schmerzen und Krämpfe im Bereich des Bauchnabels
- Schmerzen ca ½ Stunde bis 2 Stunden nach Nahrungsaufnahme
- Symptome verschlimmern sich um die Mittagszeit, die Zeit um Mitternacht sowie ca. ½ – 2 Stunden nach Nahrungsaufnahme
- neigt zu Schwitzen und Hitzegefühlen

Eine Verminderung der Körperenergie Tripa (Galle) äußert sich durch folgende Symptome:
- Kältegefühl
- Verlust der allgemeinen Körperwärme
- Spannungsverlust der Haut
- Energieverlust
- Verdauungsbeschwerden, Völlegefühl

Die allgemeinen Symptome der körperlichen Energie Peken (Schleim) werden folgendermaßen beschrieben:
- Appetitlosigkeit
- Nachlassen oder Verlust des Geschmackssinns
- allgemeines Völlegefühl im Bauchraum
- allgemeine Gewichtszunahme
- Neigung zu Erbrechen (mit unverdauten Nahrungsresten)
- ständige Müdigkeit, Antriebslosigkeit
- Neigung zu Blähungen
- Aufstoßen
- Aufblähung und/oder Schmerzen direkt nach der Nahrungsaufnahme
- Schwierigkeiten bei der Atmung
- träges, mattes, schlaffes Körpergefühl
- mentales Mattigkeitsgefühl
- Gefühl der inneren Kälte und/oder äußeres Kältegefühl
- Symptomatik verschlimmert sich bei feuchtkalter Witterung
- Symptomatik verschlimmert sich unmittelbar nach der Nahrungsaufnahme, am Vormittag und am Abend
- blasse, geschwollene Augen
- blasser Mundraum (Gaumen, Zunge, Zahnfleisch)
- Durchfall (mit unverdauten Nahrungsresten) oder Verstopfung
- blasse, kalte Haut
- Zögern, Lethargie, Zaudern
- viel Schleim (Mucus) im Nasen-Rachen-Raum und/oder im Lungenbereich

Die Symptomatik einer Verminderung von Peken (Schleim) äußert sich hauptsächlich durch ähnliche Symptome, wie bei einem Übermaß von Lung (Wind) beschrieben, sowie einer allgemeinen Lockerung der Gelenke.

Neben der allgemeinen Anamnese (Befragung, allgemeine Inansichtnahme, evtl. Inansichtnahme von Zunge, Augen, Ohren oder spezifischen Körperarealen bzw. Punkten des Körpers) kommt in der Tibetischen Medizin hauptsächlich die **Pulsdiagnose** an den beiden Unterarmarterien (Arteriae radialis) sowie die **Harndiagnose** zur Anwendung, wobei der Pulsdiagnostik die größte Aussagekraft zukommt.

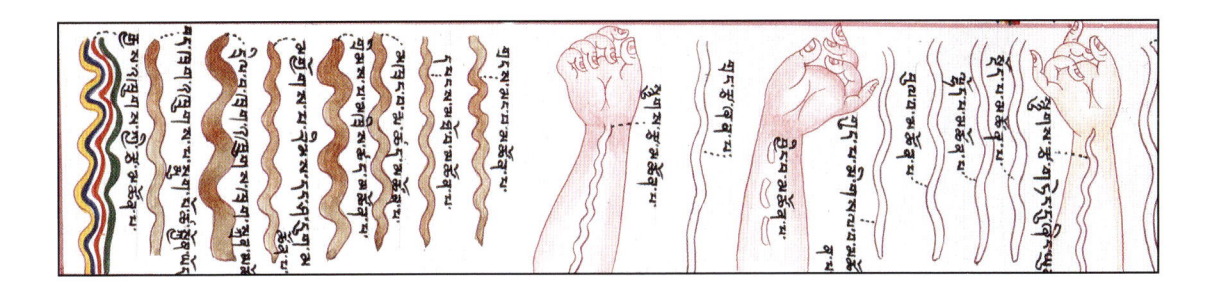

Ausschnitt aus Thangka 60 aus dem «Nachfolgenden Tantra» – «Allgemeine und spezifische Pulse».

Die Pulsdiagnose unterscheidet sich sowohl von der chinesischen Methodik als auch von der im Ayurveda angewendeten Technik. Sie kann nur in langer Zusammenarbeit mit einem erfahrenen Behandler erlernt werden. Die Harndiagnose ist eindeutig tibetischen Ursprungs und wurde erst in jüngerer Zeit vom indischen Ayurveda übernommen. Sie ist in ihrer allgemeinen Form relativ einfach erlernbar und kann eine nützliche zusätzliche Hilfe in der täglichen Praxis darstellen. (Zur praktischen Ausführung beider Methoden siehe «Das tibetische Heilbuch», Windpferd-Verlag.)

Grundtherapie durch Ernährung und Verhalten

Nach der Feststellung des entsprechenden Ungleichgewichts einer oder mehrerer der drei Körperenergien muss auf ausgleichende Maßnahmen geachtet werden. Wie bereits erwähnt, gibt es hier eine Hierarchie in der Abfolge der therapeutischen Maßnahmen. Hierbei stellen die Ernährungs- und Verhaltensweisen immer die Basis dar. Sollten diese Modifizierungen nicht ausreichen, kommen medizinische Substanzen (Tees, Pulver, Pillen), dann äußere Therapieformen (zuerst sanfte, dann drastische Formen) und eventuell noch zusätzliche spirituelle Einflussnahmen durch von Lamas ausgeführte spezifische Rituale mit Räucherungen etc. zum Einsatz. Im Nachfolgenden sind die Basistherapien bei Störungen der körperlichen Energien aufgelistet:

Bei einem **Übermaß von Lung** (Wind) sollten Sie warme, süße, etwas ölige und nahrhafte (d.h. reich an Vitaminen und vor allem Proteinen) Lebensmittel sowie sekundär auch salzige und saure Nahrungsmittel zu sich nehmen. Hierzu zählen Sesamöl (innerlich und äußerlich), Fleischsuppe aus Knochenmark, Lammfleisch, Melasse, roher Rohrzucker, Kandis, Honig, Muskat, Safran, Gewürznelken, kalt gepresste Öle, Butter (besser noch Ghee = ausgelassene Butter), Süßholz, mäßig Knoblauch, etwas Wein oder Bier, beruhigende und wärmende Tees (z.B. tibetischer Prägung = Sorig-Lung-Tee – siehe Bezugsverzeichnis; bzw. als Beispiel der hiesigen Naturheilkunde Melisse-Hopfen-Baldrian-Lavendel-Tee) oder eine ausgleichende Kräutermischung wie z.B. Padma-Nervotonin (entspricht größtenteils der tibetischen Kräutermischung srog 'zin 10; siehe Bezugsverzeichnis) zu sich nehmen. Die Nahrungsaufnahme sollte regelmäßig sein und in Ruhe stattfinden. Nehmen Sie mindestens eine warme Mahlzeit am Tag ein. Die Verhaltensweisen sollten ebenfalls ruhig und wärmend sein, also regelmäßiger Schlaf (eventuell auch zusätzlich kurzer Mittagsschlaf), warme und entspannende Massagen, warme Bäder, angenehme Gesellschaft, ruhige und angenehme Gespräche, leichte Spaziergänge sowie Entspannungsübungen in jeder Form (Muskelrelaxation nach Jacobsen, Autogenes Training, Tai Chi, Lu Jong = tibetisches Heilyoga, Chi Gong, sanftes Yoga, leichte Meditationen etc.). Meiden Sie grelles Licht, zu viel Spannung in jeder Form (auch zu viele Informationen durch Fernseher, Zeitungen, Bücher, sinnlose Unterhaltungen etc.), Schweinefleisch, viel Kaffee und starken Schwarztee.

Bei einem **Übermaß von Tripa (Galle)** empfehlen sich kühle, bittere und süße Nahrungsmittel wie etwa kühles Quellwasser, Molke, Buttermilch, bedingt Yoghurt, wenig Fleisch und Wurst (Ziege, Rind und Wild empfehlen sich am ehesten), Löwenzahn (als Tee oder Salat), bittere Kräutertees aus Kalmus, Wermut, Enzianwurzel, Benediktenkraut, Mariendistel, Wegwarte, Blutwurz u.a., Bockshornklee, evtl. Kampfer (äußerlich), Tees tibetischer Prägung = Sorig-Tripa-Tee (siehe Bezugsverzeichnis), frische Getreidebreis, Chicoree, Radicchio und Safran (auch als Safranwasser: hierzu lassen Sie etwa 10 Safranfäden über Nacht in etwa ½ – 1 Liter zimmerwarmem Wasser ziehen und trinken dieses dann über den Tag verteilt schluckweise). Auch die Verhaltensweisen sollten entsprechend kühlenden und beruhigenden Charakter haben, d.h.: Halten Sie sich eher an kühlen Orten auf, legen Sie ab und zu eine kleine Ruhepause ein, nehmen Sie eine kalte Dusche und meiden Sie Orte mit hohem Aggressionspotential sowie Frittiertes, Paniertes und Alkohol.

Sollte die **Körperenergie Peken (Schleim) im Übermaß** sein, so müssen scharfe, wärmende, saure Nahrungsmittel bevorzugt werden. Diese sollten zusätzlich nicht kalt (z.B. nicht direkt aus dem Kühlschrank; Speiseeis) sowie nicht schwer und nicht ölig sein (z.B. Milchprodukte, Käse – vor allem Hartkäse, Erdnüsse). Essen Sie wenig Rohkost. Zu den empfohlenen Nahrungsmitteln zählen abgekochtes, heißes Wasser (regelmäßig), Ingwer (auch als Abkochung der frischen Ingwerwurzel: Hierzu nimmt man ein Stück Ingwerwurzel in der Größe des Daumenendgliedes, schält dieses und schneidet es in etwa zehn kleinere Stücke; diese werden in ca. ½ Liter Wasser gegeben und 10-15 Minuten sanft geköchelt; dann absieben und warm trinken; evtl. etwas Honig beigeben. Die Ingwerabkochung ist auch sehr empfehlenswert bei Verstopfung.), Granatapfelsamen, wärmende und anregende Tees (z.B. tibetischer Prägung = Sorig-Peken-Tee, siehe Bezugsverzeichnis; Yogi-Tee classic; evtl. Wegwarte-Kalmus-Enzianwurzel-Löwenzahnwurzel-Tee; evtl. auch Isländisches Moos-Lungenkraut-Tee), Koriander, Pfeffer, Kardamom, Zimt, mäßig Salz, Sanddorn, mäßig Lamm- und Rindfleisch, etwas Honig, alle Kümmelsorten (z.B. Schwarzkümmel), Kräuterpillen tibetischer Prägung (z.B. Padma-Digestin = entspricht hauptsächlich der tibetischen Kräutermischung Sedu 5) sowie durchaus hin und wieder eventuell einen wärmenden Obstbrand etc. Es ist sehr wichtig sich regelmäßig körperlich zu bewegen und ins Schwitzen zu geraten, nicht zu viel zu Schlafen (insbesondere während des Tages) und evtl. eine Reinigungskur durchzuführen.

Innerliche Öltherapien

In der Tibetischen Medizin unterscheidet man zwischen den äußerlichen und den innerlichen Öltherapien. Die inneren Öltherapien dienen zur allgemeinen Reinigung des Körpers. Sie dauern bis zu drei Tage und werden als vorbereitende Maßnahmen bei Regenerationskuren, zur allgemeinen Verjüngung oder zur Wiederherstellung der Zeugungskraft, allgemein bei Einläufen sowie bei der tantrisch-yogischen Methode des sogenannten Essenz-Extraktions-Verfahrens angewendet. Innere Öltherapien können z.B. durch das Trinken von warmem *Ghee* (gereinigte Butter; siehe Kapitel «Rezepturen») durchgeführt werden. Dem Ghee kann man entsprechend dem körperlichen Ungleichgewicht auch noch verschiedene Heilsubstanzen beimischen. Als grundsätzliche innere Reinigungsmaßnahme kann man einen Teelöffel des erwärmten Ghee aber auch einfach vor dem Zubettgehen zu sich nehmen. Hierdurch kommt es zu einer leichten Reinigung im Magen sowie zu einer leicht abführenden Wirkung, und die Schleimhäute des Darmes werden sowohl leicht gesäubert als auch «geschmiert». Auch am Abend vor einem starken Einlauf mit Wasser (z.B. Colon-Hydro-Therapie) bewährt sich diese Maßnahme.

Das Ghee kann auch zu einem kleinen Zäpfchen geformt und dann in den After eingeführt werden. Diese Maßnahme wird hauptsächlich abends vor dem Zubettgehen durchgeführt. Sie dient der Aufrechterhaltung der Geschmeidigkeit der Darmschleimhäute und gilt als eine leicht abführende Maßnahme. Kleinere Ungleichgewichte der körperlichen Energie Lung (Wind) können unter Umständen durch diese Ghee-Zäpfchen sehr leicht ausgeglichen werden. Zur Wirkungsverstärkung kann das Ghee vorher mit etwas Pulver der Muskatnuss verrührt werden (bis zu ½ Teelöffel Muskatpulver auf 4 Teelöffel Ghee). Aber auch das reine Ghee erfüllt die Beruhigung von Lung (Wind) in hervorragender Weise. Die Literatur über die medizinisch wirksamen Substanzen (Materia Medica) der Tibetischen Medizin beschreibt die Qualitäten von «gereiftem» Ghee als hochwertiger. Hierunter versteht man Ghee mit einem Alter von mindestens einem Jahr Reifezeit. Da man die gereinigte Butter sehr lange aufbewahren kann, empfiehlt es sich also, immer gleich eine größere Menge zuzubereiten.

Die innerlichen Öltherapien sollten Sie nicht anwenden, wenn Sie an Gicht oder an Rheuma leiden. Auch wenn Sie gerade Durchfall haben oder viel Erbrechen müssen, ist diese Therapie kontraindiziert. Menschen mit einer sehr geringen Verdauungskraft, also einem extremen Übermaß der körperlichen Energie Peken (Schleim), sollten die innerlichen Öltherapien ebenfalls meiden.

Äußerliche Öltherapien – Die Tibetische Heilmassage

Bei den äußerlichen Öltherapien der Tibetischen Medizin wird medizinisches Öl bzw. medizinische Butter zum Beispiel in die Ohren oder in die Nase gegeben. Dies dient der Reinigung der entsprechenden Körperorgane und kann auch als Vorbereitung auf eine nachfolgende Massage dienen. So empfiehlt es sich durchaus, vor der Massage des Körpers etwas warmes Öl oder ein Stückchen Watte, das zuvor in warmes Sesamöl gelegt wurde, in die Ohrgänge zu geben. Auch das gesamte Gesicht kann als Vorbereitung auf die Massage von der Mitte nach außen hin mit weichen, streichenden Bewegungen der Finger, die zuvor in warmes Öl getaucht wurden, entspannt werden. Durch beide vorbereitenden Maßnahmen wird die Zirkulation von Wind (Lung) beruhigt. Man kann hier zudem noch entsprechende Heilsubstanzen zur Wirkungsverstärkung (z.B. Muskat, Nelken) beimischen. Beide Vorbereitungen sollten nur bei einer Massage aufgrund eines Übermaßes von Lung (Wind) oder Peken (Schleim) angewendet werden.

Auch die Massage wird als äußere Öltherapie bezeichnet und gehört in der Tibetischen Medizin zu den aufbauenden Körpertherapien. Sie dient dazu, den Körper zu stärken und so vor Krankheit zu schützen. Zudem kann die Massage auch bei bereits aufgetretenen Erkrankungen gezielt zur Heilung angewendet werden. Die Tibetische Medizin geht davon aus, dass durch die Behandlung des Körpers an der Berührungsstelle mit der äußeren Umwelt (also der Haut) sowohl körperliche als auch in einem fast noch ausgeprägteren Maße emotionale und mentale Schwierigkeiten günstig beeinflusst werden können. Dies trifft vor allem sehr stark auf Massagen in Zusammenhang mit einem Ungleichgewicht der körperlichen Energie Lung (Wind) zu, denn Lung (Wind) steht mit dem Geist in einer engen Verflechtung. Die gezielte Massage an der Berührungsstelle zwischen äußerer und innerer Wirklichkeit stellt also eine hervorragende Möglichkeit dar, auf das Bewusstseinsprinzip bzw. auf Störungen desselben einzuwirken.

Es existieren verschiedene Bezeichnungen für die Massagetherapie. Im Allgemeinen tibetischen Sprachgebrauch ist Massage unter der Bezeichnung «*byugs pa*» (sprich: *tschug pa*) bekannt, was einfach «einreiben» bzw. «Einreibung» (evtl. mit einer Salbe oder Paste) bedeutet. Auch die Bezeichnung «*kum nye*» (bzw. *ku nye;* tib.: *bsku-mnye*) findet sehr häufig Verwendung. «*Kum*» bedeutet sowohl Applikation als auch Körper, Existenz, Verkörperung. Dieser Begriff wird nur im Westen irrtümlicherweise auf das Heilsystem von Tarthang Thulku angewendet, bei den Tibetern bedeutet er allgemein medizinische Massage mit Salben oder mit Ölen. Eine weitere häufig verwendete Bezeichnung ist «*nye wa*» («massieren»). Dieser Begriff kann zudem «Austausch» oder auch «Wechselwirkung» bedeuten. Hier erkennt man die energetische Bedeutsamkeit dieser Behandlungsweise, denn Massage stellt immer einen wechselseitigen Energieaustausch dar. Ein anderer allgemeiner Ausdruck für die Massage lautet *phur phur btang* (sprich: *phur-phur-tang*). Dies bedeutet «reiben». Werden einzelne Punkte bzw. kleinere Areale ohne Mittel wie Salben und Öle behandelt, so wird dies von manchen Ärzten als «*sang nye*» bezeichnet. Die innere Massage der Energiekanäle mittels der Atmung wird auch als «*tsa nye*» bezeichnet. In den klassischen Medizintexten werden viele der in diesem Buch beschriebenen Massagetechniken nicht eindeutig beschrieben. Es handelt sich meist mehr um das spezielle Wissen innerhalb bestimmter Ärztefamilien sowie um ein allgemeines Volkswissen der Tibeter, das hauptsächlich von den älteren tibetischen Frauen sowie innerhalb der Nomadenstämme gepflegt und bewahrt wird. Bei den Nomadenstämmen wird dieses Wissen hoch geschätzt und ist manchmal einfach lebensnotwendig, da der nächste verfügbare Arzt einige Tagesreisen entfernt sein kann. Man findet deshalb bei den Nomaden auch viel praktisches Wissen der Tibetischen Medizin wie z.B. die Moxabustion oder die Kauterisation (Brennen). Die beiden letztgenannten Methoden werden bei den Nomaden im Notfall auch bevorzugt. Die Massage (vor allem zur generellen Entspannung und zum allgemeinen Wohlbefinden) war in Tibet aufgrund der vorherrschenden klimatischen Bedingungen und bestimmter sozialer Regeln nicht so populär wie zum Beispiel in Indien. Die meisten der tibetischen Ärzte tendieren heutzutage vor allem zur Behandlung durch Arzneivermischungen und wenden die Massage eher selten an. Dies trifft vor allem auf die jüngere Generation an Ärzten für Tibetische Medizin zu. Unter anderem hängt dies, neben den bereits angeführten Gründen, auch mit der allgemeinen Praxissituation in den Ländern zusammen, in denen die Tibetische Medizin vorwiegend angewendet wird (Tibet, Nepal, Bhutan, Mongolei, Indien). Hier gilt die Tibetische Medizin als eine effektive und kostengünstige Behandlungsmöglichkeit, und so wundert es nicht, dass bei der täglich anfallenden Anzahl an Patienten wenig Zeit für Massagen bleibt. Eine sehr erfahrene tibetische Ärztin sagte mir, dass es häufig auch gar nicht notwendig ist, die Patienten auf die entsprechenden allgemeinen Massagepunkte hinzuweisen, da dieses Wissen bei den tibetischen Frauen etwas recht Alltägliches darstellt und auch häufig angewendet wird. Die differenzierte Form der Massagepunkte, wie sie in diesem Buch dargestellt wird, ist aber zweifellos auch im Himalayagebiet nur medizinisch bewanderten Personen bekannt. Das hier vorgestellte Punktesystem wurde vom Autor erstellt.

Aufgrund der genannten Umstände differieren manche Angaben bezüglich der Massagetechniken innerhalb der verschiedenen Quellen. So gibt es zum Beispiel zu den Bewegungsrichtungen einzelner Druckpunkte oder zur Anzahl der Kreisbewegungen bei der Punktmassage recht häufig unterschiedliche Angaben. Meistens werden etwa für die Anzahl der Kreisbewegungen auf einem bestimmten Druckpunkt die in religiösen Texten relevanten Ziffern drei, sieben oder einundzwanzig angegeben. Bei meinen Befragungen vieler tibetischer Ärzte zu diesem Thema waren auch immer persönliche Vorlieben und Erfahrungen heraus zu hören. Da die Massage in Tibet aufgrund der kalten und windigen Witterungsbedingungen auch nicht die oberste Priorität genossen hat, haben sich die mündlichen Überlieferungen wohl so manches Mal mit den Ansichten und den Methoden anderer Traditionen vermischt. Die genaue Überprüfung der Auswirkung dieses Sachverhaltes soll aber nicht Gegenstand dieses Buches sein.

Tatsache ist, dass die Tibetische Medizin ein differenziertes Punktsystem zur Beeinflussung der verschiedensten Körperanteile, der einzelnen Organe sowie der drei körperlichen Energien Lung (Wind), Tripa (Galle) und Peken (Schleim) aufweist. Dieses System leistet bei äußeren Behandlungsformen wie etwa der Moxabehandlung oder der tibetischen Aderlass-Therapie hervorragende Dienste und kann ohne weiteres auf die Massage übertragen werden, was in der Praxis auch geschieht. Die flächigen Massagen großer Körpergebiete (z.B. des Rückens) sowie die Dehnungen und Streckungen der Gelenke oder das Kneten der Muskeln finden sich natürlich auch in vielen anderen Heiltraditionen wieder. Von besonderem Interesse ist hier eher die Reihenfolge der Behandlung vom Kopf ausgehend in Richtung der Füße.

Die Tibetische Medizin wendet Massagen vor allen Dingen bei einem Ungleichgewicht (Störung) der körperlichen Energien Lung (Wind) und Peken (Schleim) an. Unter einem Ungleichgewicht versteht man in der Tibetischen Medizin sowohl das Übermaß als auch den Mangel an einer oder mehreren Energien. Allerdings wird in der Praxis hauptsächlich ein Übermaß behandelt, da ein Mangel hierdurch meist mit ausgeglichen wird. Gegebenenfalls können bei einem Mangel aber noch Tonika etc. (aufbauende Substanzen) hinzu gegeben werden. Bei einem Übermaß von Tripa (Galle) gibt es nur spezielle Einzelindikationen (wie z.B. stechende Kopfschmerzen, Entzündungszustände), bei denen die Massage zum Einsatz kommt. Allgemein geht man davon aus, dass sich durch ein Übermaß der Körperenergie Tripa (Galle) bereits zu viele ölige Substanzen in der Muskulatur und in der Haut befinden. Deshalb wird es sich bei Tripa-Massagen auch meist um «trockene» Massagen handeln, d.h. man massiert nur spezielle Reflexpunkte ohne Verwendung von Öl oder Butter. Gegebenenfalls kann aber auch mit kaltem Öl (meist mit der Beigabe kühlender, medizinischer Substanzen) massiert werden. Bei einem Übermaß der körperlichen Energie Tripa (Galle) kommen neben den äußeren Methoden des Mikro-Aderlasses, des nassen Schröpfens und des Setzens von Blutegeln mehr die kühlenden Maßnahmen der Hydro- und Balneotherapie zum Einsatz, d.h. kalte bzw. kühlende Wickel, Bäder und Güsse.

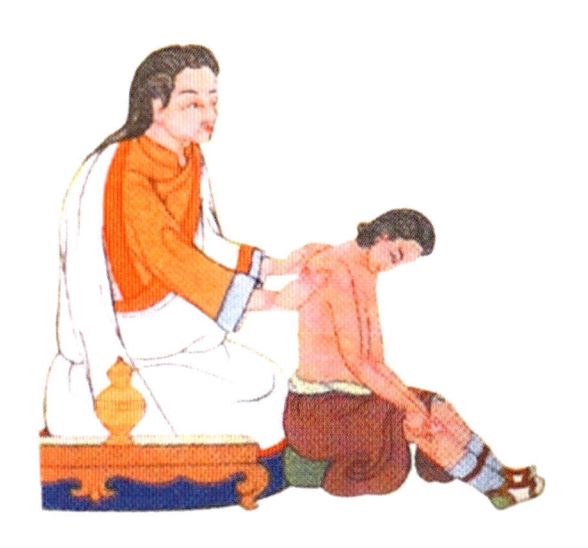

Massage – klassische Darstellung

Die verschiedenen Massagetechniken

Wie bereits beschrieben, kann man grundsätzlich in *trockene Massagen* und in *Massagen unter Verwendung eines Öls oder einer Salbe* einteilen. Hierbei werden die folgenden Anwendungstechniken unterschieden:

Die **trockenen Massagetechniken** werden fast immer speziell auf einem bestimmten energetischen Reflexpunkt angewendet. Hier unterscheidet man die **Druckstärke** und die **Drucktiefe**. Es werden die Druckstärken leicht, mittel und stark sowie die Drucktiefen oberflächlich, mittel und tief unterschieden. Massiert man einen Punkt mehrere Male hintereinander, kann man sowohl die Stärke als auch die Tiefe nacheinander variieren (immer mit leicht anfangen und aufhören). Handelt es sich um einen stark schmerzhaften Punkt, massiert man leicht (maximal mittel) und eher oberflächlich (maximal mittel). Bei älteren oder schwachen Menschen massiert man generell leicht.

Zudem kann zwischen dem **statischen Druck** oder einer **zirkulären (also kreisförmigen) Bewegung** eines oder mehrerer Finger (Daumen und/oder Zeige- und Mittelfinger) sowie einer **Kombination** hieraus (*Druck mit gleichzeitigem leichten Drehen*) unterschieden werden. Im Allgemeinen wird gesagt, dass kreisförmige Massagebewegungen das behandelte Areal mit Energie aufladen. Bei der kreisenden Bewegung kann man zudem die **Drehrichtung** unterscheiden, also entweder im Uhrzeigersinn (rechtsläufig) oder entgegen des Uhrzeigersinnes (linksläufig). Da sich die Tibetische Medizin auf die buddhistische Philosophie stützt, wird die rechtsläufige Kreisbewegung bevorzugt. Die Richtung der Kreisbewegung kann sich aber auch durch die Verlaufsrichtung bestimmter energetischer Punktverbindungen bestimmen (siehe auch Kapitel «Energiebahnen»). Im Allgemeinen verläuft die Energie im vorderen Bereich des Körpers hauptsächlich von unten nach oben und am rückwärtigen Bereich von oben nach unten. Möchte man nun die Energie anregen, so wird der Punkt in Richtung dieses Verlaufs massiert. Soll der Punkt beruhigt werden, geschieht die Massage in der entgegengesetzten Richtung. Entlang der Wirbelsäule gilt die Grundregel, von der Mitte in Richtung nach außen zu kreisen. Allerdings muss man sagen, dass die Tibetische Heilmassage sowohl dem Energieverlauf (außer bei den spezifischen Energiebahnen) als auch der Kreisrichtung im Allgemeinen eher sekundäre Beachtung beimisst.

Meist wird es als wichtiger angesehen, von oben nach unten zu behandeln, d.h. zuerst am Kopf und dann in Richtung der Füße zu massieren.

Auch die **Anwendungsdauer** eines Reizes, also die Zeit, wie lange ein spezieller Punkt massiert wird, spielt eine Rolle. Diese Zeitvorgabe ergibt sich innerhalb der Tibetischen Heilmassage entweder aus der Anzahl der durchgeführten Kreisbewegungen (3, 7, 21, 108) oder, bei der Verwendung von erwärmtem Öl, durch die Zeit bis zum Erkalten oder Einziehen des Öls in die Haut.

Ein Reflexpunkt kann zudem in einer **vibrierenden Weise** massiert werden. Diese Anwendungsform löst Stauungen und fördert den freien Fluss der Energien. Wird die Vibrationsmassage auf einem Reflexpunkt (oder Schmerzpunkt) angewendet, wirkt sie lösend und kann z.B. bei Neuralgien angewendet werden. Eine weitere Form der Vibrationsmassage wird in der Tiefe des Bauchbereiches angewendet und dient der Aktivierung der entsprechenden Organe. Hierbei werden meist ganze Areale mit mehreren Fingern flach getastet und dann gleichzeitig in der Tiefe vibrierend, massiert. Aufgrund der relativ starken Ausführung dieser Massage kommt es an den behandelten Organen zur Anfachung der Regenerationstätigkeit und in Folge dessen zu einem Wiederaufleben der Funktionsfähigkeit.

Bei den Hirten- und Nomadenstämmen Westtibets wird die trockene Vibrationsmassage in der beschriebenen Form auch heute noch angewendet. Die mongolisch-burjatischen Quellen bezeichnen diese Technik als «trockene Operation». Um Schaden zu vermeiden massiert man ausschließlich an den Hohlorganen (Magen, Gallenblase, Dünndarm, Dickdarm, Harnblase). Diese Organe können durch ihre Elastizität, ihre Eigenbewegung (Kontraktion) und durch die Art ihrer viszeralen (bindegewebigen) Aufhängung im Bauchraum den von außen kommenden Reiz besser ausgleichen. Eine moderne westliche Heilweise, die an diese Massage stark erinnert, ist die osteopathische Behandlung des Bauchraums (viszerale Osteopathie). Die Osteopathie stellt aber selbstverständlich eine vollkommen eigenständige Methodik dar.

Da der Körper keine «Einbahnstraßen» kennt, bestehen bei dieser Massageform sicherlich zusätzliche reflektorische Fernwirkungen, auch wenn nicht nur gezielt auf energetischen Reflexpunkten, sondern an bestimmten Organen massiert wird. Generell wird die Empfindlichkeit des Gewebes während der Massage als ein maßgebender Indikator angegeben, d.h. mit zunehmender Normalisierung wird der Patient weniger Schmerzen am behandelten Areal verspüren.

Die **Schmerzhaftigkeit eines Massagepunktes** gilt bei allen Massagen als ein genereller Maßstab für eine energetische Dysfunktion. Hier gilt die Aussage (die allerdings nicht tibetischer Herkunft ist), dass es sich bei Schmerzen um den «Ruf des Gewebes nach Energie und Licht» handelt. Die Faustregel hierbei lautet, dass ein Reflexpunkt mit zunehmender Schmerzhaftigkeit eine immer größere Behandlungsbedürftigkeit aufweist. Um eine zu große Belastung zu vermeiden und für Ableitung zu sorgen, sollten allerdings bei zu großer Schmerzhaftigkeit zuerst das in Verbindung stehende Areal bzw. die in Verbindung stehenden Punkte massiert werden. Zudem sollte die Schmerzhaftigkeit selbstverständlich nicht von einer Wunde etc. herrühren.

Man kann auch **mehrere Punkte kombinieren**, indem man mit zwei oder drei Fingern oder auch beidseits der Wirbelsäule mit den Fingern (z.B. Daumen) beider Hände gleichzeitig massiert. Auch **flächige, reibende Techniken** ohne Verwendung von Öl sind manchmal angebracht. Diese dienen zur Herbeiführung von Wärme, regen die Durchblutung an und sorgen hierdurch für das «Verbrennen und Schmelzen» von angesammelten Stoffwechselprodukten. Die angesammelten Stoffwechselprodukte können zum Teil als Übermaß der körperlichen Energie Peken (Schleim) betrachtet werden, zum anderen Teil sind sie auf eine mangelhafte Verdauungsfunktion zurückzuführen. Hierdurch wird bei der Bildung der körperlichen Bestandteile zu viel sogenanntes «Serum» gebildet. Dieses kann in verschiedenen Bereichen des Körpers (wie etwa dem Bindegewebe, der Lymphflüssigkeit, den Gelenken, im Magen, im Dickdarm, im Blut etc.) abgelagert werden und dort zu Beeinträchtigungen bzw. Einschränkungen der Funktion führen. Reibende Techniken wendet man vor allem bei einem Übermaß der Körperenergie Peken (Schleim) an, welches man an einem leicht geschwollenem, prallen («vollen»), aber insgesamt weichen Gewebe erkennt. Im Gegensatz hierzu ist ein Massagepunkt, der ein Übermaß von Tripa (Galle) beinhaltet, zwar auch gespannt, aber hart. Er bietet zudem Widerstand, ist warm und weist eventuell auch eine rötliche Färbung auf.

«Kneifende» bzw. greifende Techniken werden entweder mit Daumen und Zeigefinger oder mit Daumen, Zeigefinger und Mittelfinger ausgeführt. Diese Methoden dienen sowohl zur Anregung der entsprechenden Körpergebiete als auch zur Deblockierung von angestauter Energie. Eine **Öffnung der Punkte (z.B. bei Lung-Blockaden)** kann auch erreicht werden, indem man Daumen, Zeigefinger und Mittelfinger leicht auf den Punkt führt und dann auf der Haut in einer schnellen Bewegung wegspreizt.

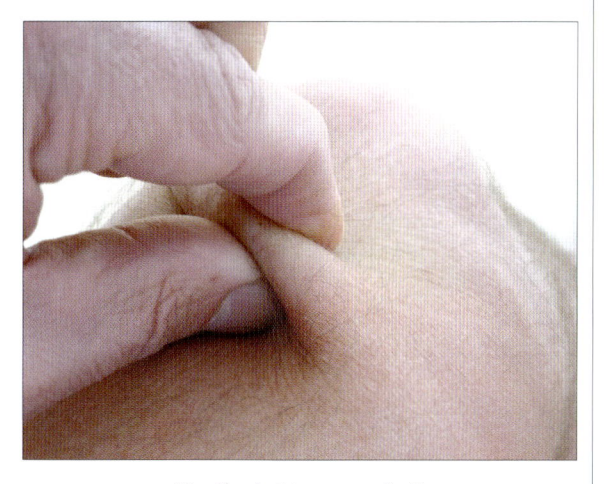

Kneifende Massagetechnik

Angestaute Wind-(Lung)-Energie kann man auch deblockieren, indem man diesen Punkt sanft öffnet, um Lung (Wind) abzuleiten. Dies geschieht mittels beider Daumen, die auf den Massagepunkt aufgelegt und weich mit leichtem Druck nach außen geführt werden. Einen Punkt mit Lung-Übermaß erkennt man vor allem darin, dass er sich «leer» anfühlt (wenn nur Lung vorherrscht, auch kühl).

Sollen Reflexpunkte mit Energie aufgeladen werden, so können diese auch durch **Klopfen** bearbeitet werden. Das Klopfen erfolgt in diesem Falle mit einem Finger (entweder Zeigefinger oder Mittelfinger). Bei der Behandlung flächiger Körperareale wird mit mit allen Fingerspitzen gleichzeitig, mit der hohlen Hand oder mit der Handkante sanft geklopft. Zudem gibt es die Klopfmassage mittels eines Stocks (siehe weiter unten).

Des Weiteren gibt es noch «**ziehende» Massagetechniken**, d.h. mit dem Zeigefinger wird nur in den äußeren Gewebeschichten (d.h. im Bindegewebe und nicht in der Muskulatur) eines bestimmten Reflexpunktes sozusagen «eingehakt», während mit dem Daumen gegen gehalten wird. Diese Methode ist keine tibetische Technik, wegen der unbestrittenen Wirksamkeit soll in diesem Zusammenhang aber auf die Möglichkeiten der Verbindung mit den tibetischen Reflexpunkten hingewiesen werden. Im Westen wird auf der beschriebenen Behandlungstechnik die Therapie der Bindegewebsmassage aufgebaut. Das Indikationsspektrum des westlichen Anwenders kann hier durch das zusätzliche Wissen über die Zusammenhänge der Tibetischen Medizin ergänzt und deutlich erweitert werden.

Alle beschriebenen Massagegriffe werden in sensitiven Bereichen wie z.B. dem Gesichtsbereich nur mit Vorsicht angewendet. Bei anderen Körpergebieten, wie etwa dem Genitalbereich (z.B. Perineum), ist es am besten, dem Patienten die Eigenanwendung zu Hause zu erläutern.

> *Im Allgemeinen wird bei allen in diesem Buch aufgeführten Reflexpunkten die Einpunkt-Druckmassage angewendet, d.h. meist wird mit dem Daumen gleichzeitig Druck und eine leichte Drehung ausgeübt. Bei den aufgeführten Körperarealen werden die flächigen Verfahren angewendet.*

Der Vollständigkeit halber sei auch noch die **Stockmassage** erwähnt, bei welcher ein flexibler Stock (z.B. Weidenholz), an dessen einem Ende ein mit Senfsamen gefülltes Säckchen befestigt ist, verwendet wird. Mit diesem Säckchen werden die entsprechenden Reflexpunkte «angeschlagen», ohne den Patienten hierbei zu stark zu irritieren. Die Länge des Stockes sollte der Ellenlänge des Behandlers entsprechen. Diese Behandlungsform wird innerhalb der «Vier Tantras» nicht beschrieben, sondern stammt wahrscheinlich eher aus ärztlichen Familientraditionen. Da es sich um eine relativ starke Behandlungsform handelt und diese zudem mit der Rezitation eines bestimmten Mantras einhergeht, sollte sie nur direkt von einem erfahrenen Behandler erlernt werden.

In Ergänzung zu den trockenen Massagetechniken

gibt es die **Massage mit medizinischen Ölen oder Salben** (z.B. auf der Basis von Ghee). Diese wird im Folgenden allgemein als «**Ölmassage**» bezeichnet. Der Applikation verschiedenster medizinischer Öle und Butter kommt in der Tibetischen Medizin ein hoher Stellenwert zu, denn hier kann zusätzlich zur Behandlung eines speziellen Reflexpunktes auch noch die Wirkung einer spezifischen Wirksubstanz genutzt werden. Die Gesamtwirkung wird hierdurch meistens noch einmal deutlich verstärkt. Die Ölmassage kann entweder ausschließlich an spezifischen Reflexpunkten, an ganzen Körpergebieten (Oberarme, Bauchraum, Beine usw.) oder am ganzen Körper durchgeführt werden. Man kann aber auch eine Kombination wählen, indem man zuerst eine Ganzkörpermassage oder die Massage eines ausgewählten Körpergebietes zur allgemeinen Entspannung und/oder Anregung durchführt und dann hinterher zusätzlich noch spezifische Druckpunkte behandelt.

Häufig wird eine **gezielte Punktmasssage** vorgenommen. Hierbei wird dann ein medizinisches Öl aufgetragen. Dies geschieht entweder direkt mit dem Daumen bzw. dem Zeige- oder Mittelfinger oder mittels eines fest zusammengerollten Baumwolltuches. Das zusammengedrehte Baumwolltuch wird dann zuerst in das Öl getaucht, um anschließend hiermit den Druckpunkt solange zu massieren, bis das Öl entweder erkaltet ist (bei der Massage mit vorher erwärmtem Öl) oder bis es vollständig in die Haut eingezogen ist (bei der Massage mit medizinischer Butter). Hierdurch bestimmt sich auch die **Anwendungszeit der Massage** auf dem jeweiligen Reflexpunkt.

Eine weitere Methode mit erwärmtem Öl zu arbeiten ist die «**Hor-Moxabustion**» (tib.: *Hor me*; die Bezeichnung leitet sich wohl daher ab, dass diese Methode aus der alten Provinz Hor stammt; wahrscheinlicher ist jedoch die Herkunft aus der Mongolei). Bei dieser Anwendung werden einige Kräuter und Gewürze zu jeweils gleichen Anteilen durch Zusammendrehen in ein Stück Baumwolltuch (oder einem dünnen Gaze-Gewebe) eingewickelt und mit einem Faden zugebunden. Danach wird das Tuch dann in das vorher erwärmte Öl (traditionell meist Sesamöl) eingetaucht, so dass sich der Inhalt vollsaugen kann. Dann werden die der jeweiligen Störung entsprechenden Reflexpunkte immer so lange be-

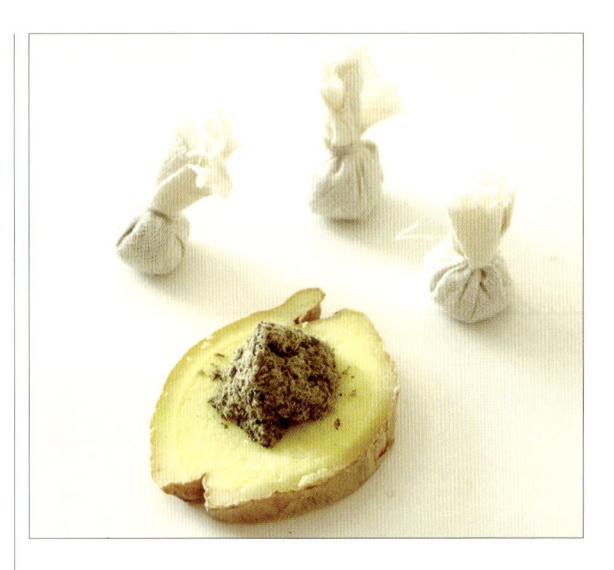

Hor-Moxa-Säckchen und Ingwer Moxa

handelt, bis das Öl erkaltet ist. Am Anfang empfiehlt es sich, den Reflexpunkt immer nur kurz anzutippen, da das Tuch noch sehr warm ist. Mit zunehmender Behandlungsdauer (und zunehmendem Erkalten des Hor-me-Säckchens) verweilt man dann immer länger auf dem gewählten Massagepunkt. Sollen ganze Körperareale (z.B. das gesamte Kreuzbein und der Unterbauch für Störungen des Absteigenden Windes oder die gesamte Nierenregion oder die Schulter-Nacken-Region) in unspezifischer Weise mit Horme behandelt werden, verwendet man entsprechend grössere Baumwollsäckchen. Diese Behandlungsform kann bei allen kalten Störungen und Erkrankungen angewendet werden, d.h. bei allen Störungen von Lung (Wind) und/oder Peken (Schleim):

- zerstoßener, gelber Kreuzkümmel und Sesamsamen für allgemeine Wind-(Lung)-Störungen
- getrockneter Knoblauch, zerstoßene Anissamen und Muskatpulver bei Wind-(Lung)-Störungen durch schockartige Erlebnisse;
- getrockneter Anis und getrockneter, pulverisierter Ingwer bei allen kalten Störungen von Lung (Wind) und/oder Peken (Schleim);
- Sesamsamen, getrockneter Knoblauch, getrockneter Ingwer und pulverisierte Nelken zur Beruhigung des Absteigendesn Windes (Thur-Sel Lung), zur Rekonvaleszenz nach Geburten sowie zur Geburtserleichterung bei etwaigen Verzögerungen des Geburtsvorgangs

an den Punkten für Absteigenden Wind sowie den übergeordneten Lung-Punkten des Kopfes (Scheitel sowie Innere und Äußere Tore).

Bei einer Kombinationsstörung von Lung (Wind) mit Tripa (Galle) kann Hor-me mit einer Mischung gleicher Anteile aus zerstoßenen Anissamen, getrocknetem Knoblauch und zerriebenem Sandelholz in erwärmtem Ghee (geklärte Butter) oder Sesamöl lauwarm angewendet werden.

Die Punkte für Hor-me sind bei allen Indikationen die gleichen wie bei einer Druckpunktmassage. Auch die Moxabustion, die Akupunktur und der Mikro-Aderlass erfolgen zu einem großen Teil auf diesen energetisch wirksamen Körperpunkten (siehe entsprechende Kapitel). Als **Kontraindikation** für Hor-me gelten alle mit Entzündungen, Fieber, und Hitze bzw. Tripa (Galle) in Zusammenhang stehenden Störungen.

Bei der **Ölmassage des ganzen Körpers** beschreibt die Tibetische Medizin hauptsächlich eine ruhige und flächige Vorgehensweise vom Kopf bis zu den Füßen. Traditionell wird zuerst etwas erwärmtes Öl auf den Scheitel und in die Ohren gegeben. Dann werden die Handflächen und die Fußsohlen sanft massiert. Die sanfte Massage dieser Punkte bzw. Areale dient der Beruhigung und Blockierung der möglichen Austrittspunkte («Pforten») der Körperenergie Lung (Wind). Hierdurch wird eine gute Basis für den Erfolg der gesamten Massage gelegt. Nun folgen die Bauch- und Brustregion sowie der Rücken, und danach folgen die Arme und die Beine. Ausgesprochen wichtig bei der gesamten Massage ist sicherlich der entspannende Faktor einer angenehmen, lichtgedämpften und warmen Umgebung sowie die Ruhe, mit der die Massage durchgeführt wird.

Von den **weichen Massagegriffen** sagt man in der Tibetischen Medizin, dass sie zur Deblockierung von Energiestauungen führen. Das vorher angewärmte Massageöl wird hierbei mit weichen und flächigen Bewegungen auf den Körper aufgetragen. Der **Massagedruck** ist nicht zu stark und insgesamt gleichbleibend. Dies sorgt sowohl für Entspannung als auch für einen harmonischen Fluss der Körperenergien. Bei der flächigen Grifftechnik massiert man mit der ganzen Hand einschließlich der Finger. Der Behandler sollte hierbei unbedingt warme Hände haben. Diese weiche, entspannende Form der Massage wird sehr häufig bei einem Übermaß der körperlichen Energie Lung (Wind) angewendet und unterscheidet sich nicht von einer sanften klassischen Massage westlicher Art.

In der Tibetischen Medizin wird der Patient nach einer Ölmassage mit einem **Pulver aus getrockneten Kichererbsen** abgerieben (tib.: *dril phyis*; sprich: *dril tschi*). Dies geschieht zuerst nach außen (vertikal) und dann nach unten (horizontal). Hierbei wird das Kichererbsenmehl entweder direkt mit den Händen auf dem Körper abgerieben, oder das Mehl wird zuerst auf dem Körper verteilt und dann mit einem Handtuch abgerieben. Das Abreiben erfolgt bei zu viel Lung (Wind) in einer sanften Weise, bei zu viel Tripa (Galle) in einer nicht erhitzenden Weise, und bei zu viel Peken (Schleim) in einer starken, die Haut erwärmenden Art und Weise. Am Ende dieser Prozedur kann man den Körper auch noch zusätzlich mit warmem Wasser – bei zu viel Tripa mit kühlem Wasser – abwaschen. Der Patient sollte dann noch etwa fünf bis zehn Minuten, in eine warme Decke gehüllt, ruhen. Diese Maßnahme dient der Reinigung des gesamten Körpers, denn mittels des Pulvers werden die durch eine Massage aktivierten überschüssigen Substanzen gebunden und aus der Haut «herausgezogen». (Diese überschüssigen Substanzen sind meist einem Übermaß der körperlichen Energie Peken = Schleim und/oder einem Übermaß von «Serum» zuzuordnen.) Der Körper wird durch dieses «Peeling» von den aktivierten Giftstoffen befreit, wodurch zudem das Lymphsystems entlastet wird. Zudem wird das Lymphsystem durch das sanfte Reiben der Haut leicht angeregt. Die Technik des Abreibens nach der Massage gibt es zwar auch im indischen Ayurveda, doch scheint sie eher tibetischen Ursprungs zu sein. Als Variationen des Kichererbsenmehls kann bei zu viel Lung (Wind) zusätzlich Gerstenmehl verwendet werden. Bei zu viel Tripa (Galle) kann das Kichererbsenmehl mit kühlendem Substanzen (z.B. Sandelholzpulver) gemischt werden, und bei zu viel Peken (Schleim) kann zusätzlich Pulver aus gemahlenen Linsen verwendet werden.

Wenn sich die körperliche Energie Peken (Schleim) zu stark im Körper angesammelt hat, herrschen die kalten Elemente Wasser und Erde

Die traditionelle Maßeinheit zur Auffindung der energetisch wirksamen Reflexpunkte wird in «mtshon» (sprich: tsön) angegeben. Diese Maßeinheit entspricht dem ersten Daumenglied des Patienten, d.h. dieses Maß variiert bei jedem Menschen ein wenig. Man kann im Allgemeinen von etwa zwei bis zweieinhalb Zentimetern bzw. 1 ½ – 2 Fingerbreiten (Querfinger) ausgehen. Zum leichteren Auffinden der Punkte verwendet man traditionellerweise ein kleines Holzstäbchen, das man entsprechend markiert oder einkerbt bzw. in der entsprechenden Länge abschneidet. Um ein leichteres Vorgehen in der Praxis zu gewährleisten, bietet sich die Verwendung eines Holzzirkels an, der dem jeweiligen Daumenendglied des Patienten sehr leicht und schnell angepasst werden kann.

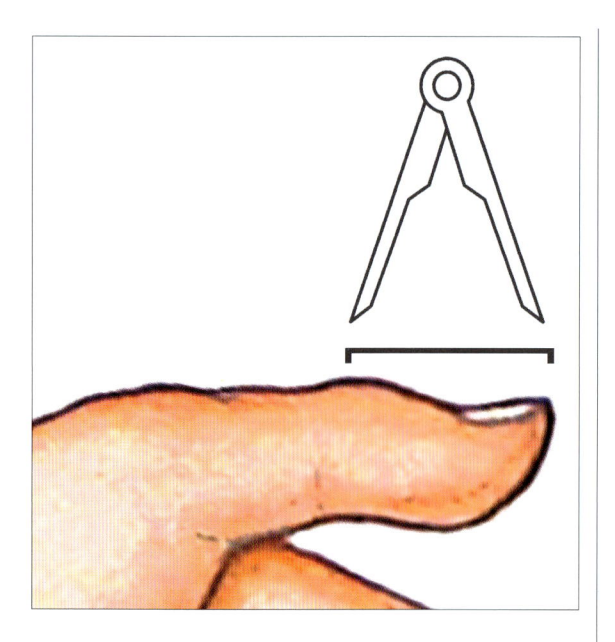

vor. Beide Elemente können zur Bildung von übermäßigen Blutfetten führen. Sollten sich nach einer Massage **negative Nachwirkungen** wie Schwindel, Kopfschmerz, Schweregefühl usw. einstellen, so kann dies eine direkte Folge der Überlastung des Gesamtorganismus mit den genannten Elementen bzw. mit aktivierten Giftstoffen sein. Durch die Abreibung mit Kichererbsenpulver wird ein Teil dieser Stoffwechselprodukte aus dem direkten Kreislauf des Körpers genommen und belastet hierdurch das Gesamtsystem nicht noch zusätzlich. Diese Therapieform erweist sich also auch als eine hervorragende vorbeugende Maßnahme zur Vermeidung von eventuell auftretenden Nebenwirkungen einer Massage.

Im Winter sammelt sich z.B. durch die kalten äußeren Bedingungen die körperliche Energie Peken (Schleim) auf natürliche Weise im Körper an. Um dieses Übermaß zu reduzieren, können die genannten Abreibungen mit getrocknetem Erbsenpulver im Frühjahr als eine allgemeine Gesundheitsmaßnahme vorgenommen werden. Wenn Symptome von übermäßigem Lung (Wind) wie etwa Herzklopfen, starker Stress, Überreiztheit usw. sehr stark ausgeprägt sind oder der Patient sehr schwach ist oder an einer Anämie leidet, scheint die Verwendung von getrocknetem Gerstenpulver (Hordeum vulgare) nach der Massage bessere Erfolge zu erzielen.

Vorbereitungen auf die Massage

Bei der allgemeinen Behandlung durch einen tibetischen Arzt in Asien werden Sie vielleicht überrascht sein, dass sich dieser recht wenig an das Untenstehende halten wird. Er muss innerhalb seiner Praxisbedingungen arbeiten, und da es sich bei der Tibetischen Medizin um eine kostengünstige und effektive Therapieform handelt, ist diese bei der Bevölkerung sehr beliebt. Dies bedeutet für den Praxisalltag eines tibetischen Arztes häufig eine außerordentlich hohe Anzahl von Patienten. Deshalb ist es für ihn meist nicht möglich, alle hier beschriebenen Bedingungen in der optimalsten Art einzuhalten. Die geistige Einstimmung kann von einem kompetenten Arzt natürlich vorausgesetzt werden.

Alle akuten Probleme wie etwa starke Kopfschmerzen, Koliken etc. können während jeder Alltagssituation behandelt werden. Außer der geistigen Einstimmung und einem kurzen Aufladen der Hände mit Energie brauchen Sie hierzu keine weiteren Vorbereitungen. Ihr geistiges «Dabeisein» spielt natürlich eine wichtige Rolle. In den klassischen Medizintexten werden häufig Massagen im Freien bei Sonnenschein abgebildet. Hierzu sollte es allerdings unbedingt windstill und warm sein.

Wenn Sie die Möglichkeit haben, sollten Sie aber eher einen ruhigen, warmen und lichtgedämpften Ort zur Behandlung wählen. Dies gilt vor allem für die Massagen, um ein Ungleichgewicht der körperlichen Energie Lung (Wind) auszugleichen. Wenn Sie eine andere Person massieren, dann tragen Sie möglichst leichte und lockere Kleidung und wenig Schmuck. Das Gleiche gilt auch für die Person, die massiert wird. Wenn Sie möchten, können Sie eine beruhigende Räuchermischung entzünden (zum Beispiel «Chagpori Healing Incense» oder «Agar 31-LungPoe», beides traditionelle Räuchermischungen bei einem Übermaß von Wind/Lung; siehe Bezugsverzeichnis). Achten Sie bei der Auswahl Ihres Räucherwerks auf natürliche Inhaltsstoffe. Wenn es hauptsächlich um die Entspannung geht, kann man vor der Massage auch eine warme Dusche oder ein warmes Bad nehmen.

Massieren Sie bei Ungleichgewichten der körperlichen Energien Lung (Wind) und Peken (Schleim) unbedingt nur mit warmen Händen, denn bei beiden Körperenergien herrscht Kühle bzw. Kälte vor. Hier muss also mit dem ausgleichenden Mittel der Wärme gearbeitet werden. Die einfachste Art, die Hände zu wärmen, ist das Aneinanderrreiben der Handflächen. Sie können die Hände auch kurz unter warmes Wasser halten. Bei Problemen der körperlichen Energie Tripa (Galle) herrscht Hitze vor – hier können die Hände ruhig kühler sein.

Laden Sie Ihre Hände vor der Massage mit **Energie** auf. Eine einfache Art, dies zu tun, ist das leichte Aneinanderreiben der Handflächen. Legen Sie danach die Handflächen in Höhe des Herzens aneinander und warten Sie, bis ein leicht kribbelndes oder ein warmes Gefühl oder eine ähnliche Empfindung entsteht. Wenn Sie jetzt die Hände langsam voneinander entfernen, können Sie den Raum zwischen den Händen deutlich als Energie wahrnehmen.

Wenn Sie etwas mehr Zeit und Ruhe haben, können Sie sich und ihre Hände auch auf folgende Art **mit Energie aufladen**: Entspannen Sie sich, legen Sie die Ellbogen seitlich an den Oberkörper an und halten Sie die Hände in Höhe des Herzens mit den Handflächen nach oben. Ihre Arme sollten entspannt und ihre Handflächen dabei ein wenig hohl sein. Spüren Sie sich in ihre Hände ein – wenn Sie ein warmes Gefühl, ein Kribbeln oder etwas Ähnliches spüren, dann lassen Sie dieses Gefühl, ihre Arme entlang, bis zum Herzen wandern. Füllen Sie, von ihrem Herzen ausgehend, dann ihren ganzen Körper mit dieser Energie auf. Bleiben Sie eine Weile in diesem Zustand und gehen dann zur Massage über.

Neben dem fundierten Wissen um die medizinischen und energetischen Zusammenhänge ist das Wichtigste an einer Massage die Art und Weise der Begegnung, die Berührung und die innere Haltung. Versuchen Sie, in einem konzentrierten, ruhigen und gelassenen Zustand zu bleiben und die überall frei vorhandene Heilenergie einfach hindurch fließen zu lassen. Auf diese Weise haben Sie und die Person, die behandelt wird, unendlich viel freie Herzensenergie zur Verfügung. Zudem werden Sie hierdurch auf natürliche Weise vor negativen Energien geschützt.

Eine weitere Art, sich vor und während der Massage einzustimmen, ist es, sich innerlich auf ein **Mantra** (wörtlich: «den Geist schützen») einzustimmen. Ein Mantra ist eine Folge von Keimsilben aus dem Sanskrit bzw. der tibetischen Sprache, die entweder einen Textinhalt oder eine feinstoffliche Schwingungskomponente durch die Töne oder eine Kombination von beidem beinhaltet. Der kreative Klang eines Mantras drückt die tiefste Essenz des Seins (oder der entsprechenden Energiebereiche) aus. Am besten und stärksten ist es, wenn man durch einen tibetischen Lama in ein Mantra eingeweiht ist.

In der Tibetischen Medizin wird meist entweder das Mantra des Medizinbuddhas «**Tayatha Om Bekatze Bekatze Maha Bekatze Ratza Samud Ghate Soha**» (siehe auch entsprechendes Kapitel) oder das Mantra von Yuthog Yonten Gonpo, einem der großen tibetischen Ärzte und Stammvater der Medizin, hierfür angewendet. Dieses Mantra lautet: «**Om Ah Hum Benza Guru Guna Siddhi Hung**». Übersetzt bedeutet dies etwa: «Om Ah Hum (bezieht sich auf die Klärung der oberen drei Chakras; diese Schwingung steht für die Gesamtheit der erleuchteten Präsenz aller Buddhas) Vajra-Meister – sei spontan gegenwärtig und gewähre mir (den Segen und) die Kraft (von Körper, Rede und Geist).»

Man kann auch nur drei Mal oder sieben Mal Om Ah Hum rezitieren (entweder im Inneren oder auch laut), um den Geist und die subtilen Energieräder zu klären und sich hierbei in das Kopfchakra (Om), das Halschakra (Ah bzw. A) und das Herzchakra

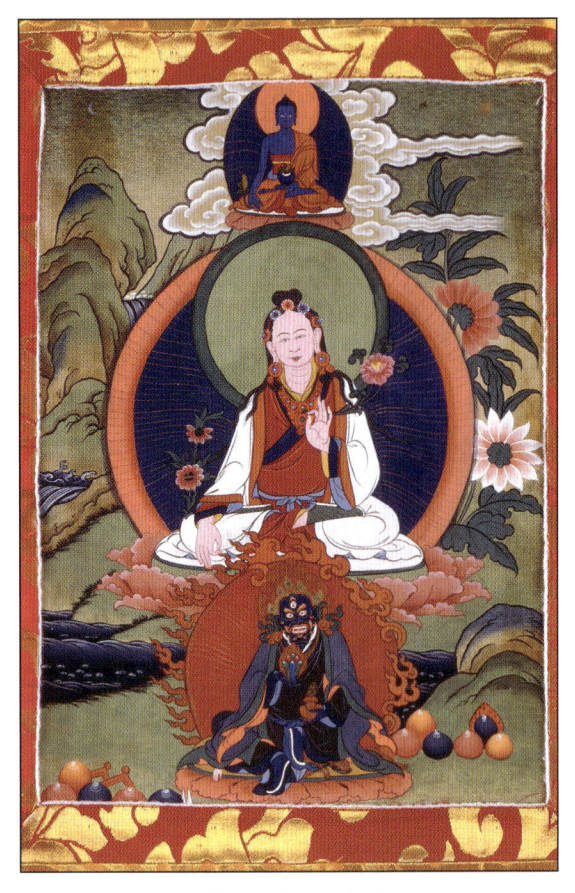

*Yuthog Yonten Gonpo der Jüngere
(1126–1202 n. Chr.)*

zu sehen. Zwischen den einzelnen Massagen sollte man kleine Pausen einlegen und die Hände und Unterarme unter fließendes, kühles Wasser halten. Streifen Sie dann die Unterarme und Hände kräftig ab und schleudern Sie das Wasser von sich weg, konzentrieren Sie sich auf sich selbst, sammeln sie sich – und fangen Sie erst danach wieder mit einer neuen Massage an. In der tibetischen Tradition rät man auch z.B. einen Heilstein (meist Achate) zu tragen, und zudem könnte man man auch eine tibetische Juwelenpille bei sich tragen. Beides dient der Klärung und dem Schutz des persönlichen Energiefeldes. Um ihre persönliche Vitalenergie zu schützen, können Sie auch die Grundgelenke der Ringfinger und der vierten Zehen (vom Großzeh aus gesehen) mit einem roten Baumwollfaden umwickeln. Dies dient dem Schutz Ihrer Vitalessenz (siehe auch Kapitel «Vitalenergie La»). Jedes klar geordnete, geometrische Muster (Mandalas, Shri-Yantra, Kristallstrukturen etc.) dient der atmosphärischen Reinigung des Zimmers und bringt Lebensenergie. Sollten Sie sich am Abend nach einigen Massagen matt und schwer fühlen, ist es hilfreich, ein lauwarmes Bad mit viel Salz zu nehmen. Das Salz absorbiert die schweren Schwingungen des Alltags und entsäuert zusätzlich noch den Körper.

(Hum) einfühlen. Man beendet dies dann durch eine einmalige Rezitation der Keimsilben So (Nabelchakra) und Ha (Wurzelchakra). Natürlich existieren in jeder spirituellen Tradition Möglichkeiten, sich mit den heilenden Energien zu verbinden. In der christlichen Tradition kommt hier am ehesten die reine Christusenergie in Frage. Fühlt man sich keiner Tradition direkt verbunden, kann man sich auch einfach nur auf eine lichtvolle und liebevolle Energie konzentrieren und diese dann strömen lassen.

Wenn Sie sehr viele Massagen nacheinander ausführen, sollten Sie darauf achten, nicht ständig die ganze Energie (sowohl positive als auch negative) der behandelten Personen aufzunehmen. Es ist auch wichtig, seine eigenen Vorstellungen und Egoismen wie Heilserwartungen oder bestimmte eitle Gedanken, die mit dem Heilen einhergehen können, abzulegen und sich nur als reiner Mittler der heilenden Energie

Tages- und Jahreszeiten

Die tibetischen Texte beschreiben übereinstimmend den Winter als beste *Jahreszeit* für die Massage und als die beste *Tageszeit* den Abend sowie den späten Vormittag. Wenn Sie eine Massage bekommen, ist es sehr wichtig, dass Sie nicht direkt vor der Massage gegessen haben. Ihr Körper ist sonst hauptsächlich mit der Verdauung beschäftigt, und die therapeutische Wirksamkeit der Massage wird reduziert. Zwischen der Mahlzeit und der Massage sollte mindestens eine Stunde vergangen sein. Eine Massage empfiehlt sich weder all zu früh am Morgen noch während der Mittagshitze des Tages. Therapeutische Massagen sollten zudem (außer im akuten Notfall) nicht nachts durchgeführt werden.

Als beste Jahreszeit für Heilmassagen gilt in der

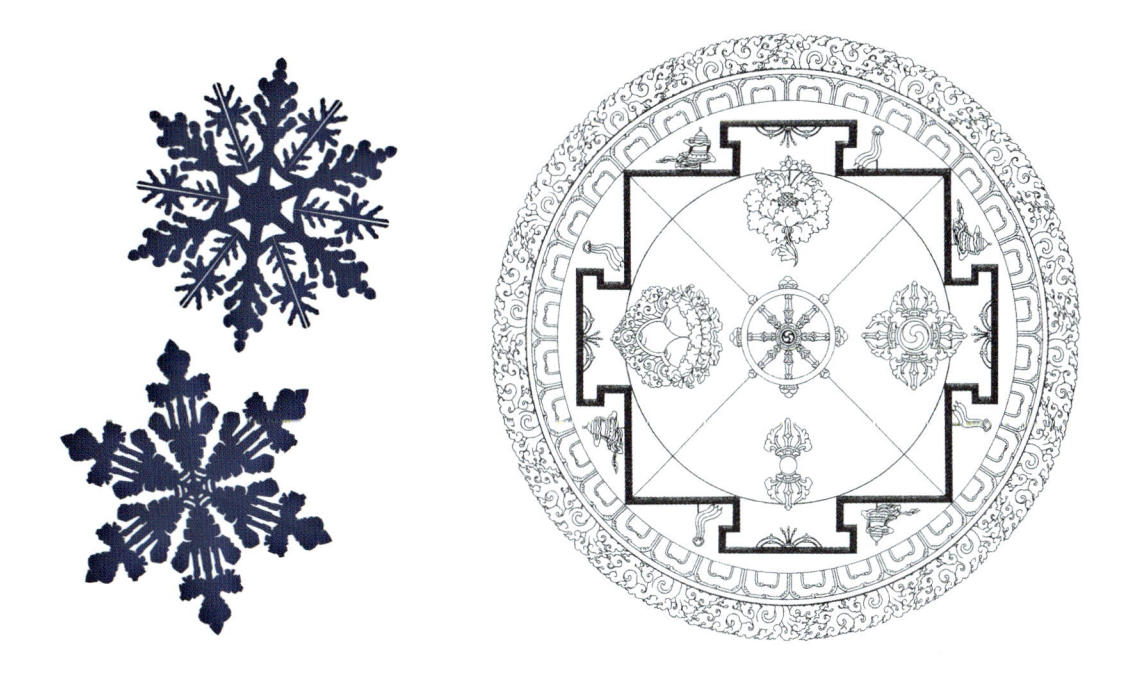

Klar geordnete Muster wie Mandala-Strukturen oder Schneekristalle dienen der atmosphärischen Reinigung

Tibetischen Medizin der Winter. Im Winter sammelt sich natürlicherweise Peken (Schleim) im Körper an, und der Körper ist zudem durch die Kälte anfällig für ein Übermaß der Elemente Wasser und Erde. Es ist deshalb wichtig, von außen Wärmeenergie zuzuführen. Diese zusätzliche Energie bekommen Sie sowohl durch häufige Massagen, warme Bäder als auch in Form von warmer und nahrhafter Ernährung. Auch während des Frühjahrs sind Massagen angebracht. Jetzt kommt das während des Winters angesammelte Peken (Schleim) zum Schmelzen, und der Körper muss in der Ausscheidung dieser Stoffwechselendprodukte unterstützt werden. Im Frühjahr können Massagen noch bis zu dreimal pro Woche angeraten sein. Im Sommer empfiehlt die Tibetische Medizin keine Massagen zum allgemeinen Wohlbefinden. Allerdings können selbstverständlich Heilmassagen zum Ausgleich spezieller Ungleichgewichte und Beschwerden zur Anwendung gelangen. Durch die beginnende Kühle und den aufkommenden Wind des späteren Herbstes sind Massagen in dieser Jahreszeit dann wieder häufiger angezeigt.

Worauf Sie achten sollten (Indikationen – Kontraindikationen)

Bitte beachten Sie bei jeder therapeutischen Massage zuerst die folgenden Hinweise:

- Werden Sie sich zuerst über die *Ursachen der Beschwerden* klar; dies kann z.B. durch das Ausfüllen der Tests zur Bestimmung der körperlichen Energien am Anfang des Buches geschehen; (der zweite Test dient der Beurteilung der momentanen Situation). Generell steht hierbei im Vordergrund, welche der drei körperlichen Energien sich *hauptsächlich* im Ungleichgewicht befinden.
- Bei jedem *Ungleichgewicht der körperlichen Energie Lung (Wind)* können Massagen grundsätzlich angewendet werden. Hierzu zählen vor allem Spannung und Stress in jeder Form, aber auch emotionale Belastungen und Unausgeglichenheiten (wie Sorgen, Kummer, Trauer usw.). Bei sehr vielen Erkrankungen des Nervensystems (Neur-

algien, Beschwerden des Ischiasnerves usw.) sowie bei Bandscheibenproblemen sind Massagen sehr wirksam, sollten allerdings mit Bedacht und Sorgfalt ausgeführt werden. Die in diesem Buch genannten speziellen Indikationen wie etwa Ohrgeräusche, Schwindelgefühl, Verspannungen, Verstauchungen oder allgemeine Rückenschmerzen sind ein weiteres dankbares Feld für die Massage.

- Durch den *Tastbefund* können nähere Einzelheiten eruiert werden. Testen Sie, an welchen Punkten z.B. Druckschmerzhaftigkeit besteht. Schmerzpunkte deuten immer auf ein bestehendes Ungleichgewicht der korrespondierenden Körperenergie bzw. des hiermit in Zusammenhang stehenden Organs hin. Je größer der Schmerz, desto größer die Behandlungsbedürftigkeit. Allerdings ist es häufig nötig, zuerst die in Zusammenhang stehenden Punkte zu behandeln, um gleichzeitig Abflussmöglichkeiten zu schaffen. In der Tibetischen Medizin unterscheidet man **zwei Arten von Massagepunkten:** Die erste Sorte definiert sich durch die energetischen Zusammenhänge (fixe Punkte). Sie werden sang mig («geheimes Ziel») genannt. Die zweite Sorte an Punkten wird durch die Krankheit in Form von Schmerzhaftigkeit, Rötung, Schwellung usw. aufgezeigt. Wenn Sie beim Sicht- und Tastbefund *Entzündungszeichen* wie etwa Schwellung oder starke Rötung entdecken, ist ein Massage direkt an diesen Stellen nicht angezeigt. Selbstverständlich wird auch im *Bereich offener Wunden* nicht massiert.
- In allen Fällen von *Infektionskrankheiten* sind Massagen (vor allem Öl-Massagen) generell nicht angezeigt. Auch bei allen fiebrigen Erkrankungen, Erkältungen usw. sind allgemeine Massagen ebenfalls zu meiden. Hier kommen ausschließlich die Massagen der Punkte für ein Ungleichgewicht von Tripa (Galle) in Frage.
- *Bei allen schweren Erkrankungen* (z.B. Krebserkrankungen) kann die Tibetische Massage eventuell zusätzlich angewendet werden. Hier hat jedoch eine genaue Nutzen-Risiko-Abwägung oberste Priorität.
- Liegen *größere Schwellungen bzw. Ödeme* vor, empfiehlt sich statt der Tibetischen Massage eher eine Lymphdrainage. Aber auch das Auftragen der klassischen Rezepturen ist hier förderlich (siehe Kapitel «Rezepturen»). Innerlich empfiehlt die Tibetische Medizin hier die Einnahme von weißem Rettich. Der Rettich wird hierzu fein geraspelt und dann im Gefäß so lange geschüttelt, bis der gesamte Sauerstoff ausgetreten ist. Diesen Saft dann über Nacht abgedeckt stehen lassen und am nächsten Morgen schluckweise trinken. Der Rettichsaft kann auch in Fällen von Entzündungen der Gelenke versucht werden. Eines der vorrangigsten Kräuter zur Behandlung von Ödemen ist die Erdstachelnuss (Tribulus terrestris).
- Massage ist *im Allgemeinen* hervorragend zur Loslösung und Reinigung angesammelter Stoffwechselrückstände (Entschlackung/Entsäuerung), zur allgemeinen Förderung der Durchblutung, zur vorbeugenden Aktivierung der körperlichen Abwehrkräfte, zur Anregung müder Muskeln, zur Aktivierung der Haut (z.B. bei schlaffer oder trockener Haut) sowie zur Förderung einer gesunden Ausstrahlung.
- Achten Sie auf den Verlauf der La-Lebensenergie (siehe entsprechendes Kapitel), insbesondere bei invasiven Methoden wie Moxabustion oder Akupunktur. Diese elementare Lebenskraft kann auch durch zu starke Massagen gestört werden.
- *Sanfte Heilmassagen* werden für alle älteren Menschen, für schwache Personen sowie zur allgemeinen Stärkung empfohlen.
- Die speziellen *energetischen Druckpunkte* können sowohl im Zusammenhang mit einer Ganzkörpermassage als auch einzeln und spezifisch für die jeweils angegebenen Erkrankungen Anwendung finden.

Anwendung der Öle, Fette und medizinischen Substanzen zur Massage

Fast alle Pflanzenöle haben den Vorteil, die körperliche Energie Lung (Wind) zu beruhigen, ohne aber gleichzeitig Peken (Schleim) ansteigen zu lassen. Die Tibetische Heilmassage wird traditionell mit Sesamöl oder einem spezifischen Massageöl (z.B. Sorig-Massage-Öl; siehe Bezugsverzeichnis) durchgeführt. Sesamöl kann als Grundlage für jede

Rezeptur dienen. Es hat wärmende und kräftigende Wirkung. Grundsätzlich kann aber jedes Pflanzenöl zur Anwendung kommen. Nur beim Öl des Adlerholzbaumes (Aquilaria agallocha) sowie vor allem beim Senföl (Brassica) sollten Sie Vorsicht walten lassen, denn beide Öle wirken erwärmend bzw. erhitzend. Auch bei der Verwendung von Kokosöl ist (vor allem im Winter) ein wenig Vorsicht geboten, denn dieses wirkt kühlend. Achten Sie bei der Auswahl der Öle möglichst auf organischen Anbau sowie auf Kaltpressung. Viele der handelsüblichen Massageöle und Lotionen werden auf der Basis von Erdöl (Paraffin) hergestellt und zusätzlich noch synthetisch parfümiert. Da es sich hier um die Synthetisierung eines bereits toten Stoffes handelt, können diese Öle und Lotionen im Allgemeinen nicht empfohlen werden. Neben den Pflanzenölen werden in der Tibetischen Medizin auch Butter, Ghee (geklärte Butter; zur Rezeptur siehe weiter unten) und auch andere tierische Fette wie Knochenmark, Otterfett oder Schweineschmalz verwendet. Allerdings kommen diese letztgenannten Fette nur bei spezifischen Erkrankungen zur Anwendung.

Beachten Sie zudem, dass sich sowohl ihr Körper als auch die verschiedenen Massagemittel innerhalb der Jahreszeiten verändern. Die traditionellen Medizintexte empfehlen, während des Frühjahrs, Sommers und Herbstes im Allgemeinen die Anwendung von tierischen Fetten (z.B. Ghee) sowie während des Winters Sesamöl zur Massage. Dies gilt allerdings nicht für spezielle Indikationen.

Sesamöl *(Sesanum indicum)*: Wie bereits kurz ausgeführt, kann dieses Öl praktisch immer zur Verwendung gelangen. Sesamsamen haben süßen Geschmack und wärmende sowie kräftigende Wirkkräfte. Sie dienen zur sanften Aktivierung von Tripa (Galle) und beruhigen gleichzeitig Lung (Wind) und Peken (Schleim). Sesamöl sorgt für eine allgemeine Stärkung des Körpers, erhöht die Spannkraft der Haut (Hauttonus) und sorgt für die Glättung und Klärung der Haut und damit auch für einen guten Teint. Der Lymphfluss (und hiermit die allgemeine Entgiftung) wird durch die Anwendung von Sesamöl verstärkt. Es trägt zudem zur Entspannung bei und fördert das Haarwachstum. Innerlich eingenommen, sorgt es bei untergewichtigen Menschen zur Zunahme und bei übergewichtigen Menschen zur Abnahme des Körpergewichtes. Es kann als Grundlage für jede Rezeptur dienen. Generell wird Sesamöl bei einem Übermaß der körperlichen Energie Lung (Wind) angewendet.

Senföl *(Brassica alba/B. nigra)*: Der Senfsame wird schon von alters her hoch gerühmt. So soll er bereits von Vajrapani dem Buddha Shakyamuni als Opfergabe dargereicht worden sein. Im Allgemeinen gelten Senfsamen als leicht erhitzend mit milder Wirkkraft. Die Senfsamen binden im Körper verstreute Gifte und sind hilfreich bei Erkrankungen der Nieren und des weiblichen Unterleibes, bei Harnverhalten, bei Erkrankungen der Lymphflüssigkeit sowie bei Infektionen. Senf gilt als Aphrodisiakum. Senföl kann bei allen kalten Krankheiten angewendet werden. In der Praxis wird es hauptsächlich bei Störungen der körperlichen Energie Lung (Wind) angewendet.

Öl des Adlerholzbaums *(Aquilaria agallocha)*: Dieses sehr aromatische Öl hat bitteren Geschmack und ist für seine stark erwärmenden Wirkkräfte bekannt. Es ist auch unter der Bezeichnung Aloeholz-Öl bekannt und sollte nicht mit der Aloe vera verwechselt werden. Die erhitzenden Eigenschaften der Pflanze führen zur Steigerung der körperlichen Energie Tripa (Galle). Die Körperenergie Lung (Wind) wird durch dieses Öl leicht gemildert. Aufgrund der stark wärmenden und nährenden Wirkkräfte wird das Öl aus dem Adlerholzbaum in der Tibetischen Medizin vor allem im Winter angewendet. Es sorgt für ein generelles Anfachen der Körperhitze und stärkt den Körper. Die Durchblutung wird angeregt und Nerven und Muskeln werden entspannt. Hierdurch kann es bei kaltem Rheuma oder Gicht Anwendung finden. Adlerholz findet man auch häufig in tibetischem Räucherwerk. Es gilt als ein allgemeines und leichtes Beruhigungsmittel (Sedativum) sowie als Nerventonikum der Tibetischen Medizin.

Sandelholzöl *(Santalum album/Pterocarpus santalinus)*: Vom Sandelholzbaum werden sowohl die weiße als auch die rote Sorte sowie manchmal auch die gelbe Sorte verwendet. Das Öl des weißen Sandelholzbaumes hat vornehmlich kühlende Qualitäten, sollte also bei einem Übermaß der Körperenergie Lung (Wind) mit Vorsicht angewendet werden. Durch die kühlenden Eigenschaften wird es zur Heilmassage vornehmlich im Sommer und/oder zur Beruhigung von Tripa (Galle) angewendet. Sandelholzöl ist bitter und hat eine zusammenziehende Wirkung. Es sorgt für einen guten Teint und wird auch bei Blutungen angewendet. Es gilt als Tonikum für das Herz. Zudem kann es bei einem kalten Fußbad ins Wasser gegeben werden.

Walnussöl *(Juglans regia)*: Dieses Öl hat süßen Geschmack und wirkt etwas zusammenziehend. Zudem besitzt es die Wirkkräfte ölig und schwer. Es hat eine wärmende Wirkung und regt sowohl Tripa (Galle) als auch Peken (Schleim) an. Bei von Lung (Wind) ausgezehrtem Körper gilt es als förderlich. Die inneren Schichten der Walnussschalen werden als Haarwuchsmittel angewendet. Als allgemeines Öl zur Massage der Kopfhaut (z.B. bei Haarausfall) wird allerdings Aprikosenkernöl bevorzugt. Nach neueren Forschungen weist Walnussöl einen natürlichen Sonnenschutzfaktor auf.

Olivenöl *(Olea europaea)*: Olivenöl hat einen sehr nährenden Charakter. Die Blätter und die Rinde gelten als fiebersenkend, entzündungshemmend, Blutdruck regulierend, Blutzucker senkend und zusammenziehend. Hieraus leiten sich auch die Anwendungsgebiete ab: Hämorrhoiden, hoher Blutdruck, Diabetes, Fieber usw.; auch das Olivenöl hat adstringierende (zusammenziehende) Eigenschaften, weswegen es gut für die Narbenbildung und für die Spannung der Haut (Hauttonus) ist. Olivenöl empfiehlt sich für die Massage bei einem Übermaß von Tripa (Galle). Hierzu kann es noch zusätzlich mit kühlenden Substanzen wie Safran, Ringelblumenblüten, Löwenzahnblüten, Blüten von Färberdistel, Sandelholzpulver etc. angereichert werden. Da das Öl sehr nährend und schwer ist, kann man es eventuell auch bei einem kombinierten Übermaß von Tripa (Galle) und Lung (Wind) anwenden (dann Wind-(Lung)-reduzierende Substanzen zusätzlich beigeben). Es sollte hier aber nicht verschwiegen werden, dass weder der Olivenbaum noch das Olivenöl in den Texten der Tibetischen Medizin erwähnt werden.

Leinöl *(Linum usitassimum)*: Das Öl aus dem Leinsamen hat süßen und bitteren Geschmack. Es ist schwer, weich und warm an Wirkkräften und kann bei einem Übermaß von Lung (Wind) zur Anwendung kommen. Bei einem Übermaß von Tripa (Galle) und Peken (Schleim) sollte es allerdings mit Bedacht angewendet werden.

Sonnenblumenöl *(Helianthus annuus)*: Die Sonnenblume ist keine typische Heilpflanze der Tibetischen Medizin, wird aber in jüngerer Zeit häufiger als Öl eingesetzt. Das Sonnenblumenöl hat antineuralgische, Cholesterin-senkende, zusammenziehende, aufbauende und leicht fiebersenkende Eigenschaften. Im Sinne der Tibetischen Medizin wirkt die Pflanze also gegen ein Übermaß von Lung (Wind) sowie gegen ein leichtes Übermaß von Tripa (Galle). Zudem weist der Saft der Sonnenblume eine hustenlindernde Wirkung auf. In der Tibetischen Medizin wird das Sonnenblumenöl heutzutage als zweite Basis-Ölsorte neben dem Sesamöl verwendet (siehe Liste der Inhaltsstoffe Sorig-Massage-Öl).

Ingwer *(Zingiber officinale)*: Die Ingwerwurzel hat süßen und scharfen Geschmack sowie raue und heiße Wirkkräfte. Sie wird zur Wundheilung herangezogen, dient der Vermehrung der Hitze im Körper und steigert den Appetit. Generell dient Ingwer der Blutverdünnung, eine wild wachsende Unterart des Ingwer löst sogar bereits bestehende Blutgerinnsel auf. Im Allgemeinen wird Ingwer bei einem Übermaß von Lung (Wind) und Peken (Schleim) bzw. deren Kombination verwendet. Der Saft der Ingwerwurzel kann direkt auf die Reflexpunktke aufgetragen und einmassiert werden. Er wirkt stark anregend und durchblutungsfördernd. Wenn man Moxabustion auf den energetisch wirksamen Punkten anwendet, kann zur Wirkungsverstärkung eine etwa 3-4 mm dicke Scheibe Ingwer zwischen die Haut und die Beifuß-Moxe gelegt werden. Bei erhöhtem Peken (Schleim) kann Sesamöl mit Ingwer als Auszug zubereitet werden.

Myrobalan: Aus der Rinde und den Früchten der verschiedenen Myrobalanen-Bäume (Myrobalan chebula = Arura; Myrobalan bellerica = Barura; Myrobalan emblica = Kjurura) wird zwar kein Öl gepresst, dennoch sollen diese großen Heilpflanzen der Tibetischen Medizin hier aufgeführt werden, da aus ihren Früchten eine sehr wirksame Salbe bereitet werden kann (siehe medizinische Öle und Salben). Die Myrobalanen können bei einem Ungleichge-

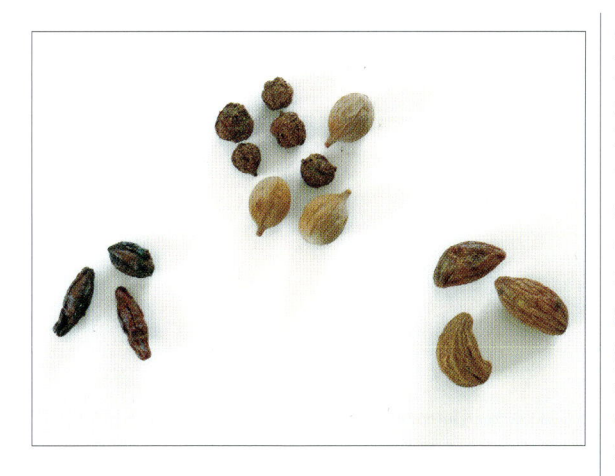

Früchte der Myrobalanen-Bäume

wicht aller drei körperlichen Energien angewendet werden, als Salbe dienen sie jedoch hauptsächlich der Beruhigung von Lung (Wind). Eine Mischung der drei Myrobalanen wirkt blutreinigend und leberstärkend (z.B. Padma-Heparten; siehe Bezugsverzeichnis). Diese Mischung wird auch als Vorbereitung zum tibetischen Mikro-Aderlass gegeben, um das mit Giften belastete Blut vom nicht-belasteten Blut zu trennen. Arura gilt als Allheilmittel der tibetischen Medizintradition. Unter anderem gilt er als nahrhaft, entfacht die Verdauungshitze, klärt die Lymphe und dient der Verlängerung des Lebens. Der Medizinbuddha wird auf allen Abbildungen mit einer Myrobalananblüte in seiner rechten Hand dargestellt.

Moschusmalve (*Abelmoschus moschatus = Hibiscus abelmoschus*): Die nierenförmigen Samen haben kühle und raue Wirkkraft. Man verwendet sie bei Hautkrankheiten und zur Reinigung der Lymphe.

Butter: In der Tibetischen Heilkunde wird teilweise direkt mit Butter massiert. Butter hat allerdings etwas kühlende und schwere Qualitäten, deshalb bevorzugt man das nachfolgend aufgeführte Ghee. Trotzdem wird Butter die Stärkung der Gedächtnisleistung sowie eine allgemein günstige Wirkung auf die Haut zugeschrieben. Generell gilt Butter als förderlich bei einem Übermaß der körperlichen Energie Lung (Wind). Leicht gesalzene Butter wird nach einer Moxabehandlung auf die entsprechende Körperstelle aufgetragen. (siehe Kapitel «Moxabustion»)

Ghee (geklärte Butter; sprich: *Ghih*): Ghee wird hergestellt indem man ungesalzene Butter für längere Zeit bei niederer bis mittlerer Temperatur leicht köchelt. Der an der Oberfläche anfallende Schaum wird abgenommen und verworfen. Vorsicht – nicht anbrennen lassen! Wenn alles Wasser aus der Butter sanft herausgekocht ist, wird der Rest der Flüssigkeit noch mindestens einmal durch ein feines Tuch abgesiebt, bis die Flüssigkeit klar ist. Dann haben Sie gemäß den tibetischen Texten «reines Ambrosia» in Händen. Im Idealfall kocht man Ghee aus der Butter des dzo, d.h. der Mischung von Kuh und Yak. Als zweitbeste Wahl gilt Butter aus der Milch der Kuh. Auch Schafsmilch u.a. können zur Herstellung von Ghee verwendet werden. Die Wirkqualitäten ändern sich dann aber natürlich dem jeweiligen Tier entsprechend. Übrigens wird Ghee gemäß der tibetischen Tradition auch aus Yoghurt hergestellt. Generell hat Ghee süßen Geschmack und warme Wirkkraft. Es kann zur leichten Vermehrung der allgemeinen Körperhitze angewendet werden. Ghee sorgt für mehr Körperstärke und erhöht die allgemeine Lebenserwartung. Es regt den Lymphfluss an und gilt als Aphrodisiakum. Der Körper und die Haut werden elastischer und behalten ihre Kompaktheit, die Verdauungskraft und der allgemeine Stoffwechsel werden angeregt. Es ist hervorragend zur Beruhigung der körperlichen Energie Lung (Wind). Nur während des Frühjahrs sollte Ghee eher mäßig angewendet werden. Im Gegensatz zu Butter sorgt Ghee nicht für die Vermehrung der Körperenergie Peken (Schleim). Es kann gegen akute Verstopfung, Erysipel (Wundrose) und Koliken eingesetzt werden. Zudem kann es als Grundlage für viele Rezepturen dienen. Zur innerlichen Einnahme sollte ausschließlich Ghee herangezogen werden, das beim Köcheln nicht angebrannt ist. Zur Massage kann notfalls auch das minderwertigere angebrannte Ghee genommen werden, besser ist zweifellos die nicht angebrannte Qualität.

Knochenmark: Das ausgekochte und eingedickte Mark sorgt für allgemeine Körperstärke und für eine Zunahme der körperlichen Energie Peken (Schleim) sowie des Körperfetts und des körpereigenen Knochenmarks. Es wird daher z.B. bei auszehrenden Erkrankungen, allgemeiner Schwäche usw. angewendet. Knochenmark hat süßen Geschmack und ölige, schwere und wärmende Wirkkräfte. Knochenmark

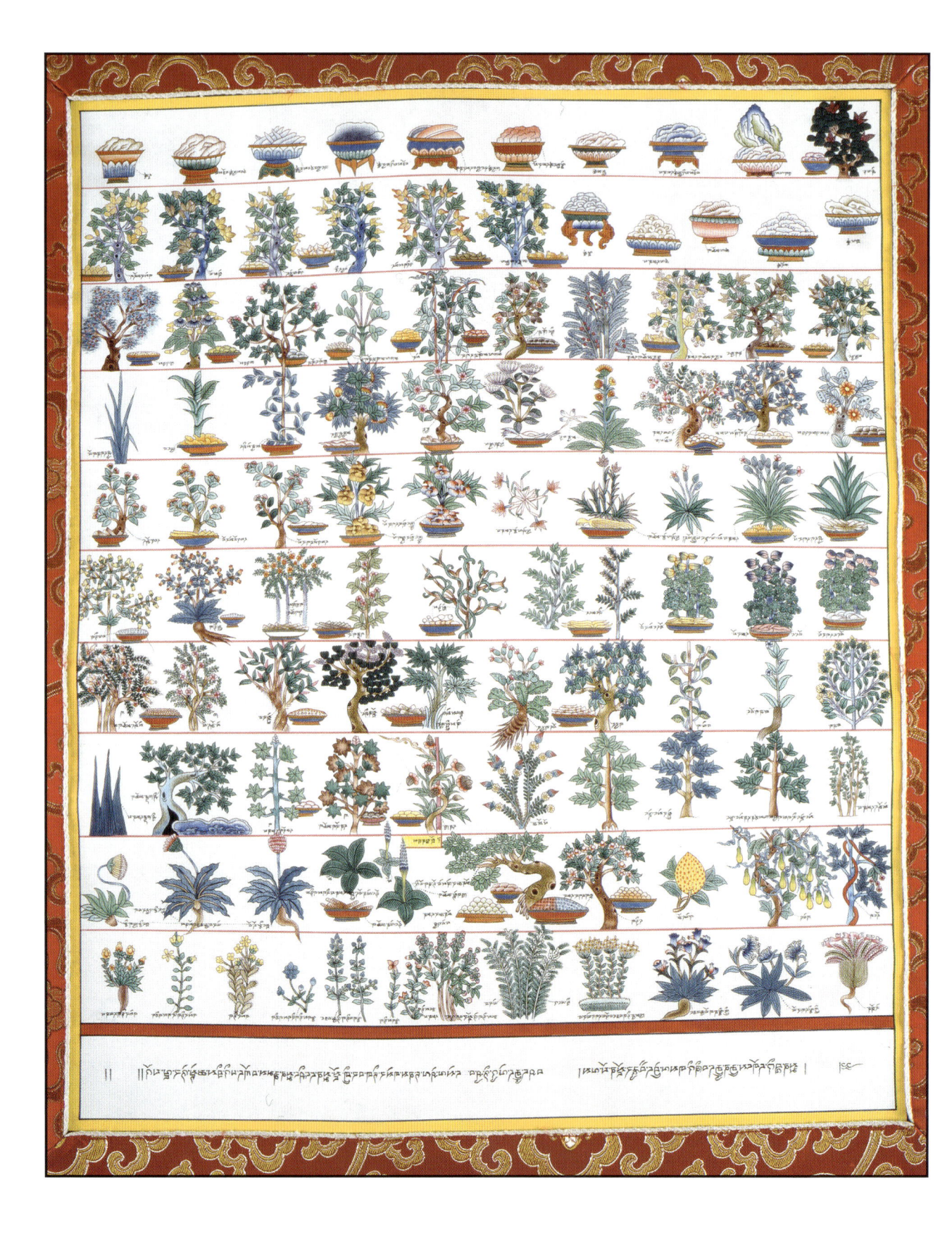

Thangka aus dem «Tantra der Erklärung» – «Materia Medica»

ist ausgesprochen günstig bei einem Übermaß an Lung (Wind). Aufgrund der leichteren Verfügbarkeit anderer Substanzen wie etwa der Öle usw. wird es allerdings meist eher innerlich in der Form von Suppe verwendet.

Schweineschmalz, Otterfett, Schafsfett und andere Fette tierischer Herkunft werden allgemein zur Kräftigung des Körpers, bei Verbrennungen, zur Wundheilung sowie zur leichteren Heilung von Knochenbrüchen genutzt. Sicherlich kommen diese Fette schon von alters her für spezifische Behandlungen zur Anwendung. Vor allem das Fett des Otters wird gerühmt zur Behebung von Nierenschwächen, Kopfschmerzen durch zu viel Spannung und Stress, dem unfreiwilligen Verlust des Samens zur Nachtzeit sowie zur Steigerung der Sexualkraft. Schweineschmalz scheint bei Verbrennungen eine schnellere Wundheilung zur Folge zu haben, was ja auch in der westlichen Naturheilkunde anerkannt ist. Allerdings werden die genannten Fette zur allgemeinen Massage auch innerhalb der Tibetischen Medizin sehr wenig angewendet.

Medizinische Öle und Salben (Rezepturen)

In der Tibetischen Medizin gibt es sehr viele Rezepturen für medizinische Öle, Salben und Pasten. Nachfolgend werden hiervon hauptsächlich Salben bzw. Pasten aufgeführt, die Sie auch auf relativ einfache Weise zu Hause zubereiten können. Die einzelnen Bestandteile können in einem Gewürzladen oder in der Apotheke frisch bezogen und dann im Mörser zerstoßen werden. Massageöle sind schwieriger in der Zubereitung und sollten möglichst fertig gekauft werden. Für Experimentierfreudige wird am Ende des Kapitels die Inhaltsliste eines bewährten tibetischen Massageöls angegeben. Wie bereits ausgeführt, bilden Sesamöl, Olivenöl und Ghee die besten Grundlagen für medizinische Zubereitungen. Es wird daher empfohlen, eine dieser Substanzen als Basis zu verwenden.

Salben für Probleme aufgrund eines Ungleichgewichts von Lung (Wind)

Um eine leichte **Grundmischung** herzustellen, nimmt man Ghee von 250 Gramm ungesalzener Butter und mischt dies mit dem Pulver von zwei großen, fein zerstoßenen Muskatnüssen sowie 10 Gramm zermahlenen weißen Kümmelsamen. Verreiben Sie diese Mischung so lange, bis eine Paste entsteht oder fügen Sie die Bestandteile dem noch flüssigen Ghee am Ende des Köchelns bei. Die Paste kann bei jedem Ungleichgewicht von Lung (Wind) eingesetzt und auch großflächig aufgetragen werden.

Eine **weitere Grundmischung** wird aus zwei Teelöffeln Ghee und einem halben Teelöffel pulverisierter Muskatnuss hergestellt. Diese Paste ist sehr stark. Wenn Sie eine etwas leichtere Mischung brauchen, können Sie bis zu vier Teelöffeln Ghee verwenden. Auch hier die Mischung so lange verreiben, bis eine Paste entsteht bzw. direkt beim Köcheln von Ghee hinzufügen.

Die beschriebenen Grundsalben können Sie bei Kopfschmerzen aufgrund hoher Anspannung, bei verspannter Muskulatur, Schwindelgefühl, Schlaflosigkeit, Herzrasen und bei allgemeiner Unruhe anwenden.

Variation I

Eine Variation dieser «Anti-Stress-Salbe» können Sie durch das Hinzufügen eines Teelöffels gerösteten Gerstenmehls zur Grundmischung erreichen. Bei dieser Mischung werden vor allem die Indikationen Ruhelosigkeit, Verspannung und Verkrampfung genannt. Zur Zubereitung des Gerstenmehls werden getrocknete Gerstenkörner angeröstet und dann fein vermahlen.

Variation II

Eine weitere Variation der Grundmischung aus Muskat und Ghee besteht im Hinzufügen eines Teelöffels pulverisierten Anissamens. Auch diese Mischung wird wieder zu einer feinen Paste verrieben. Als Indikationen dieser Salbe gelten Depressionen, Anspannung und neurotische Zustände. Bei Angstzuständen und Psychosen wird zudem etwas Asa foetida («Teufelsdreck» = Stinkasant) in die Salbe mit eingearbeitet.

Variation III

Der Ghee-Muskat-Mischung wird bei dieser Variante frisch zermahlene Moschuskörner der Moschusmalve zugegeben. Das Verhältnis beträgt ein gestrichener Teelöffel Ghee auf eine Messerspitze (bzw. eine Prise) Moschuskörner. Die Hauptindikation dieser Salbe wird mit Schlaflosigkeit angegeben.Die Salbe kann auch bei Hautkrankheiten versucht werden.

Variation IV

Der Grundmischung aus Muskat und Ghee wird in diesem Falle noch ein Viertel Teelöffel fein geriebenes Pulver der Gewürznelke beigemischt. Auch diese Mischung dient einer allgemeinen Beruhigung der Körperenergie Lung (Wind) bzw. des Herz-Windes (z.B. bei Herzrasen, Schlaflosigkeit etc.).

Grundrezeptur Salbe bei Übermaß von Lung (Wind)

Hier wird dem Ghee eine Mischung der pulverisierten Früchte der drei Myrobalanenbäume (siehe: Anwendung der Öle und Fette) im Verhältnis drei Esslöffel Myrobalanen zu zehn Esslöffeln Ghee beigemischt. Sollten nicht alle drei Sorten vorrätig sein, kann auch eine einzelne Sorte der Früchte (vorrangig Arura = Myrobalan chebula) angewendet werden. In diesem Fall sollte die Mischung etwa ein Esslöffel Myrobalan zu drei Esslöffeln Ghee betragen. Die Indikationen dieser Mischung leiten sich aus einem Übermaß von Lung (Wind) ab, also allgemeine Unruhe, Stress, Schlaflosigkeit, Herzklopfen, evtl. Bluthochdruck, Verkrampfung, Schwindel, Ohrgeräusche u.a.

Augensalbe

Vermischen Sie einen Teelöffel pulverisierten Anissamen mit zwei Teelöffeln Ghee und verreiben Sie diese Mischung zu einer Paste. Dieser Salbe werden die Indikationen schlechtes Sehen aufgrund des Alters und/oder müder Augen sowie allgemeine Augenschmerzen zugeordnet. Die Salbe wird nun keinesfalls auf die Augen gegeben, sondern sie wird in die vorher mit warmem Wasser angewärmten Fußsohlen einmassiert. Die Fußmassage darf ruhig etwas kräftiger sein, am meisten wird der Punkt in der Mitte der Fußsohlen massiert. Traditionellerweise wird die Salbe dann mit dem Pulver aus Gerstenmehl oder Kichererbsen abgerieben, und die Füße werden nach einigen Minuten Pause auf einen auf heißen Kohlen oder im Feuer erhitzten Stein aufgestellt. Theoretisch können Sie für die anschließende Wärmebehandlung jede Wärmequelle verwenden. Wenn Sie einen Kachelofen haben, können Sie es mit den warmen Kacheln probieren oder nehmen einem erhitzten Ziegelstein. Notfalls könnte man auch eine Wärmflasche verwenden.

Eine Variation dieser Salbe wird mit Schweinefett und Kümmel hergestellt.

Gichtsalbe

Je ein Teelöffel schwarzer und weißer Sesamsamen werden gemahlen und in die zwanzigfache Menge frisches Wasser gegeben. Die Mischung solange leicht köcheln lassen, bis eine feine Paste entsteht. Diese Salbe kann man direkt auf die betroffenen Gebiete auftragen. Eine Variation besteht in der Vermischung der gemahlenen Sesamsamen mit Ghee.

Psoriasis-Salbe / Entzündungen der Haut

Die nachfolgenden Rezepturen sind wahrscheinlich eher für Apotheker interessant, soll aber aufgrund der Häufigkeit dieser Erkrankung aufgeführt werden. Stockmalve (Althaea rosea / Malva verticillata = Quirlblättrige Malve) wird mit dem vorher entgifteten Mineral Realgar und Kuhurin vermischt und zu einer Paste verrieben. Kuhurin dient in der Tibetischen Medizin zur Entgiftung toxischer Bestandteile mancher Heilmittel. Obwohl die Eigenurintherapie in der Tibetischen Medizin nur für Ärzte, die ohne entsprechende Vorbereitungen in Epidemiegebiete reisen müssen, zur Immunmodulation beschrieben wird, könnten hier durchaus Bezüge zur (innerlichen und äußerlichen) Eigenurintherapie bei Hautkrankheiten hergestellt werden.

Eine Salbe für Entzündungen der Haut, Hautirritationen etc. kann auch aus Ghee und Honig (im Verhältnis 2:1) hergestellt werden. Die beiden

Komponenten werden in einem lauwarmem Wasserbad verrührt. Wenn die Mischung erkaltet, kann es sein, dass sich die Komponenten wieder voneinander trennen. Honig hat eine ausgesprochen heilende Wirkung auf die Haut. Er gilt als anti-bakteriell und entzündungshemmend. Man sollte Honig niemals stark erhitzen, da er sonst seine heilenden Eigenschaften verliert. Wenn Honig gekocht und innerlich eingenommen wird, gilt er als sehr schädlich.

In einer anderen Rezeptur wird schwarzer, entgifteter Schwefel mit den Früchten von Terminalia belerica (Myrobalanenbaum) vermischt. Bei entzündlichen und schmerzhaften Hauterkrankungen kann eine Mischung aus Butter mit der sog. Garuda-5-Vermischung (Acorus calamus = Kalmuswurzel, Moschus, Terminalia chebula = Myrobalanfrucht, entgiftetes Aconitum = Eisenhutwurzel, Saussurea lappa = Alpenscharte) angewendet werden. Es muss hier aber darauf hingewiesen werden, dass Eisenhut unter Naturschutz steht und äußerst giftig ist! Auch natürlicher Moschus ist aufgrund des Artenschutzes nicht mehr erhältlich. Außerdem kann auch der Russ aus einem Kamin, der nur mit Holz befeuert wird, bei Hauterkrankungen angewendet werden. Alle Salben werden jedoch generell nur zusätzlich angewendet, denn im Allgemeinen werden Hautprobleme in der Tibetischen Medizin als ein inneres Problem betrachtet und dementsprechend auch mit der Verabreichung von innerlich einzunehmenden Kräutervermischungen behandelt.

Schönheitscremes

Mischen Sie einen halben Teelöffel pulverisierten Schwarzkümmel, einen halben Teelöffel pulverisierten Kreuzkümmel, einen halben Teelöffel pulverisierten Senfsamen mit vier Teelöffeln Milch und vier Teelöffeln Sesamöl. Verreiben Sie diese Mischung, bis eine feine, cremeartige Paste entsteht. Diese Salbe kann sowohl spezifisch bei kleinen schwarzen Pickeln, bei kleineren Entfärbungen der Haut sowie als allgemeine Schönheitscreme für eine guten Teint angewendet werden. In vielen Haut- und Schönheitscremes der Tibetischen Medizin werden Bienenwachs, Honig oder auch Melasse verwendet. So gibt es z.B. sehr einfache Salben nur mit den beiden Bestandteilen Honig und Färberkrapp. In der SO-RIG-*Schönheitscreme* des Tibetan Medical and Astrological Institute (TMAI) in Dharamsala werden u.a. die Bestandteile Sandelholzöl, Sonnenblumenöl, Rosenöl, Bienenwachs und eine Wildspargelsorte (Asparagus racemosus) vermischt. Die «Anti-Falten-Creme» des gleichen Instituts beinhaltet neben Sesamöl und Sonnenblumenöl auch Pflanzen wie Granatapfel, Berberitze, Gelbwurz sowie Aprikosenkerne. Auch Buttermilch kommt recht häufig zur Anwendung.

Paste zur Behandlung von Abszessen

Auch diese Rezepturen dienen eher der Information als der Selbstmedikation. So wird bei dieser Paste Sandelholz (Rinde) mit Berberitze (gelbe Mittelschicht der Rinde; Früchte) und Honig vermischt und auf den Abszess aufgetragen. Zudem sollte diese äußere Anwendung durch die Einnahme innerer Arzneien verstärkt werden. Eine verstärkte Variante der Abszesssalbe wird übrigens laut alten Texten aus getrocknetem, angebratenem Taubenmist und Milch hergestellt.

Salbe für akute Schmerzzustände

Nehmen Sie einen Teelöffel getrocknete, pulverisierte Ingwerwurzel und vermischen diese mit zwei Teelöffeln Ghee. Diese Salbe wirkt laut der Tibetischen Medizin sehr hilfreich bei akuten Schmerzzuständen der Gelenke. Zudem wird diese Salbenmischung bei starken Verspannungen im Nackenbereich angewendet. Hier wird sie nicht nur direkt auf die Schmerzpunkte gegeben, sondern zudem auch auf die Schläfen aufgetragen.

Massageöl

Im Gegensatz zur relativ leichten Herstellung von einfachen Salben ist der Aufwand zur Herstellung von komplexen Massageölen recht hoch. Es ist deshalb wesentlich einfacher, sich fertige Massageöle guter Qualität zu kaufen. Allerdings können einfache Öl-Rezepturen sehr leicht selbst zubereitet werden. Wie bereits im Kapitel «Anwendung der Öle und

Fette» beschrieben, verwendet die Tibetische Medizin meist Sesamöl als Basis.

Generell gibt es drei Möglichkeiten, Massageöle herzustellen:
1. als Mazerat (Auszug),
2. als Vermischung eines Absudes (Abkochung) verschiedener Pflanzen mit dem Öl, und
3. als leichte Abkochung verschiedener Inhaltsstoffe direkt im Öl.

1. Mazerat (Auszug): Das Öl wird in ein Glasbehältnis gegeben, und die gesäuberten und zerkleinerten Inhaltsstoffe werden dann direkt dazu gegeben. Die Inhaltsstoffe können bei einem Mazerat getrocknet oder frisch sein, die Tibetische Medizin verwendet jedoch fast ausschließlich getrocknete Pflanzenanteile. Kühlende Substanzen werden generell an schattigen Plätzen gesammelt und auch im Schatten getrocknet, und wärmende Substanzen werden an möglichst sonnigen Plätzen gesammelt und auch direkt in der Sonne getrocknet. Nachdem die Pflanzenanteile mit dem Öl vermischt sind, wird der Glasbehälter mit einem Korken verschlossen. Bei erwärmenden Ölen (also z.B. Sesamöl oder Senföl mit einer Mischung wärmender Substanzen) wird das Glasbehältnis dann (im Idealfall) einen Monat lang in die Sonne gestellt. Abends wird die Mischung leicht im Uhrzeigersinn durchbewegt. Bei kühlenden Ölen (z.B. Kokosöl mit einer Mischung kühlender Substanzen) wird das Glasbehältnis einen Mondumlauf (28 Tage) in das Mondlicht gestellt und entsprechend morgens leicht im Uhrzeigersinn durchbewegt. Während des Tages kommt das Öl an einen kühlen und dunklen Platz. Am Ende des Monats wird das Öl abgesiebt.
2. Absud mit Öl: Bei dieser Methode werden die Inhaltsstoffe zuerst über längere Zeit sanft in Wasser geköchelt und dann mehrmals abgesiebt. Danach wird diese Abkochung mit dem Öl vermischt und nochmals sanft geköchelt. Manchmal wird auch noch eine zweite Substanz wie Milch, Fett, Ghee o.ä. beim Köcheln beigemischt. Man sagt, dass beim richtigen Kochen eines medizinischen Öls viel Schaum an der Oberfläche entsteht.
3. Abkochung direkt in Öl: Hier werden die Inhaltsstoffe über längere Zeit (traditionell über mehrere Tage) direkt im Öl sanft geköchelt; das Öl hierbei nie zum Sieden bringen! Dies geschieht am besten in einem Tonbehälter. Am Ende wird auch hier das Öl abgesiebt und in Glasbehälter gegeben.

Nach diesen drei Methoden können generell alle Massageöle hergestellt werden. In der Regel verwendet die Tibetische Medizin die zweite und die dritte Methode mit getrockneten Inhaltsstoffen, das Verhältnis ist dann etwa 30 – 50 Gramm getrocknete Kräuter auf einen Liter Öl. Bei frischen Kräutern ist das Verhältnis etwa 100 ml Öl auf 30 Gramm Kräuter.

Wie bereits im Kapitel «Öle» kurz beschrieben wurde, können einfache Massageöle relativ leicht selbst zubereitet werden, z.B.
– Sesamöl (oder Sonnenblumenöl) mit Nelkenpulver, pulverisierten Anissamen, Muskatpulver für ein Übermaß von Lung (Wind),
– Sesamöl mit Granatapfelsamen (Vorsicht! stark färbend), Ingwer und evtl. Zimt für ein Übermaß von Peken (Schleim), und
– Sesamöl (oder Olivenöl) mit den Blüten von Löwenzahn, Ringelblumen, Färberdistel, Sandelholzpulver und einer guten Prise Safran bei einem Übermaß von Tripa (Galle).

Wenn Sie spezifische, komplexe Öle selbst herstellen wollen, ist es unbedingt erforderlich, sich eingehend sowohl mit der tibetischen Pharmakologie als auch mit der tibetischen Materia Medica auseinander zu setzen. Die folgende Rezeptur entspricht zum größten Teil dem Massageöl des Men-Tsee-Khang (medizinisches Institut des Dalai Lama in Dharamsala; siehe Bezugsverzeichnis). Zu den Indikationen hierfür zählen vor allem stressorientierte Symptome, also ein Übermaß der körperlichen Energie Lung (Wind). Zudem sorgt es für einen guten Muskeltonus, regeneriert die Hautzellen, regt die Durchblutung an und sorgt für ein besseres Gedächtnis.

Inhaltsstoffe des Massageöls:
– Sesamöl
– Sonnenblumenöl
– Kümmel
– Gelbwurz
– Kardamom (größerer und kleinerer)
– Muskatnuss
– Ingwer

- Gewürznelken
- Kalmus
- Mondsame (Tinospora cordifolia)
- Tarant
- Lagotisgras
- Cremanthodium

Eine weitere klassische Rezeptur für ein *Massageöl gegen ein Übermaß der körperlichen Energie Lung (Wind)* ist «Aquilaria 31». Es entspricht der Rezeptur der bereits genannten Räucherstäbchen «Agar 31» (LungPoe; siehe Bezugsverzeichnis), einem höchst wirksamen Mittel gegen allgemeine Verspannungen, Stress, Depressionen, Rückenschmerzen, Schwindelgefühl, Ohrensausen, Trockenheit des Mundes und der Zunge, schlechte Durchblutung des Gehirns, Schmerzen im oberen Bereich des Körpers u.a. Der Aquilaria-Baum (Adlerholz bzw. Aloeholz) heißt im Sanskrit «agaru» (wörtlich: «nicht schwer»). Er dient in der Tibetischen Medizin als sanftes Beruhigungsmittel (Sedativum). Als Basis für diese Rezeptur dient das Adlerholz-Öl. Es finden sich u.a. die folgenden Inhaltsstoffe darin:

- Adlerholz (Öl + äußere Rinde)
- Früchte der drei verschiedenen Myrobalanenbäume
- Muskatnuss
- Zimt
- Safran
- Größerer und kleinerer Kardamom
- Gewürznelken
- Bambusmark
- Früchte des Malabar-Nussbaums (Adhatoda vasica)
- Mesua ferrea
- Kalmuswurzel
- Wald-Brombeere (Stängel)
- Sal-Baum (Shorea robusta)
- Gelbes Flohkraut (Pulicaria insignis)
- Süßklee (Hedychium)
- Mondsame (Tinospora cordifolia)
- Alpenscharte (Saussurea lappa)
- Granatapfelsamen
- Wilde Wucherblume (Chrysanthemum tatsiense)
- Picrorrhiza-Gras
- Weißer Sandelholzbaum (Rinde)
- Roter Sandelholzbaum (Rinde)
- Tarant

Es ist natürlich meist viel zu schwierig, sich alle diese Inhaltsstoffe in guter Qualität zu besorgen und hieraus dann ein medizinisches Öl zu bereiten. Allerdings ist es interessant zu betrachten, welche auch in unseren Breiten beheimatete Pflanzen hierbei angewendet werden bzw. welche auch bei uns in der Küche angewendeten Gewürze sehr wirksam gegen die oben genannten Symptome sind. Aus diesen Gewürzen kann dann z.B. auch ein einfacheres Öl hergestellt werden. Außerdem wirken die Gewürze natürlich auch beim Zubereiten von Speisen. Zudem wurde bereits beschrieben, dass einige dieser Gewürze (z.B. Gewürznelke, Muskatnuss) mit Ghee zu einer Paste vermischt und dann als Massagepasten an den entsprechenden Reflexpunkten bei einem Übermaß von Lung (Wind) aufgetragen werden können.

Weitere Rezepturen finden Sie u.a. auf folgenden Seiten:
- Seite 11 (Kräuterbad)
- Seite 13 (Rächermischungen)
- Seite 133 (Abkochung für unreines Blut)
- Seite 163 ff. (Stabilisierung der Chakras)

Massagepunkte der Wirbelsäule und des Körpers

Im folgenden Kapitel werden die allgemeinen Körperbereiche, die entsprechenden Wirbel sowie die energetisch wirksamen Körperpunkte bei einem Ungleichgewicht der jeweilgen körperlichen Energien Lung (Wind), Tripa (Galle) oder Peken (Schleim) erläutert. Die Massage erfolgt immer entsprechend der Indikation, d.h. handelt es sich zum Beispiel um ein spezielles Problem im Zusammenhang mit Lung (Wind), so wird auch nur der entsprechende Bereich von Lung (Wind) behandelt. Sollten weitere Ungleichgewichte anderer Körperenergien hinzukommen, dann werden zusätzlich auch diese speziellen Punkte, Wirbel oder Zonen mitbehandelt. Die Punkte bei kombinierten Ungleichgewichten mehrerer körperlicher Energien werden dann üblicherweise nacheinander massiert.

Die **Punkte am Kopf** werden eher sanft massiert. Man versucht hier möglichst das geometrisches Muster eines Mandalas (wörtlich: «die Existenz schützende Umgebung»; häufig der Grundriss zu einer komplexen Meditation innerhalb der tantrischen Yoga-Praxis) zu bilden, d.h. man massiert zuerst den mittleren Punkt und dann die hiermit in Verbindung stehenden vier Punkte (z.B. bei den Inneren und Äußeren Toren zuerst den Scheitelpunkt, dann die äußeren Punkte). Sollten noch Elemente-Verbindungen der Punkte bestehen (wie z.B. bei den Punkten für den solaren und den lunaren Kanal am Kopf), so wird ausgleichend auf die Elemente gearbeitet, also zuerst Mitte – dann Wasser – dann Feuer – dann Erde – dann Luft. Meist findet man am Kopf übergeordnete Punkte für die körperlichen Energien, so dass diese häufig in Behandlungen einbezogen werden können.

Für die **Punkte an der Wirbelsäule** gilt allgemein, dass direkt auf den Wirbeln (d.h. auf den Dornfortsätzen) nur sehr leicht massiert werden darf und die Punkte links und rechts der Wirbelsäule dann entsprechend stärker massiert werden. Bei Osteoporose ist die Massage der Wirbel absolut kontraindiziert! Manche tibetischen Ärzte variieren die Punkte auf der Wirbelsäule und behandeln hier direkt unterhalb des Dornfortsatzes. Bei beiden Variationen beginnt man immer mit dem mittleren Punkt und massiert erst dann auf den äußeren Punkten. Diese liegen im Allgemeinen ein tsön (1 ½ bis 2 Querfinger) links und rechts des mittleren Hauptpunktes. Zudem sind gleichzeitige Kombinationsmassagen aller drei Punkte mit Zeige-, Mittel- und Ringfinger oder eine gleichzeitige Kombination der beiden Punkte links und rechts der Wirbelsäule mit den beiden Daumen möglich.

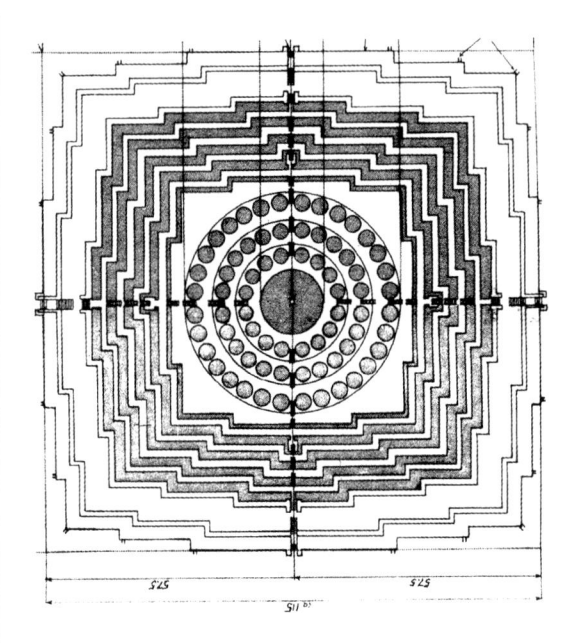

Der Grundriss des Borobudur-Tempels als Beispiel einer Mandala-Struktur

An der **Körpervorderseite** gelten ähnliche Regeln. Auch hier wird (z.B. auf dem Brustbein) nur sehr vorsichtig massiert. Bei den Punkten im Bauchbereich werden zuerst die mittleren Punkte massiert und von hier ausgehend dann die jeweils weiter seitlich gelegenen Massagepunkte behandelt. Sollte die Möglichkeit bestehen, in der Punkt-Kombination eine geometrische Mandala-Struktur aufzubauen, so sollte diese eingesetzt werden.

Wie bereits beschrieben, wird als traditionelle Maßeinheit ein «tsön» verwendet. Dieses Maß entspricht dem vordersten Daumenglied des Patienten bzw. ungefähr eineinhalb bis zwei Querfingern (Fingerbreiten).

Bei einem Ungleichgewicht der Körperenergie Lung (Wind)

Im Folgenden werden die Punkte entsprechend der Hauptindikation bzw. dem Hauptzusammenhang mit einer der drei körperlichen Energien aufgezählt. Nicht alle Punkte können nur einer einzigen körperlichen Energie zugeordnet werden. Bei Lung-Punkten bzw. Peken-Punkten kann es durchaus sein, dass eine Entzündung im korrespondierenden Organ vorliegt, was eine Einordnung unter Tripa zur Folge hätte. Auch Tripa-Organe können z.B. chronisch erkrankt sein und dadurch zu Kälte neigen (was eine Einordnung unter Peken zur Folge hätte). Häufig kommt es auch auf die Gesamtzusammenhänge an, d.h. auch ein Punkt für Lung (Wind) kann eventuell bei einem Tripa-Übermaß sekundär mitbehandelt werden, um der Hitze die Stärke zu nehmen. Bei den einzelnen Punkten ist dies jeweils vermerkt.
Die Punkte sind jeweils mit L = Lung und einer Zahl gekennzeichnet.

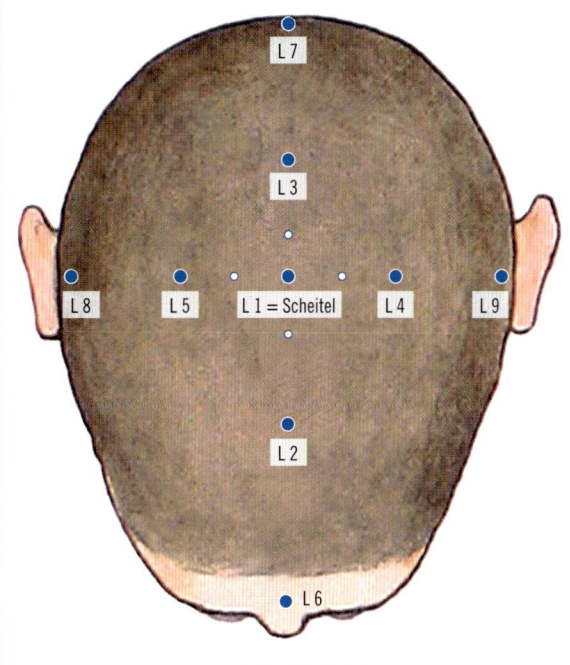

○ = 4 sekundäre Punkte

Lung Punkte 1 – 9

Scheitel (L 1) und hiermit direkt in Zusammenhang stehende Punkte

Alle in dieser Rubrik vorkommenden Punkte können generell bei einem Übermaß von Lung (Wind), bei mentalen Problemen, zur allgemeinen Regeneration und Stabilisierung der Kopfenergien, bei Erschöpfung sowie bei Kopfschmerzen angewendet werden.

Der Scheitelpunkt (L 1) wird «*das Tor von Brahma*» genannt. Es handelt sich um den obersten Punkt des Kopfes und man findet hier eine leichte Mulde. Meist fühlt man einen etwas spitzen Schmerz direkt auf dem Punkt. Traditionell wird dieser Punkt ausgemessen, indem man einen Faden von einer Ohrspitze über den Kopf zur anderen Ohrspitze und einen zweiten Faden von der Nasenspitze über den Kopf zum Hinterkopf (Mitte) legt – am überlappenden Punkt der beiden Fäden ist (meistens) der oberste Scheitelpunkt. Die Massage wird mit einigen Tropfen warmem Sesamöl ausgeführt. Sanftes Einreiben beruhigt vor allem den «lebenserhaltenden Wind» und ist empfehlenswert bei:

- *Schlaflosigkeit*
- *Schwindel*
- *Ohnmachtsanfällen*
- *Depressionen*
- *Erschöpfung durch geistige Überanstrengung*
- *Wirbelsäulenproblemen (insbesondere in Zusammenhang mit Lung = Wind)*
- *Angstzuständen, Panikattacken*
- *mentale Verwirrung bis zu Wahnvorstellungen*
- *Kopfschmerzen, Migräne*
- *Gedächtnisproblemen*

Der Scheitelpunkt steht im Zusammenhang mit der Zirbeldrüse (Epiphyse) – d.h. dem Bindeglied zwischen der geistigen Sphäre und der körperlichen Ebene. Da hier der Zentralkanal (siehe Kapitel «Energieräder» und Kapitel «Atemübungen») endet, können alle körperlichen Energien positiv beeinflusst werden. Es bestehen zudem Zusammenhänge zu den Kiefergelenken.

Im Zusammenhang hiermit stehen die vier Punkte am Kopf, die als **Innere Tore** bezeichnet werden und die jeweils zwei tsön (vier Querfinger) vor, hinter und seitlich des Scheitelpunktes liegen (**L 2**,

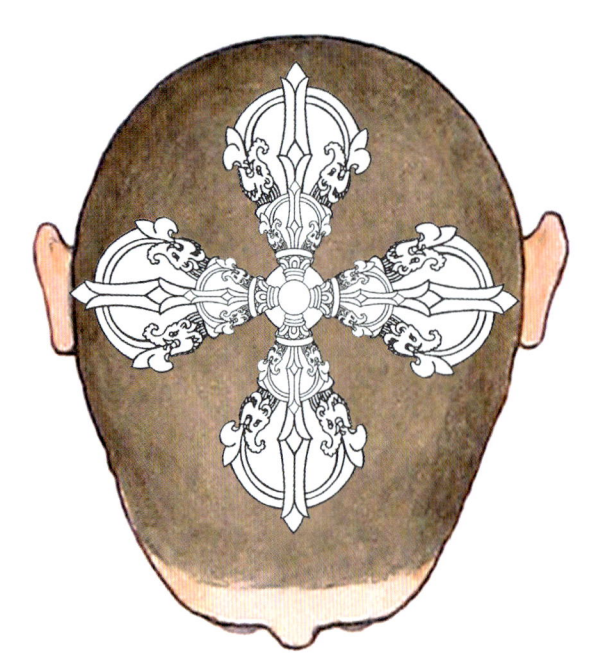

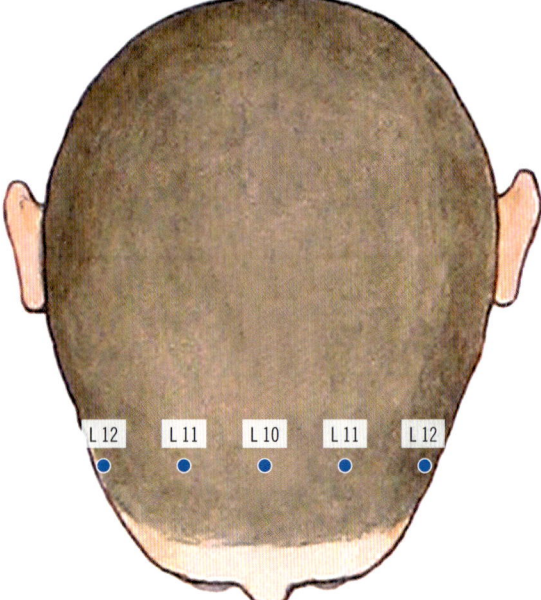

Doppel-Vajras *Lung Punkte 10, 11, 12*

L 3, L 4 und L 5). Diese Punkte befinden sich alle auf den Schädelnähten und sind leicht durch die kleine Grube, in der sie liegen, tastbar. Meistens werden diese Punkte zur unterstützenden Wirkung des Scheitelpunktes zusätzlich mitbehandelt.

Vier weitere Kopfpunkte im Zusammenhang mit dem Scheitelpunkt liegen jeweils ein tsön (ca. zwei Querfinger) vor, hinter, links und rechts des Scheitelpunktes. Diese vier Punkte können als weitere Differenzierungen der Inneren Tore betrachtet werden.

Weiterhin gibt es am Kopf die vier Punkte der sogenannten «**Äußeren Tore**»:
L 6 = zwischen den Augenbrauen auf dem «dritten Auge» (ca. zwei tsön unterhalb des Haaransatzes)
L 7 = genau gegenüber am Hinterkopf an der Schädelkante in der Grube; (siehe auch Tripa)
L 8 = oberhalb der rechten Ohrspitze
L 9 = oberhalb der linken Ohrspitze

Diese vier Punkte liegen alle auf einer horizontalen Linie und können leicht gefunden werden, indem man einen Faden horizontal um den Kopf legt. Als Indikationen für die Äußeren Tore gelten:

- *flankierende und unterstützende Wirkung des Scheitelpunktes und des Kopfchakras*
- *mentale Probleme, depressive Verstimmungen, Trauer, mental bedingte Herzprobleme*
- *allgemeine Probleme der körperlichen Energie Lung (Wind)*
- *unterstützende Wirkung auf die Sinnesorgane (insbesondere L 6 auf Augen und Nase z.B. bei allgemeinen Beschwerden der Nase und Nasenbluten; L 8 und L 9 auf die Ohren)*
- *Nierenprobleme*
- *Schwindelanfälle*
- *Kopfschmerzen (insbesondere L 8 und L 9 bei Kopfschmerzen durch Schulter-Nacken-Verspannung); Migräne*

L 10 / L 11 / L 12: Zwei tsön (vier Querfinger) vom vorderen Haaransatz (bzw. vier tsön = acht Querfinger vom mittleren Punkt der Stirn) in Richtung des Scheitels befindet sich der **Punkt der vorderen Fontanelle (L 10)**. Im Zusammenhang mit diesem Punkt stehen die Kopfpunkte jeweils ein tsön (zwei Querfinger) und zwei tsön (vier Querfinger) links (L 11) und rechts (L 12) hiervon. Die Indikationen für diese Punkte sind:

Massagepunkte der Wirbelsäule und des Körpers

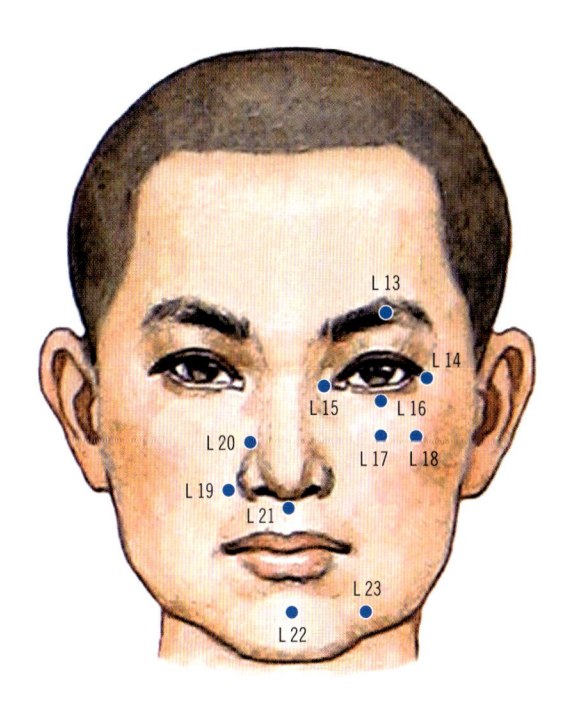

Lung Punkte 13 – 23

- generelles Übermaß der körperlichen Energie Lung (Wind)
- Kopfschmerzen, Migräne
- mentale Probleme (Depressionen, Verwirrung)
- Schwindel, Ohnmacht
- Erschöpfung durch geistige Überanstrengung

Vorderer Gesichtsbereich

L 13: Auf der linken und rechten Seite in der Mitte der Augenbrauen direkt auf dem Schädelknochen befinden sich zwei Massagepunkte, die bei folgenden Lung- bzw. Tripa-Störungen bzw. kombinierten Lung-Tripa-Problemen massiert werden: *Bluthochdruck, Kopfschmerzen, Leberprobleme (evtl. Gelbfärbung des Augenweiß und der Haut), Nasenbluten*; (siehe auch unter Tripa)

L 14: Am äußeren Augenwinkel befinden sich auf beiden Seiten zwei Massagepunkte, die bei *müden und geröteten Augen infolge langer Autofahrten oder langem Arbeiten vor dem Computer etc.* behandelt werden. Beide Punkte haben zudem *Bezug zum Gehirn* und können auch bei *mangelnder Gedächtnisleistung* massiert werden.

L 15: Die Punkte an den inneren Augenwinkeln werden bei *Trockenheit der Augen sowie ermüdeten Augen* behandelt.

L 16: Am unteren Rand der Augenhöhle (mittig) etwa ein Querfinger (½ tsön) direkt auf der oberen Kante des Jochbeins befinden sich links und rechts zwei Massagepunkte (L 16) zur Behandlung *bei schlechtem Sehen (Kurz- und Weitsichtigkeit) sowie bei Problemen des Nervensystems im Gesichtsbereich (Lähmungen, Zuckungen)*. Sekundär werden die Punkte bei *Erkältungserkrankungen, grippalem Infekt* etc. angewendet, um der Entzündung die Stärke zu nehmen; (siehe auch bei Tripa).

L 17: Jeweils ein tsön (zwei Querfinger; mittig) unterhalb der Augenmitte am unteren Rand der Jochbeinkante findet man die beiden Massagepunkte L 17 zur sekundären Behandlung *bei akuten Entzündungen der Nasennebenhöhlen und der Ohrgänge* (siehe auch bei Tripa; bei chronischem Geschehen siehe auch Peken).

L 18: Einen Querfinger weiter nach außen (ausgehend von Punkt L 17) in Richtung der Ohren befinden sich zwei weitere Punkte (L 18) mit gleicher Indikation. Die Punkte L 16, L 17 und L 18 werden meist gemeinsam (auch gleichzeitig) behandelt.

L 19 / L 20: Weitere Punkte, die bei *Gesichtslähmungen, Schmerzen der Gesichtsnerven und generellen Problemen der Nase (z.B. ständig laufende Nase)* behandelt werden, befinden sich am links und rechts unteren Rand der Nasenhöhle (L 19) und am Rand der oberen Einkerbung des Nasenflügels (links und rechts; L 20) (bei chronischem Geschehen siehe auch Peken).

L 21: Ein wichtiger Notfallpunkt im Gesichtsbereich befindet sich genau unterhalb der Nase am Übergang zum Oberkiefer. Dieser Punkt ist sehr hilfreich bei *Ohnmachtsanfällen* (abwechselnd den Punkt drücken und die Hände einige Zentimeter in der Luft im Energiefeld des Ohnmächtigen über das Gesicht und den Kopf nach hinten streichen; sollten die Füße zugänglich sein, kann man zusätzlich die mittleren Punkte der Fußsohlen massieren). Der Punkt L 21 ist zudem hilfreich bei *Nervenlähmungen im Gesichtsbereich, epileptischen Anfällen und weiteren generellen Problemen der Körperenergie Lung (Wind) wie z.B. Herzrasen, Extrasystolen etc.*

L 22: Der Punkt in der Mitte im Grübchen, unterhalb der Unterlippe, wird bei Sprachproblemen (z.B.

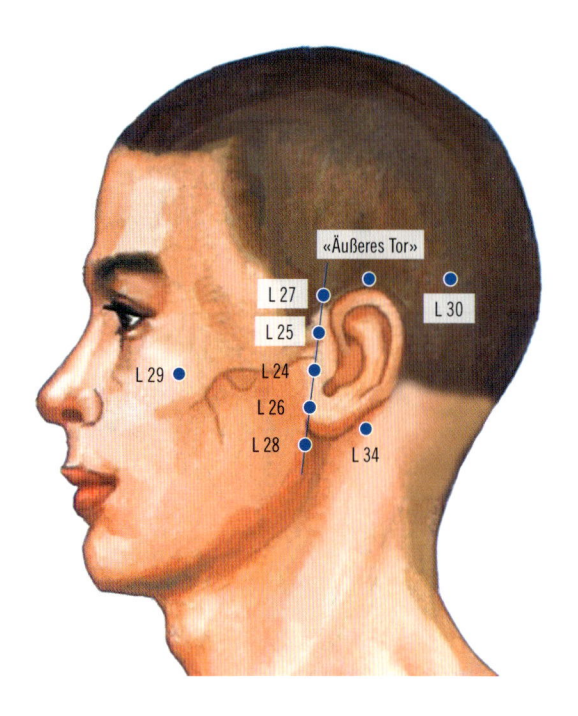

Abstand zwischen L 30 und «Äußerem Tor» =
zwei Fingerbreiten (1 tsön)
Abstand zwischen L 27 – L 25 – L 24 – L 26 – L 28
je eine Fingerbreite (½ tsön)

Seitlicher Kopfbereich Lung, Teil 1

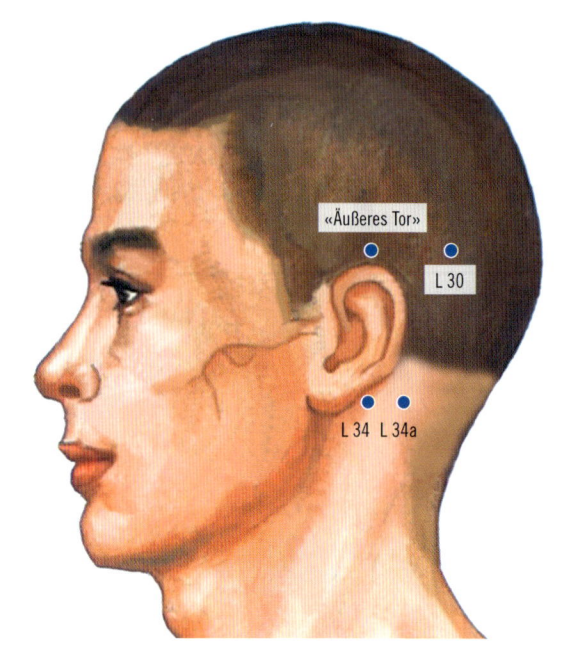

Seitlicher Kopfbereich Lung, Teil 2

Stottern) massiert. Zudem soll dieser Punkt auch auf das *Gehirn* einwirken (z.B. bei Problemen mit der *Gedächtnisleistung*). (siehe auch Peken)

L 23: Die beiden Punkte liegen jeweils zwei tsön (4 Querfinger) parallel links und rechts des Grübchens am Unterkiefer und können *bei akuten Zahnschmerzen* behandelt werden. Diese beiden Punkte liegen direkt auf Arterien in einer leichten Vertiefung. (siehe auch Tripa)

Seitlicher Kopfbereich

Massage der gesamten *Ohren* mit einigen Tropfen angewärmtem Sesamöl. Eventuell können auch einige Tropfen direkt ins Ohr eingeträufelt und leicht einmassiert werden. Empfehlenswert bei *Schlaflosigkeit*. Als vorbereitende Maßnahme vor einer Massage kann ein mit warmem Sesamöl getränkter Wattebausch in die Ohren gegeben werden, um diese zu schließen und für mehr Ruhe und Stabilität zu sorgen.

L 24 / L 25 / L 26 / L 27 / L 28: Die nächsten fünf Massagepunkte liegen alle auf einer senkrechten Linie. Am äußeren Gehörgang direkt auf dem Knorpel in Richtung des Gesichtes (Tragus) befindet sich auf der linken und rechten Seite je ein Ohrpunkt (L 24), der bei *psychischen Problemen wie depressiven Tendenzen* etc. behandelt wird. Der Punkt L 25 liegt einen Querfinger oberhalb von L 24, genau an bzw. vor (gesichtswärts) der Berührungsstelle der Ohrmuschel mit dem Gesicht. Der Punkt L 26 liegt wiederum einen Querfinger unterhalb L 24. Die Indikationen dieser drei Punkte sind allgemeine *Ohrenschmerzen, Taubheit, evtl. Entzündungen im Ohrenbereich (vor allem chronischer Natur), psychische Probleme sowie Probleme der Sinnesorgane (insbesondere Mund und Ohren) nach Unfällen, Traumata etc., Tinnitus, Nasenbluten* (vor allem L 26) sowie evtl. *Schulterprobleme*. Der vierte Punkt (L 27) auf dieser Linie liegt einen Querfinger oberhalb von L 25 und wird bei *Migräne und Spannungskopfschmerzen* angewendet. Der fünfte Punkt (L 28) liegt wiederum einen Querfinger unterhalb von Punkt L 26 am unteren Ende des Ohrläppchens auf dem Kiefergelenk. Dieser Punkt hat vielfältige Indikationen, z.B. *Ohrenschmerzen, Zahnschmerzen, schlechtes Sehen (bedingt durch höheres Lebensalter), Spannungen im Kiefergelenk, ungleicher «Zahnbiss»*. Das Kiefergelenk hat weitreichende Auswirkungen auf den Innendruck aller Gelenke des Körpers.

L 29: Der nächste Massagepunkt im seitlichen Kopfbereich (L 29) liegt ca. 1 ½ tsön (ca. 3 Querfinger) horizontal, gesichtswärts vor Punkt L 24. Er wird bei generellen *Problemen der Ohren, der Augen und bei Kopfschmerzen* sowie bei *Entzündungen im Ohrbereich* massiert; (entspricht T 6).

L 30: Die beiden Massagepunkte auf der rechten und linken Kopfseite (L 30) jeweils ein tsön (2 Querfinger) parallel neben den Punkten der Äußeren Tore L 8 und L 9 in Richtung Hinterhaupt werden bei *Nervenstörungen des Gehirns und der Wirbelsäule* sowie bei *schmerzender Nackenmuskulatur* massiert.

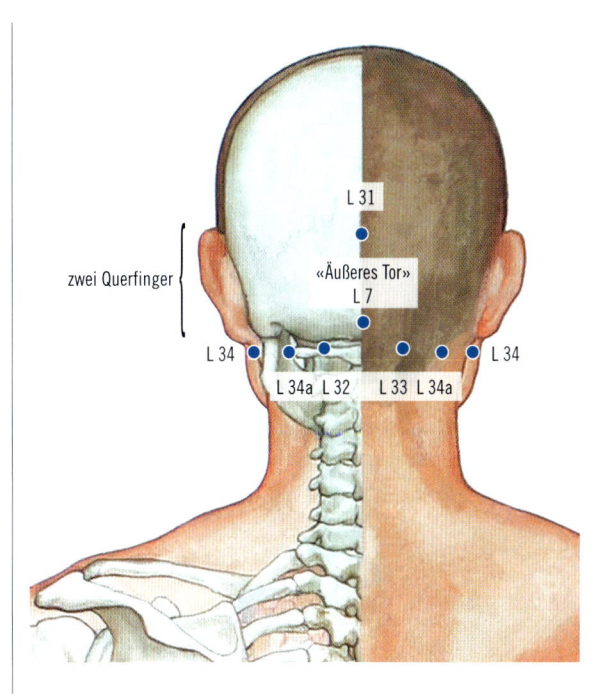

Hinterkopf, Lung-Punkte

Hinterkopf und Nackenbereich

Leichte Massagen im gesamten Hinterhaupt- und Nackenbereich wirken allgemein lösend bei einem Ungleichgewicht der Körperenergie Lung (Wind). Es ist hierbei darauf zu achten, dass die Streichungen in Richtung der Schultern nach unten und nicht in Richtung des Kopfes durchgeführt werden. Da sich im Nackenbereich häufig die vom Kopfbereich nach unten abgeleiteten Gifte etc. sowie auch die nach oben strebende Mischung von Wind (Lung) und Galle (Tripa; in diesem Fall die Differenzierung «Blut») sammeln, können hier sehr viele Gifte und Ablagerungen gelöst werden (deshalb bietet sich dieser Bereich auch für das nasse Schröpfen zur allgemeinen Entgiftung sowie der Entstauung des Kopfbereiches an); (siehe auch Tripa).

L 31: Neben dem bereits beschriebenen Punkt des «Äußeren Tores» (L 7) an der Grube der Schädelkante am Hinterhaupt (Mitte) liegt ein tsön (zwei Querfinger) oberhalb hiervon (ebenfalls in der Mitte) der Massagepunkt L 31, der bei *«Reisekrankheit» (Seekrankheit), Schwindel und starken Kopfschmerzen* massiert wird. Dieser Punkt *reguliert die Körperenergie Lung (Wind) in der Milz* und gilt deswegen als ein *sekundärer Milzpunkt*.

Ein weiterer Massagepunkt (**L 32**) zur Harmonisierung der Milz auf der linken Hinterkopfseite liegt ein tsön (zwei Querfinger) seitlich des Punktes L 7 direkt an der Kante des Hinterhauptes. Dieser Punkt kann zudem bei *Bluthochdruck* sowie bei *Schlaflosigkeit* angewendet werden. Auf der rechten Kopfseite gilt die gleiche Punktlokalisation (ein tsön rechts von L 7) als *sekundärer Punkt für die Lungen* (**L 33**).

Der Massagepunkt **L 34** direkt auf dem Warzenfortsatz (Processus mastoideus = Mastoid) hinter dem Ohr am Hinterhaupt wird bei *Tinnitus*, generellen *Problemen der Ohren* sowie bei *Spannungskopfschmerzen* angewendet.

Den Punkt L **34a** findet man direkt an der Kante des Hinterhauptes ein tsön (ca. zwei Querfinger) waagerecht zum Punkt L 34 (am Ohrläppchen). Er kann bei *Torticollis (Schiefhals), Tinnitus* sowie bei *altersbedingten Sehstörungen* massiert werden.

Wirbelsäule

Atlas = Erster Halswirbel (L 35)

Fehlstellungen dieses Wirbels sind relativ häufig und können zu Störungen der körperlichen Energie *Lung (Wind)* führen, aber auch ein Übermaß von Lung (Wind) kann diesen Wirbel aus seiner korrekten Stellung «herausziehen». Der Wirbel hängt mit der Hirnanhangdrüse (Hypophyse) und der Zirbeldrüse (Epiphyse) zusammen und ist von großer Bedeutung für das gesamte *Nerven- und Hormonsystem*. Er gilt als eine Schaltstelle für das Neuro-Vegetativum. Zudem findet man häufig Zusammenhänge der Fehlstellungen von Atlas und Kiefergelenken; deshalb sollte dieser Wirbel immer vorher in seine korrekte Stellung gebracht werden, bevor man die Zähne abschleift, um den sogenannten «Zahnbiss» anzugleichen. Ein weiterer Zusammenhang besteht zu den Ilio-Sakral-Gelenken – auch hier sieht man häufig eine in die gleiche Richtung zeigende Fehlstellung wie jene des ersten Halswirbels.

Vierter Halswirbel (L 36)

Ein Massagepunkt, der sich durch die äußeren, weißen Energiebahnen (siehe entsprechende Kapitel) ergibt. Man massiert direkt auf dem Dornfortsatz (Processus spinosus) sowie ein tsön links und rechts hiervon; *Indikationen: Bluthochdruck, Übermaß von Lung (Wind) mit emotionalen Schwankungen depressiver Natur.*

«Geheime Wind-Punkte»
(5., 6., 7. Halswirbel) = L 37, L 38, L 39

Diese Punkte befinden sich auf den Dornfortsätzen des 5., 6. und 7. Halswirbels sowie etwa 1 tsön (zwei Fingerbreiten) links und rechts hiervon; *der 7. Halswirbel gilt als «Sitz von Lung»* (Wind) (L 39) und stellt eine überragende Möglichkeit dar, auf alle Störungen dieser Körperenergie einzuwirken; der siebte Halswirbel («Prominens») steht etwas hervor und bewegt sich bei der Beugung des Kopfes; er ist deshalb leicht zu erkennen; *Indikationen: generell* bei *Lung-Störungen* (z.B. *Gedächtnisschwäche, Nervenzuckungen und Tremor; Taubheitsgefühle und Lähmungserscheinungen im oberen Körperbereich; Frieren/Frösteln, steifer Nacken; Schlafstörungen; Sprachverlust aufgrund von Lung; starkes Herzrasen, Atembeschwerden; nervöse Störungen des Magens bis hin zu Anorexie); auch Schulterbeschwerden sowie Dysfunktion der Schilddrüse und/oder Nebenschilddrüse (evtl. Osteoporose)* können (vor allem) über den 7. Halswirbel behandelt werden; die tibetische Aufzählung der Wirbel fängt hier an, der siebte Halswirbel gilt in der Tibetischen Medizin als «erster Wirbel».

Bereich der Äußeren Oberarme (L 40)

Massagen in diesem Bereich gelten als *allgemein ausgleichend bei einem Übermaß der körperlichen Energie Lung (Wind).*

Dritter Brustwirbel (L 41)

Steht in Zusammenhang mit den **Lungen** und wird bei *Störungen der körperlichen Energie Lung (Wind)* angewendet; diese Probleme können durch ein *zu stark vorhandenes Lung* (Wind) in den Lungen auftreten und sich entweder als ein *«leeres» Gefühl* oder auch als *Schmerz* bemerkbar machen. Mit diesem Punkt können hauptsächlich die hinteren Lungenanteile (sog. «Mutter-Anteile») günstig beeinflusst werden. In der Tibetischen Medizin werden jeweils fünf Mutter-Anteile der Lungen (hinter dem Herzen liegend) und fünf Sohn-Anteile der Lungen (vor dem Herzen liegend) unterschieden. Man sagt, dass ein Mensch zwar ohne die Mutter-Anteile der Lungen überleben kann, nicht aber ohne die Sohn-Anteile. Die Massage erfolgt direkt auf dem Dornfortsatz des Wirbels sowie ein tsön links und rechts hiervon; evtl. auch in Kombination mit dem viertem Brustwirbel.

Vierter Brustwirbel (L 42)

Er steht in Zusammenhang mit den sogenannten «Sohn-Anteilen» der **Lungen**, d.h. den vorderen Lungenbereichen; hier werden Probleme der Lungen behandelt, die einer Kombination von Lung (Wind) und Peken (Schleim) entsprechen (z.B. *festsitzende Erkältungen mit viel zähem Schleim [Mucus] in den Lungen*); Massagepunkte auf dem Dornfortsatz sowie jeweils ein tsön links und rechts hiervon; dieser Wirbel kann auch in Zusammenhang mit dem dritten Brustwirbel behandelt werden.

Fünfter Brustwirbel (L 43)

Der fünfte Brustwirbel steht im allgemeinen Zusammenhang mit der Körperenergie Lung (Wind) und wird auch bei Problemen mit der **Aorta** angewendet; es werden die Punkte auf dem Wirbel sowie jeweils ein tsön (zwei Fingerbreiten) seitlich hiervon behandelt; *allgemeine Lung-Indikationen wie Geschwätzigkeit, Schläfrigkeit, Gedächtnisschwäche, Trauer bis hin zu Depressionen; Delirium, Herzbeschwerden in Kombination mit Atemproblemen; Epilepsie; Wahnvorstellungen; Panikattacken*; dieser Wirbel wird auch *bei Ohnmacht bzw. Bewusstlosigkeit* angewendet; *auch bei kombinierten Lung-Peken-Störungen*; jeweils sanft die druckschmerzhaften Punkte massieren; beim Fasten kommt es allgemein zu einer Erhöhung der körperlichen Energie Lung (Wind) – eine Massage dieser Punkte kann zur Linderung beitragen; eventuell auch in Kombination mit dem sechsten Brustwirbel behandeln.

Sechster Brustwirbel (L 44)

Steht in Zusammenhang mit dem **Herz** und der Thymusdrüse; sanfte Massage hauptsächlich der Punkte jeweils ein tsön (zwei Fingerbreiten) links und rechts des Wirbels; ähnliche Indikationen wie unter L 43 (*Herzrasen, Herzbrennen, starke Kurzatmigkeit, Schlaflosigkeit, mentale Probleme; auch Immunsystem allgemein*); evtl. in Kombination mit dem fünften Brustwirbel behandeln.

Siebter Brustwirbel (L 45)

Er steht in Zusammenhang mit dem **Zwerchfell** und wird u.a. bei *Zwerchfell-Blockaden, Schmerzen im Bereich des unteren Brustkorbs, Schluckauf* behandelt; der Wirbel hat zudem Bezug zur **Leber** und wird daher auch im Zusammenhang mit dem achten Brustwirbel behandelt (gleiche Indikationen sowie *Brechreiz, Aufgeblähtheit im Oberbauch, schlechtes Sehen, generell Augenprobleme*); (siehe auch Tripa).

Zehnter Brustwirbel (L 46)

Der zehnte Brustwirbel steht in Verbindung zur **Milz** und zur **Bauchspeicheldrüse** (Pankreas). Auf dem Dornfortsatz sowie ein tsön links und rechts hiervon können Unregelmäßigkeiten aller drei körperlichen Energien behandelt werden, die mit dem Magen und der Milz in Zusammenhang stehen: *Hautprobleme (bei Lung-Übermaß raue und rissige Haut sowie rissige Lippen, bei Tripa-Übermaß entzündete Haut etc.), Probleme des Blutes (Tripa-Störungen), ständig wiederkehrende Erkältungen (Immunsystem), Blähungen, Schwierigkeiten beim Stuhlgang (harter Stuhl)*; (siehe auch Tripa und Peken)

Zwölfter Brustwirbel (L 47)

Steht im Zusammenhang mit den **Fortpflanzungsorganen** sowie dem «Reservoir der Reproduktiven Flüssigkeiten» (Eierstöcke, Hoden) und der Prostata. Die Mitte des Dornfortsatzes sowie ein tsön links und rechts hiervon werden bei *starker und häufiger Menstruation, kalten Störungen im Unterleib, Myome, Zysten im Unterleib, Ausfluss, Qualitätsstörungen des männlichen Samens sowie mentalen Lung-Störungen wie etwa geistiger Unruhe und Problemen mit der Merkfähigkeit und dem Gedächtnis* behandelt; (siehe auch Peken).

Lumbalregion
(= **Lendenwirbel**; L 48, L 49, L 50, L 51)

L 48: Der erste Lendenwirbel steht in Zusammenhang mit den **Nieren**, die Behandlung erfolgt insbesondere, wenn ein Übermaß der körperlichen Energie Lung (Wind) in den Nieren besteht; Massagepunkte auf dem Dornfortsatz bzw. 1 tsön (1 ½ bis 2 Fingerbreiten) links und rechts der Wirbelsäule; alle Indikationen in Zusammenhang mit den *Nieren (Nierenschmerzen, Kälte und/oder Schwäche der Nieren, Nierensteine, Ohrensausen, Hüftschmerzen, Schmerzen im Lendenbereich, häufiges Wasserlassen etc.)* und den Nebennieren (Hormonsystem/Immunsystem) sowie den reproduktiven Organen (*fehlende Libido oder fehlendes sexuelles Interesse*);

→ Vorsicht bei Moxa oder Akupunktur! Bei einem Mann dürfen bei diesem Wirbel nicht alle drei Punkte gleichzeitig gestochen oder gemoxt werden, da sonst Gefahr der Unfähigkeit zur Erektion besteht (Beziehung zu den Hoden).

L 49: Der zweite Lendenwirbel gilt als **allgemeiner Punkt der Inneren Organe**; *Indikationen: bei allen kalten Störungen unterhalb des Nabels, d.h. bei Übermaß von Lung und/oder Peken; zum Beispiel bei* ständigem Harndrang, unfreiwilligem Harnlassen, Vaginalmykosen, Unfruchtbarkeit sowie auch bei Brennen während des Wasserlassens (evtl. Kombination mit Tripa-Übermaß); diese Körperregion ist generell sehr anfällig für «kalte» Störungen, hier helfen als allgemeine Maßnahme auch warme Wickel sowie den unteren Rücken generell warm zu halten.

L 50: Der dritte Lendenwirbel wird bei allgemeinem Lung-Übermaß im **Dickdarm** (äußert sich z.B. als *Geräusche im Verdauungstrakt, Blähungen*) und des Unterleibes (z.B. *Erkrankungen der Geschlechtsorgane, Hämorrhoiden*) und bei *Erkrankungen des Dickdarms* (dann im Zusammenhang mit dem vierten Lendenwirbel = T 14) angewendet;

→ Vorsicht bei Moxa! – ausschließlich auf dem Dornfortsatz moxen, nicht unterhalb (Gefahr der Verletzung eines oberflächlich liegenden Blutgefäßes); (siehe auch Peken).

L 51: Der fünfte Lendenwirbel steht im Zusammenhang mit der **Harnblase** und der **Prostata** und kommt vor allem bei chronischen Erkrankungen im Zusammenhang mit Lung (und/oder Peken) zur Anwendung, d.h. *übermäßiger Harndrang, fehlender Harndrang, nächtlicher Harndrang, Inkontinenz, Prostatavergrößerung etc.*; die Punkte können auch bei *Störungen des weiblichen Zyklus* sowie bei *postnatalen Störungen von Lung (Wind)* angewendet werden; eventuell kann man die Punkte auf dem Dornfortsatz bzw. ein tsön links und rechts hiervon auch bei Entzündungen, behandeln um die Stärke der Entzündung zu mindern; (siehe Tripa).

Allgemein gilt: Unspezifische Massagen des Lumbalgebietes (Lendenbereiches) werden sanft und flächig von der Wirbelsäule nach außen und zum Abschluss nach unten in Richtung der Beine durchgeführt; bei punktuellen Massagen jeweils ein tsön links und rechts der Wirbelsäule massieren; direkt auf dem Wirbel nur sehr leicht massieren.

Kreuzbein/Steißbein (L 52, L 52a, L 53)

Diese Körperzone steht hauptsächlich mit dem «Abwärts-Treibenden Wind» (**thur-sel lung**) in Beziehung. Bei Störungen dieses Windes wird jeweils direkt auf den Dornfortsätzen der fünf miteinander verwachsenen Kreuzbeinwirbel sowie jeweils ein tsön links und rechts hiervon behandelt. Da auf diesen Wirbeln auch eventuelle Entzündungszustände behandelt werden können, sind die Punkte bei der Tripa-Zuordnung teilweise nochmals aufgeführt.

Der *erste Kreuzbeinwirbel* (L 52a) weist den spezifischen Zusammenhang mit den **Keimdrüsen** (insbesondere Spermienproduktion und -qualität sowie Eisprung) auf und wird bei *Blockierungen der Samenleiter, vorzeitiger Ejakulation, reduzierter Produktion der Spermien, Dysbalance der Menstruation (sowohl Schmerzen, das Ausbleiben der Regel als auch Unregelmäßigkeiten im Rhythmus) und bei Problemen der Prostata* behandelt.

Der *zweite Kreuzbeinwirbel* (L 52 a) wird vor allem bei einem Lung-Übermaß des Dickdarms behandelt, d.h. b*ei übermäßiger Gasbildung im Dickdarm, Wechsel von Verstopfung und Durchfall, Blut im Stuhl, Hämorrhoiden*. Zudem wird der Punkt behandelt bei: *Schmerzen im unteren Rücken, «abgeknicktes» Gehen (durch Schmerzen im Lendenwirbelbereich oder den Hüften), leichteren Lähmungserscheinungen in den Beinen, ständigem «Einschlafen» eines Beines (unbedingt fachärztliche Abklärung bezüglich eines Bandscheibenvorfalls), allgemeine Steifheit der Gliedmaßen, Lung-Störungen wie mentale Verwirrung etc., Atembeschwerden*. Er kann auch im Zusammenhang mit dem ersten Kreuzbeinwirbel behandelt werden. Auch bei *Tripa-Übermaß der Blase (Blasenentzündung; evtl. Blut im Urin) sowie chronischen Hitze-Zuständen (chronisches Fieber)* kann man diesen Punkt spezifisch massieren; (siehe Tripa).

L 52: Der *dritte Kreuzbeinwirbel* wird als das sogenannte «**Tor des Windes**» bezeichnet. Er bildet die Mitte des Kreuzbeins und steht ebenfalls im Zusammenhang mit dem abwärts-treibenden Wind sowie den männlichen und den weiblichen *Keimdrüsen*, (d.h. Massage bei *Schwierigkeiten beim Orgasmus oder der Ejakulation, Impotenz, Unfruchtbarkeit, vorzeitigem Samenerguss, Menstruationsbeschwerden* etc.) sowie *Problemen der Prostata*. Zudem ist die Mitte des Kreuzbeins eine überragende Zone, um die Körperenergie *Lung* (Wind) generell auszugleichen und kann auch bei Indikationen wie *mentalen Problemen, Schwierigkeiten beim Einschlafen (Durchschlafen), unruhigen Gedanken, Herzproblemen (sekundär)* bis hin zum *Sprachverlust oder Stottern (aufgrund von Wind-Störungen)* und *Atembeschwerden (sekundär)* angewendet werden. Auch die *Hüftgelenkspfanne* kann über diesen Punkt direkt beeinflusst werden.

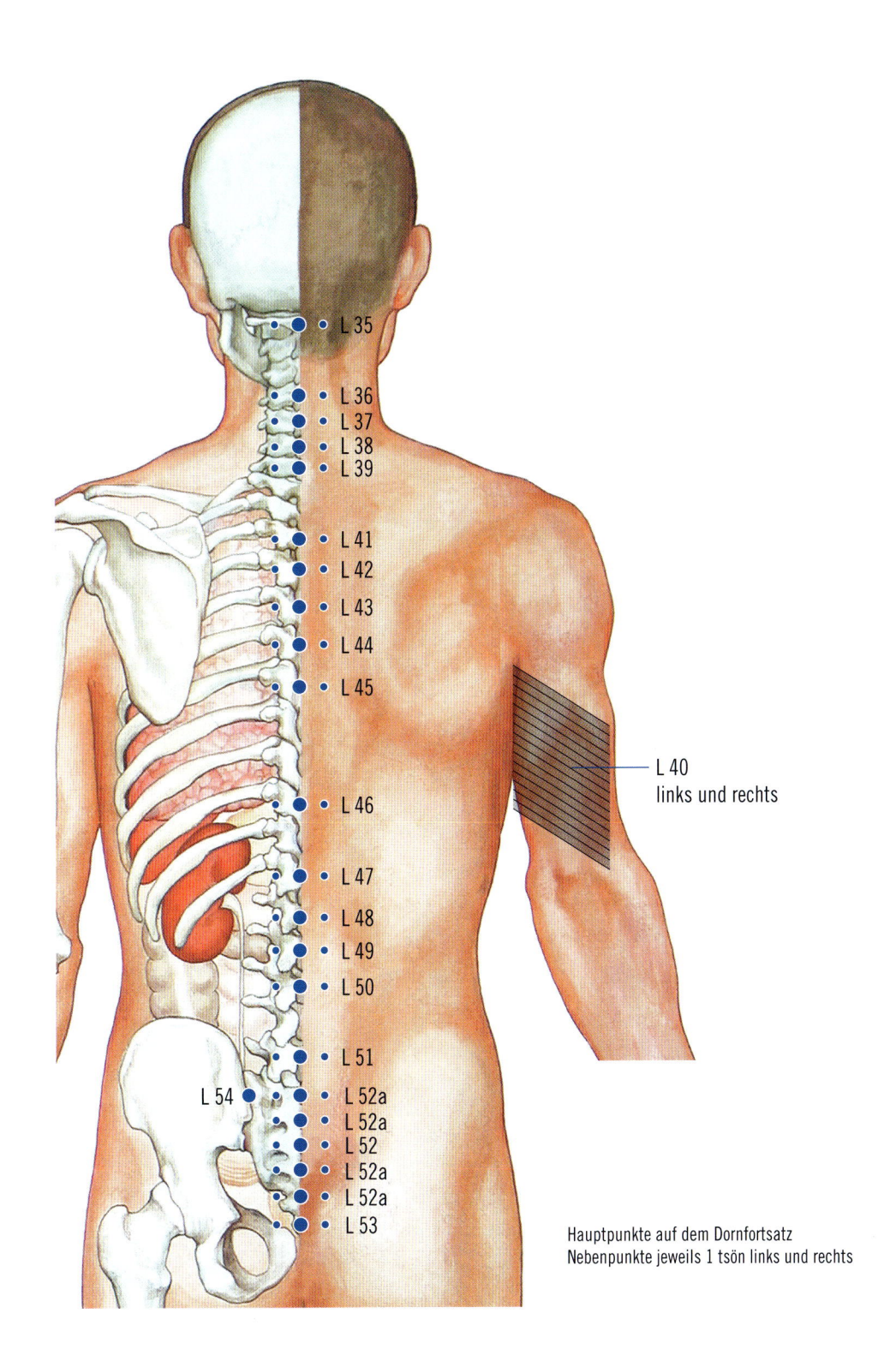

Massagepunkte der Wirbelsäule und des Körpers

L 35
L 36
L 37
L 38
L 39
L 41
L 42
L 43
L 44
L 45

L 40
links und rechts

L 46
L 47
L 48
L 49
L 50
L 51
L 54   L 52a
L 52a
L 52
L 52a
L 52a
L 53

Hauptpunkte auf dem Dornfortsatz
Nebenpunkte jeweils 1 tsön links und rechts

Wirbelsäulenpunkte für Lung (Wind)

Der *vierte Kreuzbeinwirbel* (**L 52a**) kann bei *Hämorrhoiden* sowie starken Störungen des abwärtstreibenden Windes, der zu Blockierungen der Ausscheidungsfunktionen (*Urinverhalten, Stuhlverhalten*) führt, massiert werden. Die Behandlung erfolgt im Zusammenhang mit dem zweiten und dem dritten Kreuzbeinwirbel. Auch chronische Fieberzustände können hier behandelt werden; (siehe Tripa).

Der *fünfte Kreuzbeinwirbel* (**L 52a**) wird bei *Schwellungen im Genitalbereich* sowie *Analprolaps* behandelt.

L 53: Eine sehr leichte punktuelle Massage des *Steißbeins* führt zur allgemeinen *Beruhigung von Lung* (Wind) und wird z.B. bei *Schlaflosigkeit* und zur allgemeinen *Aufrichtung der Wirbelsäule* sowie *Schmerzen im Lendenwirbelbereich* angewendet; bei *Einschlafstörungen* sollten deshalb als einfache allgemeine Maßnahme die Füße sowie das Kreuzbein mit einer Wärmflasche warmgehalten werden. Zudem steht das Steißbein mit den Keimdrüsen sekundär in Verbindung und kann deshalb auch gemeinsam mit dem dritten Kreuzbeinwirbel behandelt werden.

Kreuzbein-Darmbein-Gelenke
(Ilio-Sakral-Gelenke; L 54)

Leicht wahrzunehmen durch die leichten Grübchen links und rechts des Kreuzbeins; äußerst wichtige Punkte für die gesamte Statik der Wirbelsäule; punktuelle Massage *bei allgemeinen Störungen von Lung (Wind)*; spezielle Indikationen bei Ungleichgewicht des «abwärts-treibenden Windes» (z.B. *Unregelmäßigkeit der Monatsblutung, Ausfluss* u.a.) – dann im Zusammenhang mit den Kreuzbein-Steißbein-Punkten behandeln (L 52 und L 53). Obwohl diese beiden sogenannten straffen Gelenke nur einige Prozent an Beweglichkeit aufweisen, sind sie für die Statik der gesamten Wirbelsäule von elementarer Bedeutung. Häufig bestehen Blockierungen eines oder beider Gelenke, was dann zu einer Beckenfehlstellung und einer scheinbaren Beinlängendifferenz führt; steht auch im Zusammenhang zur Statik des ersten Halswirbels (Atlas).

Vorderseite des Körpers
(Brustraum und Bauchraum; VK 1 – VK 19)

Da sich auch in diesem Bereich häufig die Indikationen der drei körperlichen Energien überschneiden, sind die Massagepunkte vor allem unter dieser Rubrik eingeordnet. Zudem sind die entsprechenden Massagepunkte aus den Übersichts-Grafiken ersichtlich. Störungen, die mit der körperlichen Energie Tripa (Galle) und Peken (Schleim) in Zusammenhang stehen, sind entsprechend angegeben.

Schlüsselbein, Brustkorb und Brustbein
(Vorderseite des Körpers)

Die Punkte sind mit V = Vorderseite, K = Körper sowie einer Nummer gekennzeichnet.

VK 1: Die Punkte in der Mitte des **Schlüsselbeins** (Oberseite) werden bei *Asthma, trockenem Husten sowie Husten mit Auswurf* behandelt.

VK 2 / VK 3 / VK 4 / VK 5: Die Massagepunkte auf dem **Brustkorb** befinden sich ein tsön (zwei Querfinger) unterhalb der Mitte des Schlüsselbeins in einer senkrechten Linie mit der Brustwarze (VK 2) sowie wiederum ein tsön unterhalb dieses Punktes im Zwischenrippenraum (VK 3) auf der linken und der rechten Brustseite. Die linke Brustseite ist hierbei spezifischer für das **Herz**. Einen weiteren Punkt für das Herz findet man zwei tsön (vier Querfinger) oberhalb der linken Brustwarze (VK 4). Alle Punkte können generell für *Probleme im Herz- und Lungen-Bereich* angewendet werden. Die spezifischen Indikationen sind *Probleme des Herz-Windes sowie hiermit eventuell einhergehende mentale Probleme, (Niedergeschlagenheit, Verwirrung etc.), Herzrhythmus-Störungen, Herzrasen, Husten, Atembeschwerden*.

Drei weitere *sekundäre Herzpunkte* mit gleichen Indikationen befinden sich jeweils zwei tsön (vier Querfinger) links, rechts und unterhalb der linken Brustwarze (VK 5).

VK 6 / VK 7 / VK 8: *Der zentrale Punkt* für die **Leber** liegt am Ende der freien Rippe rechts (VK 6).

Ein weiterer Punkt befindet sich zwei Querfinger (ein tsön) weiter nach außen (VK 7). *Indikationen: alle Leberprobleme wie Schwellungen der Leber, saures*

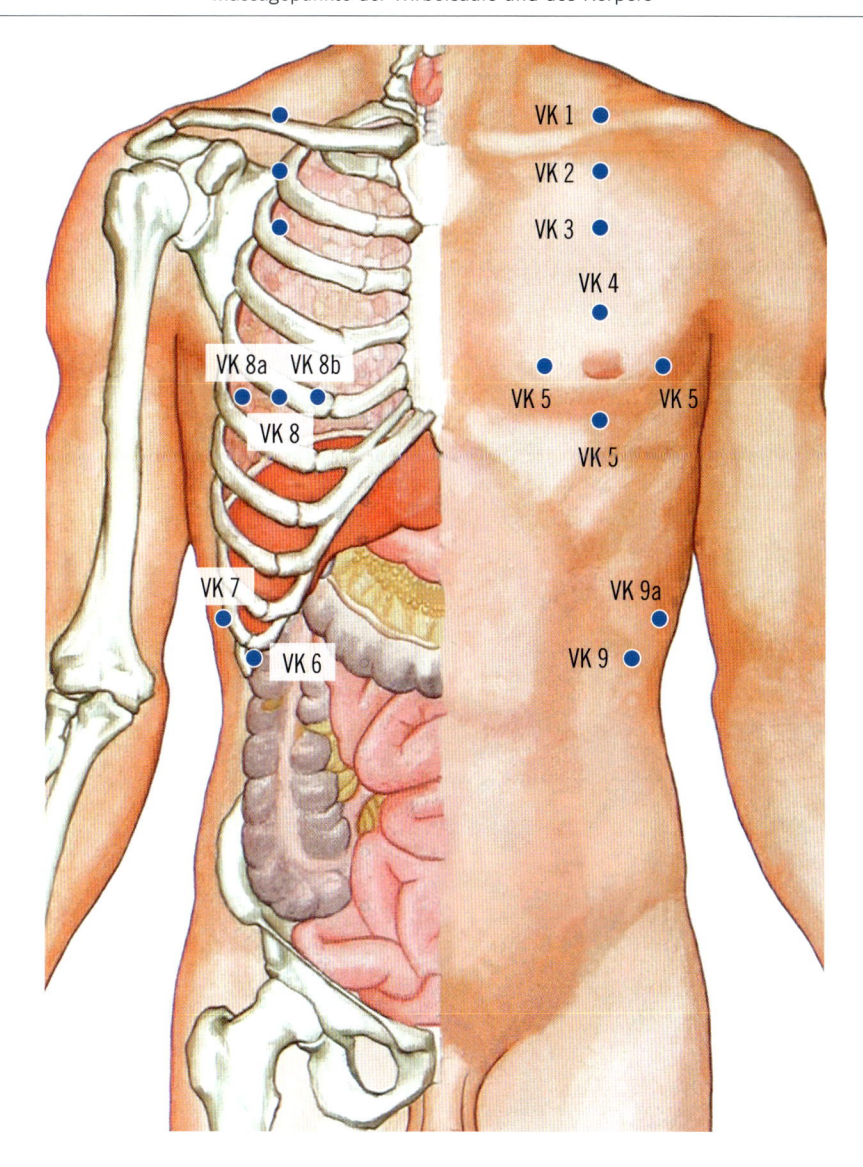

Vorderseite des Körpers – Teil 1

Aufstoßen, Aufblähungen des Bauchraums, Druck im rechten Oberbauch, aufgedunsenes Gesicht etc.

Auf der rechten Brustseite befinden sich ein tsön (ca. zwei Fingerbreiten) unterhalb der Brustwarze ein *sekundärer Punkt* der Leber (VK 8). Auch die Punkte jeweils ein tsön links und rechts dieses sekundären Punktes (VK 8a und VK 8b) können bei allen Leberleiden mitbehandelt werden.

VK 9: Auf der linken Körperseite befindet sich an der freien Rippe der zentrale Punkt für die **Milz**. Ein weiterer Punkt befindet sich auch hier ein tsön (zwei Querfinger) weiter nach außen (VK 9a). *Indikationen: Durchfall, Probleme bei der Blutbildung, Milzschwellung, Leberprobleme. Verdauungsstörungen, Immunsystem allgemein.*

Der Bereich des Brustbeins steht in **Zusammenhang mit dem Herzen und der Thymusdrüse**. Es ist ein sehr sensibler Bereich, daher sollte man nur sehr sanft (im Uhrzeigersinn) kreisend massieren (eher leicht flächig als punktuell). Die Punkte zur Behandlung befinden sich:

VK 10: an der Kante der oberen Vertiefung (Fossa jugularis) des Brustbeins; *Indikationen: Beschwerden beim Schlucken, Heiserkeit, Schluckauf, Herzrasen, sekundär auch bei emotionaler Unruhe.*

Massagepunkte der Wirbelsäule und des Körpers

- VK 10
- VK 11
- VK 12
- VK 13
- VK 14
- VK 15
- VK 15a

Hauptpunkte in der Mitte,
Nebenpunkte jeweils
1 tsön links und rechts

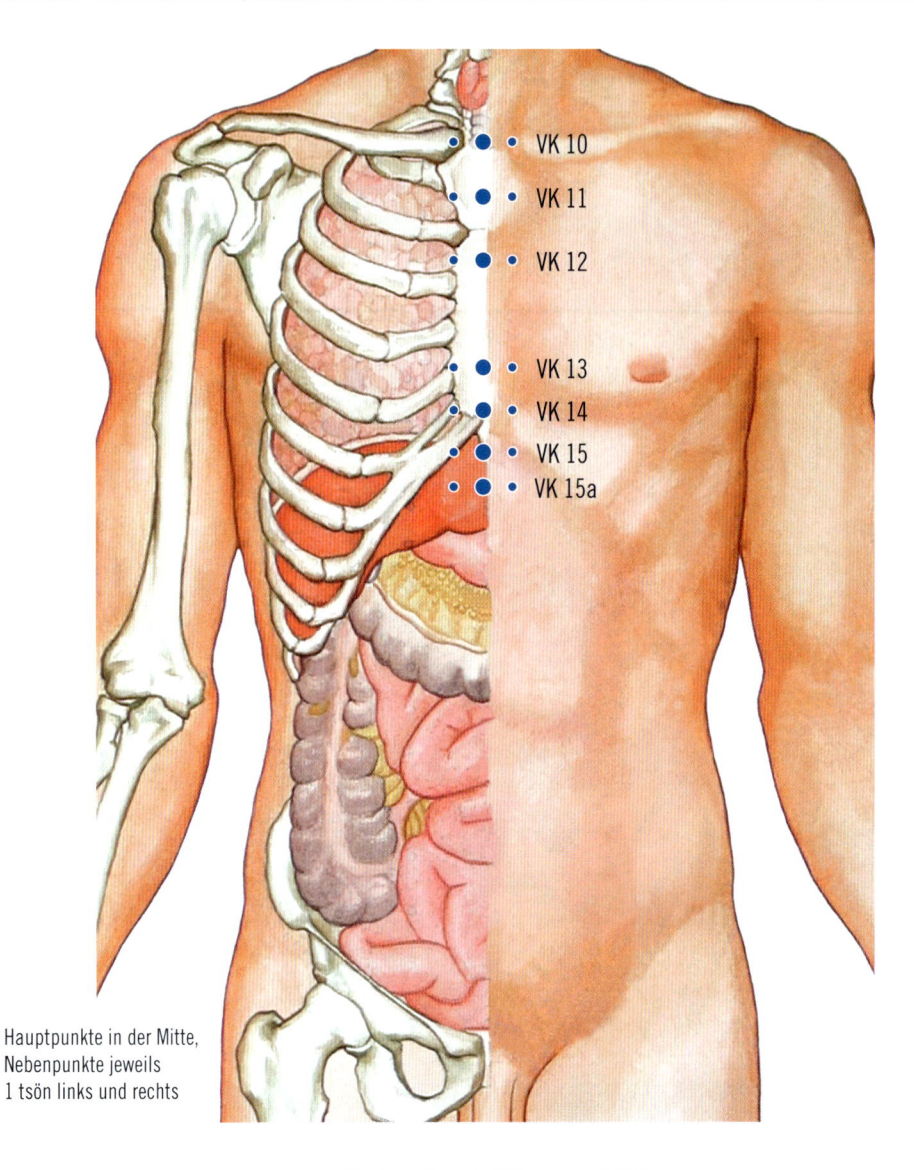

Vorderseite des Körpers – Teil 2

VK 11: Ein tsön unterhalb der Vertiefung sowie jeweils ein tsön links und rechts hiervon; *Indikationen: Atemnot und generell erschwertes Atmen; Entzündungen im oberen Lungenbereich; Husten;*

VK 12: wiederum ein tsön unterhalb dieses Punktes (sowie jeweils ein tsön links und rechts hiervon; *Indikationen: Husten mit Schleim, Atemnot, allgemeine Herzbeschwerden.*

VK 13: Genau in der Mitte des Brustbeins (exakt auf einer gedachten Linie zwischen den Brustwarzen sowie jeweils ein tsön links und rechts hiervon; *Indikationen: Herzrasen, Herzbrennen, Schlaflosigkeit, emotionale Unruhe, Depressionen, mentale Störungen, Immunsystem allgemein, leichtere Herzerkrankungen im Zusammenhang mit mangelnder Sauerstoffversorgung (siehe z.B. sogenannte Trommelschlegelfinger) – der Punkt führt zu einer Verbesserung der Blutversorgung des Herzens und zur Heilung eventueller Wunden am Herzen.*

VK 14: Am unteren Ende des Brustbeins etwa ein tsön (zwei Querfinger) oberhalb des unteren Endes des Schwertfortsatzes (Processus xiphoideus; sowie jeweils etwa ein tsön links und rechts hiervon); diese Punkte werden vor allem bei Problemen mit Peken

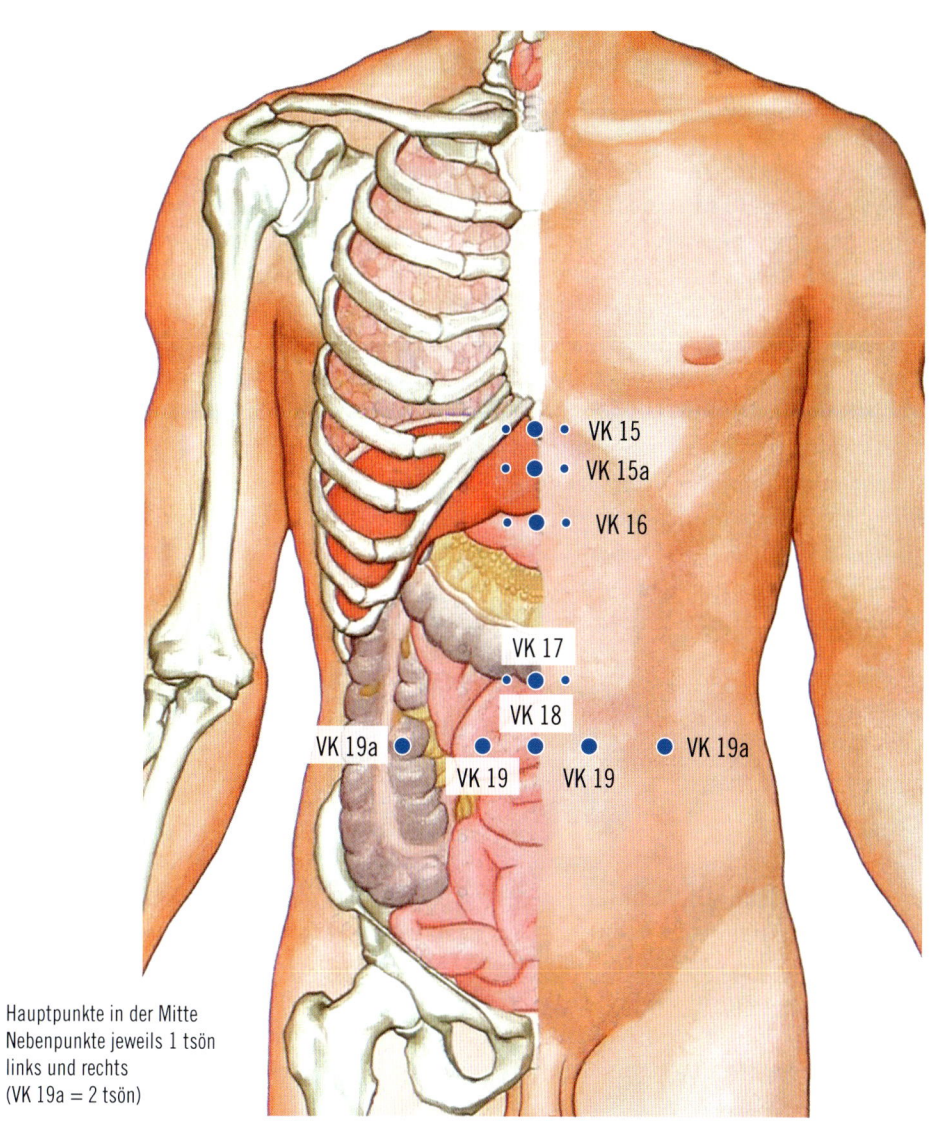

Hauptpunkte in der Mitte
Nebenpunkte jeweils 1 tsön
links und rechts
(VK 19a = 2 tsön)

Vorderseite des Körpers – Teil 3

(Schleim) behandelt. *Indikationen: Brennen hinter dem Brustbein, Atemprobleme, Sodbrennen, Aufstoßen von saurer Flüssigkeit, Völlegefühl im Magen.*

VK 15: Die Punkte am unteren Ende des Schwertfortsatzes sowie jeweils ein tsön links und rechts hiervon werden bei *Husten mit Auswurf, Beschwerden im Brustraum (wie etwa Druckgefühl), Schluckauf, Störungen im oberen Anteil des Magens (z.B. Aufstoßen, Räuspern von Schleim, verminderte Verdauungshitze, Sodbrennen durch Peken) sowie bei Erkältungskrankheiten* behandelt.

Die Punkte VK 15 sowie VK 15a (ein tsön unterhalb des Brustbeins) werden auch *bei Depressionen, bei ständiger emotionaler Verstimmung* oder *bei zu großer Härte gegen sich selbst* angewendet.

Sonnengeflecht (Magen); Vorderseite des Körpers; VK 15, VK 15a

VK 15 / VK 15a: Dieser Bereich überlappt sich mit dem unteren Anteil des Brustbeins und dehnt sich ungefähr ein tsön (zwei Querfinger) hiervon nach unten aus. Ein allgemeines Gebiet zur Beeinflussung von Lung-Störungen (hauptsächlich des sogenannten «wie-Feuer-ausgleichenden Windes») sowie von Peken-Störungen im oberen Magenbereich. Es werden meist die Punkte direkt am unteren Ende des Brustbeins (VK 15) sowie ein tsön unterhalb hiervon (VK 15a) sowie die Punkte jeweils ein tsön links und rechts hiervon behandelt; neben den weiter oben angeführten Behandlungsmöglichkeiten ergeben sich noch die folgenden *Indikationen: Verdauungsbeschwerden wie z.B. Sodbrennen, Blähungen, Durchfall, Gastritis, Nahrung fühlt sich an wie ein schwerer Klumpen;* im Uhrzeigersinn sanfte und kreisende flächige Bewegungen mit der ganzen Hand ausführen oder sanft punktuell massieren (zuerst mittlerer Punkt und dann je ein tsön links und rechts hiervon); diese Punkte werden auch bei *beginnenden Ulzerationen (u.U. auch bei Tumoren)* angewendet (dann in Verbindung mit dem Punkt VK 16; zwei tsön unterhalb des Brustbeins); (siehe auch bei Peken).

Verdauungspunkte und untere Bauchregion; Körper-Vorderseite; VK 16, VK 17, VK 18, VK 19

VK 16: Der erste Verdauungspunkt liegt zwei tsön unterhalb des Brustbeins und wird als «Geheimer Magenpunkt» bezeichnet. Er kann in Verbindung mit den beiden Punkten jeweils ein tsön links und rechts hiervon sowie mit dem «Sonnengeflecht» und dem nachfolgenden Punkt behandelt werden. Der Punkt ist besonders effektiv bei der Behandlung von *Ulzerationen und Tumoren im Magen, Dünndarm und Dickdarm.*

VK 17: Der zweite Verdauungspunkt liegt ein tsön oberhalb des Nabels direkt in der Mitte sowie jeweils etwa zwei Fingerbreiten (ein tsön) links und rechts hiervon. Alle genannten Punkte werden bei Verdauungsbeschwerden im Zusammenhang mit Lung (Wind) wie z.B. *Blähungen* oder Gefühlen der *Übelkeit* angewendet. Die Punkte können mit dem 11. Brustwirbel (T 13) kombiniert werden.

VK 18: Der Punkt genau im Nabel wird bei *Problemen der Gebärmutter (Myome, Zysten, Blutungen, Übermaß von Wind)* sowie bei Wind-Problemen des *Dickdarms wie etwa starken Durchfällen* behandelt. Dieser Punkt wird in den tibetischen Texten über Moxabustion auch bei *Ischiasbeschwerden* angewendet. Der Bauchnabel wird niemals akupunktiert!

VK 19 / VK 19a: Die «geheimen Dickdarm-Punkte» (VK 19) liegen jeweils ein tsön links und rechts des Bauchnabels. Sie werden meist mit den beiden Sekundärpunkten (VK 19a = zwei tsön links und rechts des Nabels) kombiniert. Als Indikationen gelten z.B. *Austrocknungen im Darmbereich, schmerzhafte Blähungen im Gebiet der genannten Punkte, Darmgeräusche, Blockierungen des «abwärtstreibenden Windes» (z.B. Verstopfung, auch gynäkologische Probleme wie Menstruationsprobleme, Myome etc.), Kombinationen aus Lung-Peken-Übermaß (z.B. Verdauungsschwäche mit Verstopfung) sowie Kombinationen eines Lung-Tripa-Ungleichgewichtes (z.B. krampfartige Beschwerden, starke Durchfälle).*

Beine

Vorderseite der Beine

Die Punkte sind mit B = Beine, V = Vorderseite sowie einer Nummer gekennzeichnet.

BV 1: Auf der großen Oberschenkelvene (Vena femoralis; zwei tsön (vier Querfinger) oberhalb der Vertiefung neben der Kniescheibe, innen); *Indikationen: Störungen des Uro-Genital-Traktes (Nierenprobleme, Probleme der Gebärmutter, Eierstöcke, Harnblase, Geschlechtsorgane), Stauungen im unteren Anteil des Dünndarms (evtl. mit krampfartigen Schmerzen) und im Dickdarm (z.B. Hämorrhoiden); Beinschmerzen.*

BV 2: Zwei tsön (vier Querfinger) oberhalb des äußeren Randes der Kniescheibe; *Indikationen: Verdauungsbeschwerden des Magens aufgrund mangelnder Verdauungshitze; Sodbrennen; Beinschmerzen.*

BV 3: Direkt auf dem Spalt des Kniegelenkes neben der Kniescheibe innen und außen; *Indikationen: Schmerzen des Kniegelenks.*

BV 4: Zwei Punkte direkt unterhalb der Kniescheibe in den beiden Gruben links und rechts an der jeweiligen Knochenkante («Augen des Raben»); *Indikationen: Verdauungsprobleme des Magens aufgrund niedriger Verdauungshitze; Wadenschmerzen.*

BV 5: Zwei tsön (vier Querfinger) unterhalb der Mitte der Kniescheibe direkt auf dem Schienbein; *Indikationen: Lymphschwellungen; Probleme der Milz; Immunsystem allgemein.*

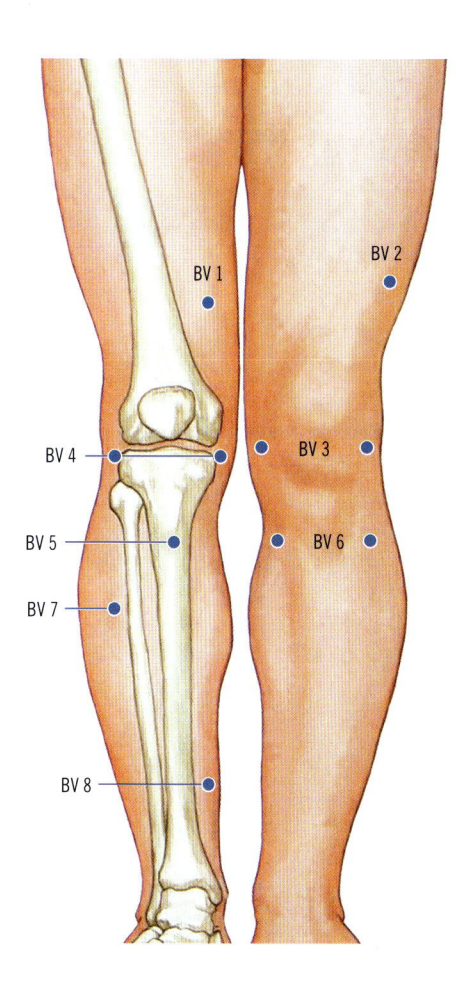

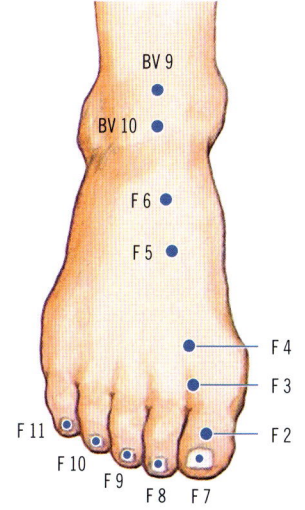

Massagepunkte der Wirbelsäule und des Körpers

Beine und Fuß, Vorderseite

BV 11, BV 12, BV 13 siehe Abbildung S. 71

BV 6: Zwei tsön unterhalb der Kniescheibe (seitlich) innen und außen (jeweils in der Grube direkt unterhalb des Schienbeinkopfes); *Indikationen: fehlende Verdauungshitze im Magen; eventuell bei Gastritis und Entzündungen des Dünndarms; Lymphschwellungen; Verdauungsbeschwerden; Völlegefühl; Blähungen.*

BV 7: Ein tsön (zwei Querfinger) unterhalb des Punktes BV 6 außen am Schienbeinkopf; *Indikationen: Analprolaps; Beschwerden des Rektums.*

BV 8: Etwa drei tsön (sechs Querfinger) oberhalb des Knöchels (innen) am inneren Schienbeinrand; *Indikationen: Schwellungen unterhalb des Knies; Missempfindungen der Nerven unterhalb des Knies.*

BV 9: zwei Querfinger (ein tsön) oberhalb der Spalte des Sprunggelenkes (Mitte); auf der Vene; *Indikationen: Ischiasprobleme.*

BV 10: Direkt oberhalb des Sprunggelenkes (Mitte) an der Sehne; *Indikationen: unfreiwilliger Samenabgang; Impotenz.*

BV 11: Direkt auf den pulsierenden Venen neben dem inneren Knöchel in Richtung der Achillessehne (innen) («Schwanz des Kalbes»); *Indikationen: Durchfall; Schwellungen im Halsbereich; Übelkeit; verlängerte Zeitspanne des weiblichen Zyklus.*

BV 12: Direkt unterhalb des inneren Knöchels; *Indikationen: Krämpfe im Bauchraum.*

BV 13: Direkt an der Kante des Fersenbeins in der Grube neben der Achillessehne («Kleine Eisen-Erbse»); *Indikationen: Schwellungen; Probleme des weiblichen Zyklus.*

BV 11, BV 12, BV 13 siehe Abbildung S. 71

Seitliche Punkte und Rückseite der Beine

Die seitlichen Punkte sind mit B = Beine, S = Seite und einer Nummer gekennzeichnet.

BS 1: Ein tsön (zwei Querfinger) neben der Erhebung des Hüftgelenkes (in Richtung Körperrückseite); *Indikationen: Beschwerden des Hüftgelenks; Beinschmerzen.*

BS 2: Am seitlichen Oberschenkel (Mitte); drei tsön (sechs Querfinger) unterhalb des Hüftgelenkes; *Indikationen: genereller Punkt für Schmerzen aller Gliedmaßen.*

BS 3: Am seitlichen Oberschenkel (Mitte); etwa acht tsön (16 Querfinger) unterhalb des Hüftgelenkes; (genau am Ende des Mittelfingers, wenn man aufrecht steht und die Arme neben den Körper hält); *Indikationen: Beinschmerzen; Ischiasprobleme.*

Die Punkte auf der Rückseite der Beine sind mit B = Beine, R = Rückseite und einer Nummer gekennzeichnet.

BR 1 / BR 1a: Auf dem Gesäßmuskel genau in der Mitte (in der Gesäßfalte) liegt der unterste Punkt (BR 1a); ein tsön (zwei Querfinger) höher in der Mitte des großen Gesäßmuskels (M. glutaeus maximus) liegt der zentrale Punkt (BR 1); wiederum ein tsön (zwei Querfinger) höher liegt der oberste Punkt (BR 1a); vom mittleren Hauptpunkt jeweils ein tsön nach links und rechts liegen ebenfalls unterstützende Punkte (BR 1a); *Indikationen: Ischiasbeschwerden; Nierenprobleme; Schmerzen im unteren Rücken (Lumbago); Probleme des Hüftgelenks.*

BR 2: Zwei tsön (vier Querfinger) oberhalb der Kniekehle (mittig); *Indikationen: Muskelbeschwerden und Muskelrückgang (Atrophie) der Beinmuskulatur; Probleme des unteren Rückens (Lumbago); Probleme der Gebärmutter (evtl. auch bei scheinbarer Unfruchtbarkeit).*

BR 3: Sanfte, flächige Streichungen der Kniekeh-

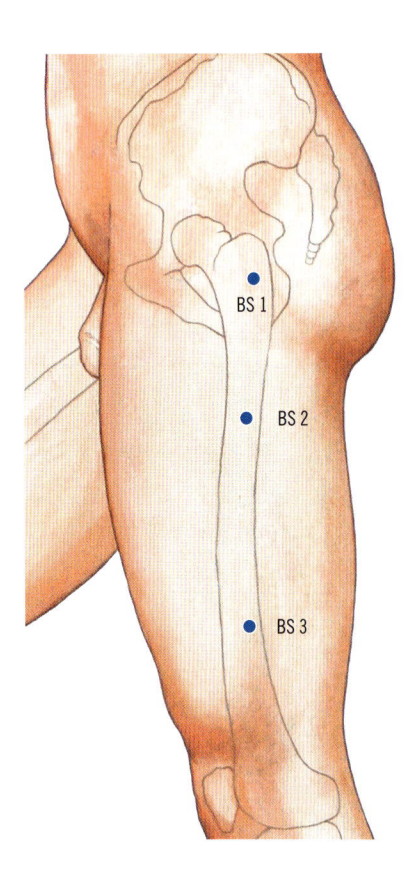

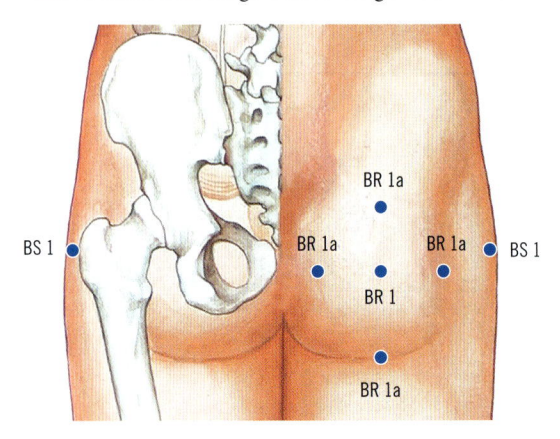

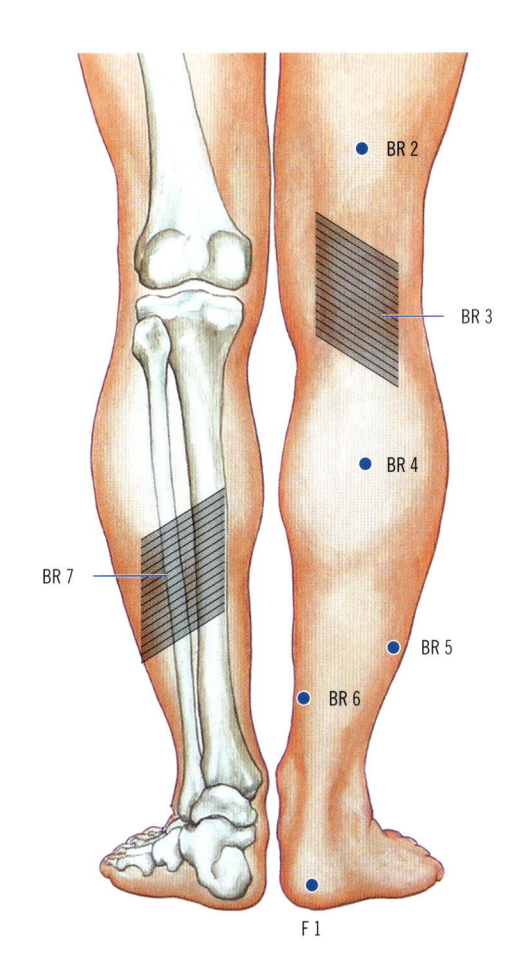

Bein, seitlich

Becken und Beine, Rückseite

len (mit dem Handrücken); *Indikationen: rheumatische Beschwerden (sowohl generelle als auch spezifisch der Knie).*

BR 4: Zwei tsön (vier Querfinger) unterhalb der Mitte der Kniekehle auf der Wade ; *Indikationen: allgemeiner Leberpunkt (insbesondere Schwellungen); Probleme von Lung-Tripa-Kombination (Übermaß) wie Stauungen im Schulter-Nacken-Bereich; starke Menstruation; Menstruationsprobleme.*

BR 5: Ca. vier tsön (acht Querfinger) oberhalb der Mitte des äußeren Knöchels auf dem äußeren Schienbeinrand; *Indikationen: Ischiasprobleme; Probleme im unteren Rücken; Schwellungen allgemein, Lymphstörungen, Schwellungen im Halsbereich.*

BR 6: Ca. zwei tsön (vier Querfinger) oberhalb des Fersenbeins (innen); *Indikationen: Nierenprobleme; Lymphprobleme; evtl. Menstruationsprobleme.*

BR 7: Sanfte Massagen der Waden *bei chronischem Ungleichgewicht von Lung* (Wind).

Füße

Die Punkte sind mit F = Füße und einer Nummer gekennzeichnet.

F 1: Punkt am Fersenbein; hinten; Mitte (direkt an der Wölbung zur Sohle); *Indikationen: Lung-Störungen wie Wahnvorstellungen; eingeschränkte Sehfähigkeit («als ob Bläschen im Sichtfeld erscheinen»), Entzündungen im Augenbereich; blockierte Kiefergelenke.*

F 2: Auf dem ersten Glied der Großzehe (zwischen Zehennagel und erstem Gelenk); *Indikationen: Lung-Störungen wie Wahnvorstellungen; emotionale Instabilität, Dumpfheit des Geistes; Stottern/Sprachprobleme, Schwellungen im Bereich der Geschlechtsorgane (vor allem Hoden).*

F 3: Ein tsön (zwei Querfinger) oberhalb der vorderen Kante des Häutchens zwischen Großzehe und zweiter Zehe; *Indikationen: Schwierigkeiten beim Harnlassen; Taubheitsgefühle des Beines; Lymphprobleme (z.B. Schwellungen des Beines); Aufblähungen des Bauchraums.*

F 4: Ein-einhalb tsön (drei Querfinger) oberhalb der vorderen Kante des Häutchens zwischen Großzehe und zweiter Zehe; *Indikationen: Gicht der Großzehe (Podagra); rheumatische Beschwerden des Fußes (insbesondere der Sohlen); Schwellungen der Hoden.*

F 5: Drei tsön (sechs Querfinger) oberhalb der vorderen Kante des Häutchens zwischen Großzehe und zweiter Zehe; *Indikationen: Schwellungen der Hoden; allgemeines Schweregefühl des Körpers.*

F 6: Ca. zwei tsön (vier Querfinger) vom Sprunggelenk in Richtung der Großzehe an der Sehne (auf dem höchsten Punkt bei Beugung der Großzehe); *Indikationen: Schwierigkeiten beim Harnlassen; Störungen des Gehirns.*

F 7: Auf dem Zehennagel der Großzehe; *Indikationen: allgemeiner Punkt für Lung (Wind) (Gedächtnisstörungen, Herzstörungen; etc.) und Nervensystem.*

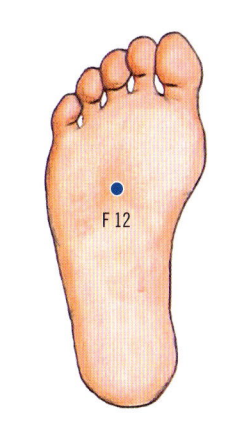

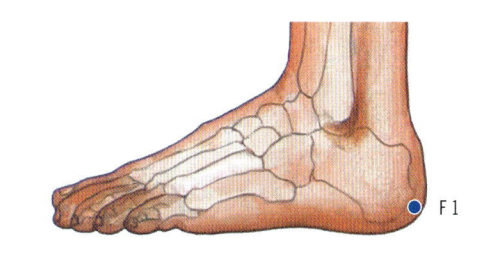

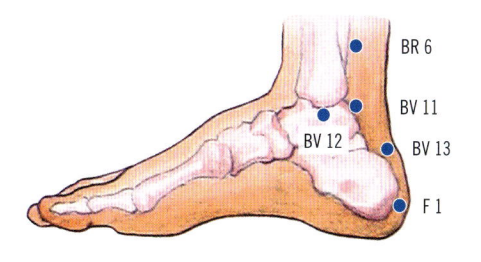

Fußsohle und Fuß, innen

F 8: Auf dem Zehennagel der zweiten Zehe; *Indikationen: allgemeiner Punkt der Verdauungsorgane (insbesondere Magen) und der Lungen.*

F 9: Auf dem Zehennagel der dritten Zehe; *Indikationen: allgemeiner Punkt der Verdauungsorgane (insbesondere Leber); sekundärer Punkt für Lung (Wind).*

F 10: Auf dem Zehennagel der vierten Zehe; *Indikationen: allgemeiner Punkt der Verdauungsorgane (evtl. Punkt für Milz/Pankreas).*

F 11: Auf dem Zehennagel der kleinen Zehe; *Indikationen: allgemeiner Punkt des Uro-Genital-Systems (Nieren, Blase, reproduktive Organe).*

F 12: Mitte der Fußsohlen; der Körper steht im Wechselfeld der beiden grundlegenden Energiebereiche des Himmels und der Erde. Die Energie aus den nicht sichtbaren Himmelsbereichen fließt u.a. durch die Punkte in den Händen in den Körper, und die Energie der nicht sichtbaren Erdbereiche gelangt u.a. durch die Punkte an den Fußsohlen in den Körper. Zudem befinden sich hier wichtige Endpunkte feiner Energiebahnen (siehe Kapitel «Energiebahnen»). Diese Endpunkte laufen spiralförmig zusammen und können bei folgenden Indikationen behandelt werden: *emotionale Probleme; Hysterie; Panikattacken; Schwäche des Körpers; Schock; generell zum Ausgleich der Psyche; eventuell auch bei Tripa-Problemen (z.B. Hitze des Dünndarms; Gallenkolik).*

Arme

Innenseiten der Arme

Die Punkte sind mit A = Arm, I = Innenseite und einer Nummer gekennzeichnet.

AI 1: Zwei tsön (vier Querfinger) oberhalb der Ellenbeuge am äußeren, unteren Rand des Bizeps-Muskels (direkt auf der Vene = speichenseitige Hauptvene des Armes = Vena cephalica); *Indikationen: Kopfschmerzen aufgrund hohen Drucks im Kopfbereich; Atembeschwerden; Bluthochdruck; Lungenprobleme.*

AI 2: In der Mitte der Ellenbeuge (direkt auf der Vene = V. intermedia cubiti); *Indikationen: Verdauungsprobleme; Druck im Kopfbereich; Nasenbluten; depressive Stimmungslage; Atembeschwerden.*

AI 3: Von der Mitte der Ellenbeuge zwei tsön (vier Querfinger) diagonal nach außen (in Richtung des Daumens; direkt auf der Vene = speichenseitige Hauptvene des Armes = V. cephalica); *Indikationen: Lungenbeschwerden; Atemprobleme; Taubheitsgefühl in den Armen.*

AI 4: Von der Mitte der Ellenbeuge ca. drei tsön (sechs Querfinger) nach außen direkt am Ellenbogen; *Indikationen: Lymphschwellungen des Armes.*

AI 5: Von der Mitte der Ellenbeuge ein tsön (zwei Querfinger) Richtung Innenseite (kleinfingerwärts; auf der Vene = V. basilica); *Indikationen: Atembeschwerden; Leberstauungen; Vermischung von «khrag-lung» (Lung/Wind und «Blut»/Tripa) und der Tendenz, dass sich diese Mischung im Schulter-Nacken-Bereich festsetzt (Schweregefühl, Schmerzen etc.); deshalb evtl. auch in Kombination mit den Schulter-Nacken-Punkten oder nassem Schröpfen im Nackengebiet.*

AI 6: Von der Mitte der Ellenbeuge zwei-einhalb tsön (fünf Querfinger) waagerecht; Richtung Innenseite direkt auf dem Knochen (Olecranon); *Indikationen: Schmerzen und Erkrankungen der Knochen.*

AI 7: Von der Mitte der Ellenbeuge ein tsön nach innen und zwei tsön nach unten (auf der Gabelung der Vene =V. basilica); *Indikationen: bitterer Geschmack im Mund; allgemein Probleme der Gallenblase und der Gallenwege (Gallenwegs-Dyskinesien); Übelkeitsgefühl (evtl. mit Erbrechen von Gallenflüssigkeit); gelbes Augenweiß (Ikterus); starke Kopfschmerzen; Erkältungen und Grippe.*

AI 8: Zwei tsön (4 Querfinger) senkrecht unter diesem Punkt auf der Gabelung der Vene (V. basilica); *Indikationen: allgemein Probleme der Leber und des Blutes; Blut im Stuhl; Durchfall mit Blut; Bluterbrechen; Leberstauung; Pfortaderstauung.*

AI 9: Von der Mitte der Ellenbeuge ca. zwei bis zwei-einhalb tsön (4 – 5 Querfinger) in einer Linie in Richtung des Daumens (direkt auf der Gabelung der Vene = V. basilica); *Indikationen: allgemeine Leberprobleme; unspezifischer Juckreiz der Haut; blaue, dicke Lippen (insbesondere Unterlippe); dumpfes, schweres Körpergefühl.*

AI 10: Genau in der Mitte des Unterarms; drei-einhalb tsön unterhalb der Mitte der Ellenbeuge bzw. drei-einhalb tsön (ca. sieben Querfinger) von der Mitte des Handgelenks nach oben; direkt auf der Vene (V. intermedia antebrachii); *Indikationen: Verdauungsprobleme; Peken-Übermaß (insbesondere*

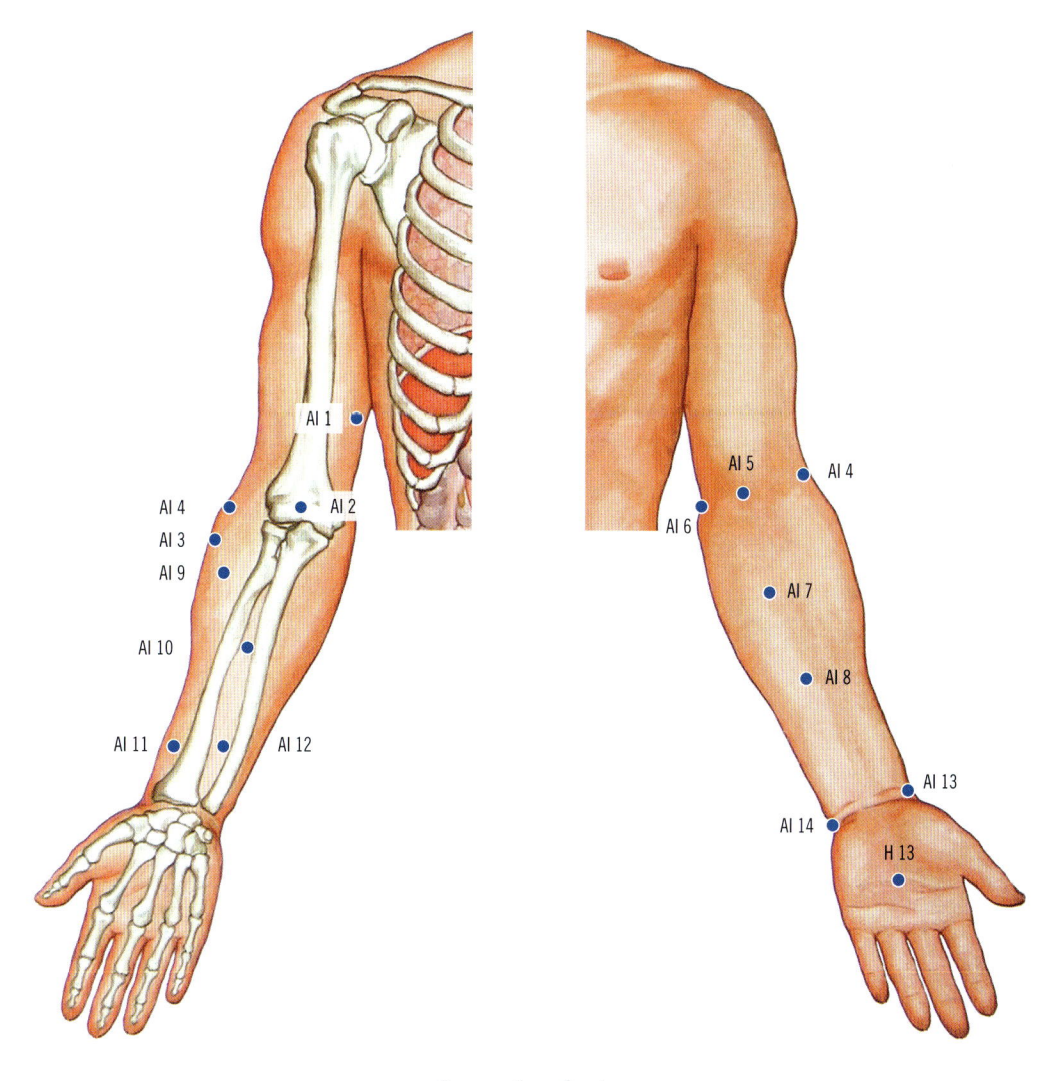

Innenseiten der Arme

---

des Magens); Appetitlosigkeit; Gefühl, als ob alles nach Pappe schmeckt.

AI 11: Von der Mitte des Handgelenks zwei tsön (vier Querfinger) diagonal nach oben und außen (daumenwärts); direkt auf der Vene (V. cephalica); *Indikationen: Bluthochdruck; Atembeschwerden; Herzschmerzen; Schweregefühl des Herzens und/oder der Lungen (evtl. mit Husten); Schmerzen in den Zwischenrippenräumen.*

AI 12: Von der Mitte des Handgelenks zwei tsön (vier Querfinger) gerade in Richtung der Ellenbeuge; auf der Vene (V. intermedia antebrachii); *Indikationen: Erkältungskrankheiten; Grippe; allgemein für Probleme der Augen; Erkrankungen der Knochen.*

AI 13: Auf dem Radiusköpfchen (Speiche; daumenwärts) neben dem Handgelenk; *Indikationen: Augenerkrankungen; Erkrankungen des Gehirns.*

AI 14: Auf dem Köpfchen der Elle (Ulna; kleinfingerwärts) neben dem Handgelenk; *Indikationen: Probleme des Blutes; Warzen.*

Schulterblatt und Rückseite der Arme

Die Punkte sind mit A = Arme, R = Rückseite und einer Nummer gekennzeichnet.

AR 1: Unterhalb des äußeren Endes des Schulterblatts (am Acromion) in der Grube (beim Heben des Armes) zum Oberarmknochen (Humerus); *Indikationen: Probleme des Schultergelenks wie Bewegungseinschränkung, Arthritis, Arthrose.*

AR 2: Etwa ein tsön (zwei Querfinger) unterhalb der Mitte des oberen Schulterblattrandes; *Indikationen: Schmerzen der Lungen (evtl. mit Husten).*

AR 3: Am äußeren Rand des Schulterblatts; ca. ein tsön (zwei Querfinger) von der hinteren Beugefalte des Armes; *Indikationen: Erkrankungen der Lungen.*

AR 4: Genau oberhalb der hinteren Beugefalte des Armes am Rand des Muskels; *Indikationen: Lähmungserscheinungen im Bereich der Schulter und des Armes; Schweregefühl im oberen Anteil des Körpers.*

AR 5: Etwa zwei-ein-halb tsön (fünf Querfinger) unterhalb der hinteren Beugefalte des Armes in Richtung des äußeren Ellenbogens am Rand des Trizeps-Muskels (auf der Vene); *Indikationen: Probleme des Oberarmes wie eingeschränkte Beweglichkeit, Nervenschmerzen etc.*

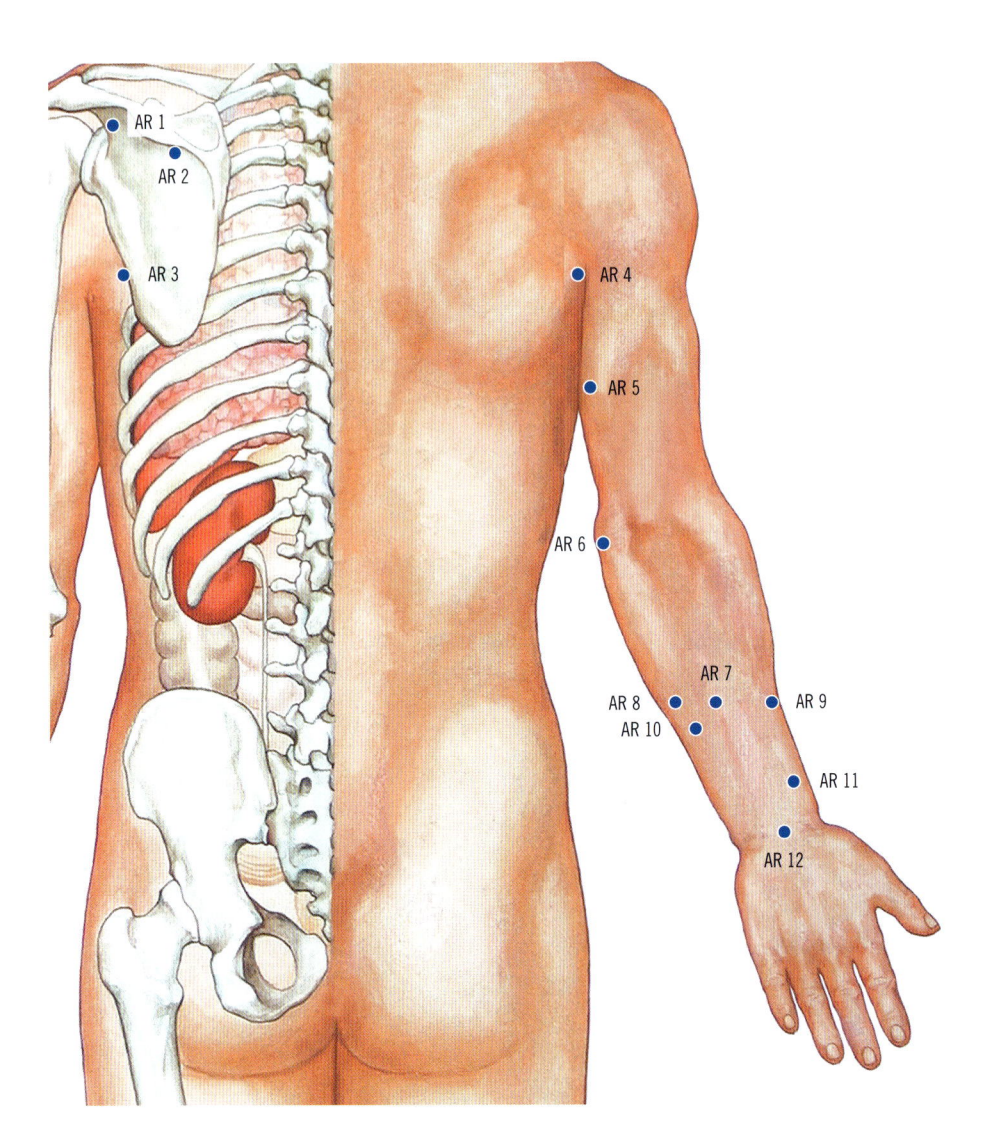

Schulterblatt und Rückseite der Arme

AR 6: Direkt an der Innenkante des Ellenbogens; (kleinfingerwärts); *Indikationen: Reizungen im Ellenbogengelenk; Lymphstauungen des Armes.*

AR 7: Vier tsön (acht Querfinger) von der Höhe des Ellenbogens in Richtung des kleinen Fingers; am Rand des Unterarm-Muskels (M. supinator); direkt auf der Vene; *Indikationen: Beschwerden des Unterarms (Bewegungseinschränkungen; Schmerzen der Muskulatur etc.); sekundärer Leber-Galle-Punkt.*

AR 8: Ein Querfinger parallel dieses Punktes (kleinfingerwärts); auf der Vene; *Indikationen: Leber- und Gallen-Probleme.*

AR 9: Zwei Querfinger (ein tsön) parallel dieses Punktes (daumenwärts); auf der Vene; *Indikationen: sekundärer Leber-Galle-Punkt.*

AR 10: Etwa vier-ein-halb tsön (ca. neun Querfinger) von der Höhe des Ellenbogens in Richtung des kleinen Fingers; am Rand des Unterarmmuskels (M. supinator); (direkt auf der Vene); *Indikationen: allgemeiner Punkt für Leber und Gallenblase; Gallensteine; Gallenwegs-Dyskinesien; Pfortaderstauungen.*

AR 11: Ein-ein-halb tsön (drei Querfinger) von der Spalte des Handgelenks oberhalb des Daumens; *Indikationen: Beschwerden des Unterarms; Bewegungseinschränkungen, Beschwerden des Handgelenks.*

AR 12: Ein tsön (zwei Querfinger) oberhalb der Mitte des Handgelenks; auf der Vene; *Indikationen: Leberbeschwerden; Druck der Lungen (evtl. mit Husten); Entzündungen der Augen.*

Hände

Die Punkte sind mit H = Hände und einer Nummer gekennzeichnet.

H 1: In der Mitte des Handrückens; zwei tsön (vier Querfinger) senkrecht oberhalb des Mittelfingers, etwas in Richtung des vierten Fingers, oberhalb der Gabelung der Venen; *Indikationen: Leberstauungen (rechte Hand); Milzstauungen (linke Hand).*

H 2: Etwas unterhalb der Fingerkuppe des kleinen Fingers; *Indikationen: bei sehr starkem Übermaß der körperlichen Energie Lung (Wind); Ohnmacht; komatöse Zustände; Herzsensationen; auch Lung-Tripa-Kombinationen.*

H 3: Direkt auf dem Knöchel des Ringfingers; *Indikationen: Schwellungen der Lippen; Übermaß der körperlichen Energie Peken (Schleim).*

H 4: In der Hautfalte zwischen dem kleinen Finger und dem Ringfinger; *Indikationen: Erkrankungen der Augen; allgemein Augenprobleme; Nierenprobleme; Probleme der Harnblase (rechte Hand) und der Fortpflanzungsorgane (linke Hand).*

H 5: In der Hautfalte zwischen dem Ringfinger und dem Mittelfinger; *Indikationen: generell Verdauungsstörungen; Probleme im oberen Magen-Darm-Trakt; Magenprobleme (linke Hand); Milzstörungen (linke Hand); Leberprobleme (rechte Hand); Gallenwegs-Dyskinesien etc. (rechte Hand).*

H 6: In der Hautfalte zwischen Mittelfinger und Zeigefinger; *Indikationen: generell Herzprobleme und Probleme des Dünndarms (linke Hand); generell Probleme von Lungen und Dickdarm (rechte Hand).*

H 7: Direkt auf dem Fingernagel des Daumens;

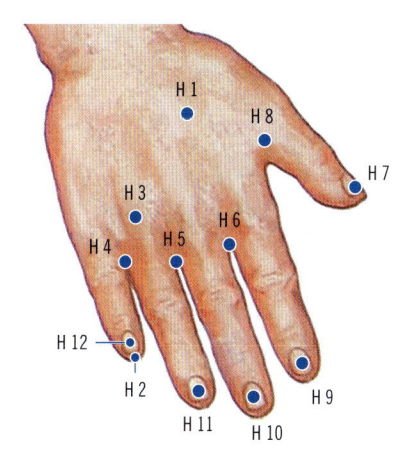

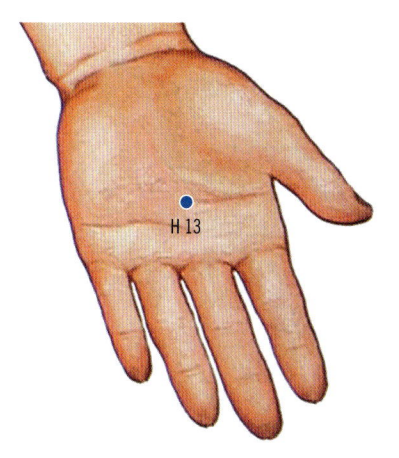

Handrücken, Handfläche

Indikation: *allgemeiner Punkt der Lungen.*

H 8: In der «Tabatiére» (Grube zwischen Daumen und Zeigefinger); *Indikationen: Grippe; Erkältungen; ansteckende Fieber; Augenprobleme.*

H 9: Direkt auf dem Fingernagel des Zeigefingers; Indikation: *allgemeiner Punkt der Lung-Energie des Dickdarms; allgemeiner Punkt der Verdauung (Leber, Dünndarm).*

H 10: Direkt auf dem Fingernagel des Mittelfingers; Indikation: *allgemeiner Punkt des Herzens und des Kreislaufs.*

H 11: Direkt auf dem Fingernagel des Ringfingers; Indikation: *allgemeiner Punkt von Magen und Milz;*

H 12: Direkt auf dem Fingernagel des kleinen Fingers; Indikation: *allgemeiner Punkt der Nieren, der Harnblase und der reproduktiven Organe.*

H 13: Mitte der Handflächen: Diese Zone gilt als allgemeiner Punkt für Lung (Wind) und für Peken (Schleim). Der Körper steht grundsätzlich im Wechselfeld der beiden grundlegenden Energiebereiche des Himmels und der Erde. Die Energie aus den nicht sichtbaren Himmelsbereichen fließt u.a. durch die Punkte in den Händen in den Körper, und die Energie der nicht sichtbaren Erdbereiche gelangt u.a. durch die Punkte an den Fußsohlen in den Körper. Zudem enden hier wichtige Endpunkte feiner Energiebahnen spiralförmig (siehe Kapitel «Energiebahnen»). Die Indikationen des Punktes in der Mitte der Handfläche : *allgemeines Übermaß der Körperenergie Lung (Wind) wie z.B. emotionale Verwirrung, Schlaflosigkeit, Gedächtnisstörungen, Schwindel, Bluthochdruck, innere Unruhe etc. sowie bei allgemeinem Übermaß der Körperenergie Peken (Schleim) wie z.B. inneres Kältegefühl, Verdauungsbeschwerden, Völlegefühl, unklares und dumpfes Körpergefühl* etc.; über diesen Punkt kann dem Körper generell viel *Wärme* zugeführt werden.

Bei einem Ungleichgewicht der Körperenergie Tripa (Galle)

Punkte im Kopfbereich

Die Punkte sind mit T = Tripa und einer Nummer gekennzeichnet.

T 1: Ein tsön (zwei Querfinger) vom vorderen Haaransatz in Richtung des Scheitels (mittig) befindet sich ein Kopfpunkt (T 1), der bei Störungen des männlichen und des weiblichen Seitenkanals (siehe Kapitel «Energieräder» und Kapitel «Atemübungen») behandelt wird. Der Punkt hat zudem vier weitere Punkte zur Differenzierung jeweils ein tsön (zwei Querfinger) und zwei tsön (vier Querfinger) links und rechts der mittleren Punkts. Die beiden Kanäle enden in den Nasenlöchern und stehen sowohl mit der Körperenergie Tripa (rechter Kanal = rechte Kopfpunkte = ein tsön und zwei tsön rechts des mittleren Punktes) als auch mit der Körperenergie Peken (linke Seite = linke Kopfpunkte = ein tsön und zwei tsön links des mittleren Punktes) in Verbindung. Durch diese Verbindungen ergeben sich auch die Zuordnungen zu den Elementen, d.h. Erde und Wasser auf der linken und Feuer und Luft auf der rechten Seite, Raum in der Mitte. Man kann durch die wechselseitige Massage der Punkte daher die fünf Elemente im gesamten Körper wieder in Balance bringen. Die Indikationen für diese Punkte ergeben sich hieraus:

– *Mittlerer Punkt T 1 und Punkte auf der linken Seite (T 1a)* = Störungen in Zusammenhang mit der körperlichen Energie Peken (Schleim); der äußerste Punkt steht mit dem Element Erde in Verbindung, der Punkt ein tsön von der Mitte mit dem Element Wasser.
– *Mittlerer Punkt T 1 und Punkte auf der rechten Seite (T 1b)* = Störungen in Zusammenhang mit der körperlichen Energie Tripa (Galle); der äußerste Punkt steht mit dem Element Luft in Verbindung, der Punkt ein tsön von der Mitte mit dem Element Feuer.
– *Der mittlere Punkt T 1 sowie die Punkte auf beiden Seiten* werden bei *Problemen der Atmung*

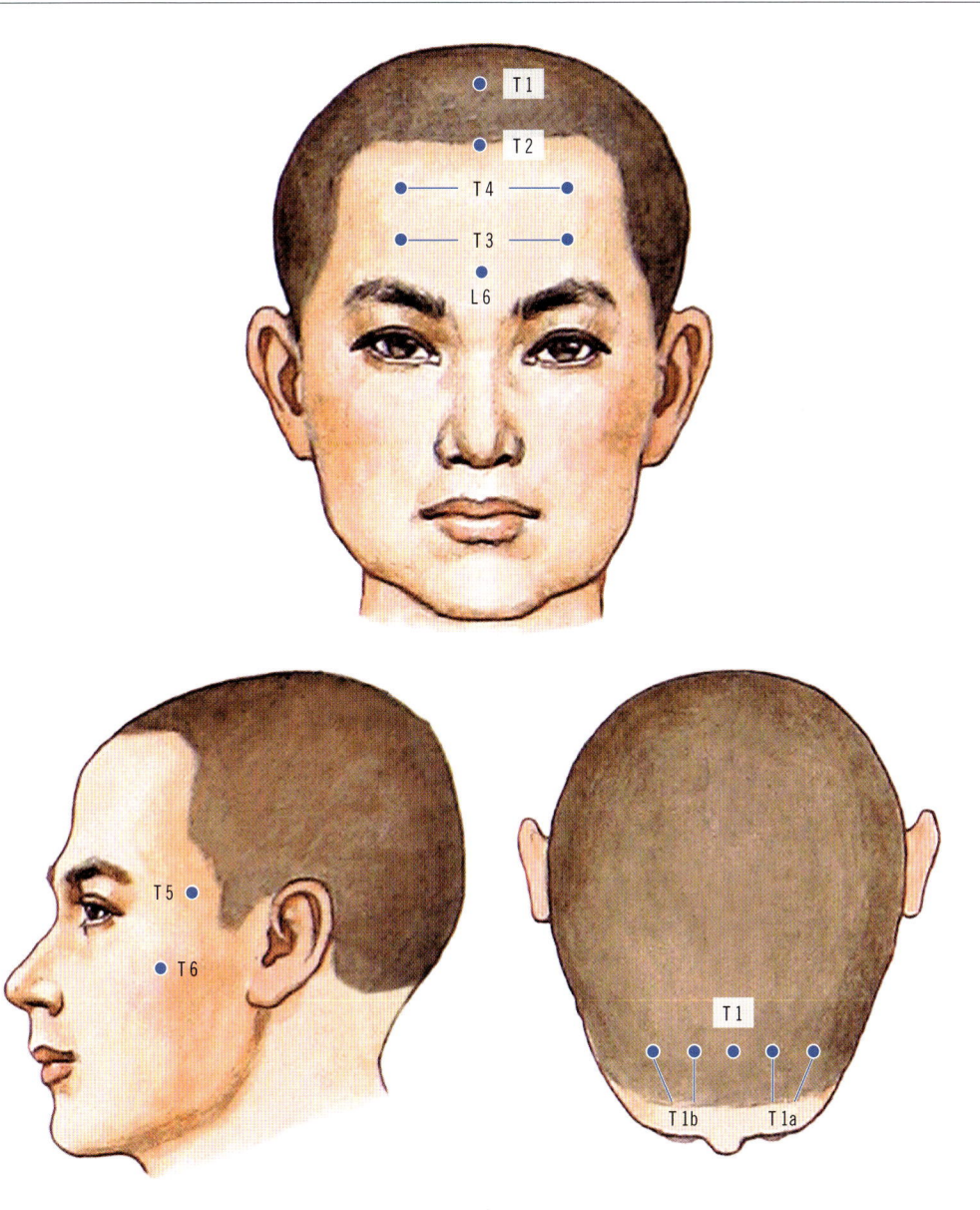

Punkte im Kopfbereich – Tripa

sowie bei Problemen der Nasennebenhöhlen und der Stirnhöhlen (sowohl Entzündungen als auch zu viel Schleimbildung, Behinderungen bei der Nasenatmung etc.) behandelt.

Gesichtsbereich und seitlicher Kopfbereich

Des Weiteren finden sich **im Gesichtsbereich** sowie **im seitlichen Kopfbereich** folgende weitere Massagepunkte zur Beeinflussung der Körperenergie Tripa (Galle):

T 2: Zwei tsön (4 Querfinger) oberhalb des «dritten Auges» (L 6) liegt direkt am Haaransatz (mittig) ein Massagepunkt (T 2) zur Behandlung *bei entzündlichen Augenproblemen, Augenproblemen aufgrund des Alters, trockenen Augen, Augenbrennen sowie allgemeinem Fieber mit Krampfzuständen.*

Auch der Punkt L 6 kann sekundär bei Ikterus (Gelbfärbung der Haut und/oder des Augenskleren = Augenweiß) sowie zuviel Druck im Kopfbereich (mit Symptomen wie beispielsweise Nasenbluten) massiert werden (siehe auch Lung).

Am unteren Rand der Augenhöhle (mittig) etwa ein Querfinger (½ tsön) unterhalb des Auges direkt auf der oberen Kante des Jochbeins befinden sich links und rechts zwei Massagepunkte (L 16) *zur sekundären Behandlung bei Erkältungskrankheiten, grippalem Infekt etc.*, um der Entzündung die Stärke zu nehmen. Die Punkte werden auch *bei schlechtem Sehen (Kurz- und Weitsichtigkeit)* sowie *bei Problemen des Nervensystems im Gesichtsbereich (Lähmungen)* massiert; (siehe auch Lung).

Am unteren Rand der Jochbeinkante (ca. ein Querfinger unterhalb von L 16) findet man die Massagepunkte (L 17) *zur sekundären Behandlung bei akuten Entzündungen der Nasennebenhöhlen und der Ohrgänge*; (siehe auch bei Lung; bei chronischem Geschehen siehe auch Peken).

Eine weitere Differenzierung des Punktes L 17 befindet sich einen Querfinger links und rechts hiervon (L 18). Dieser Punkt wird wie L 17 bei *Entzündungen des Mittelohres* angewendet.

Auf der linken und rechten Seite in der Mitte der Augenbrauen direkt auf dem Schädelknochen befinden sich zwei Massagepunkte (L 13), die bei folgenden Lung- bzw. Tripa-Störungen bzw. kombinierten Lung-Tripa-Problemen massiert werden: *Bluthochdruck, Kopfschmerzen, Leberprobleme bzw. Ikterus (Gelbfärbung des Augenweiß und/oder der Haut), Nasenbluten*; (siehe auch Lung).

T 3: Etwa ein tsön (zwei Querfinger) oberhalb von L 13 liegen die beiden Punkte «Goldener bzw. silberner Speer» (T 3). Diese Punkte sind hervorragend für den Mikro-Aderlass bei *Bindehautentzündung, Blutstauungen und Druck im Augenbereich (z.B. stark gerötete Augen, geplatzte Äderchen im Augenweiß)* und können bei gleicher Indikation auch massiert werden.

T 4: Einen Querfinger höher von T 3 (bzw. einen Querfinger unterhalb des Haaransatzes; auf der gleichen senkrechten Linie wie die Punkte L 13 und T 3) befindet sich ein weiterer Massagepunkt (T 4) *bei Hitze und Trockenheit der Augen sowie generell für Hitze in der Leber.*

T 5: Der nächste Punkt für die Massage (und für den tibetischen Mikro-Aderlass) liegt im Gebiet der Schläfen zwei tsön (vier Querfinger) waagerecht vom äußeren Ende der Augenbrauen in Richtung der Ohren. Als Hauptindikation gilt *starke Migräne mit Übelkeit* (dann evtl. Mikro-Aderlass). Die beiden Punkte (L 23) jeweils zwei tsön (vier Querfinger) parallel links und rechts des Grübchens am Unterkiefer können *bei akuten Zahnschmerzen* behandelt werden. Diese beiden Punkte liegen direkt auf Arterien in einer leichten Vertiefung; (siehe auch Lung).

Die beiden Punkte (P 1) zwei Querfinger (ein tsön) links und rechts neben den äußeren Lippenenden sowie der Punkt direkt auf der Kinnspitze (P 2) können *bei akuten Schwellungen der Zunge* behandelt werden, falls keine direkte Entzündung in diesem Bereich vorliegt; (bei chronischen Schwellungszuständen siehe auch Peken).

Die nächsten fünf Massagepunkte liegen im Bereich der Ohren und wurden bereits im Kapitel Lung (Wind) beschrieben. Alle Punkte können auch bei akuten Zuständen der unten genannten Indikationen (also *akuten Entzündungen im Ohrbereich, Tripa-bedingter Migräne* etc.) behandelt werden. Diese Punkte liegen alle auf einer senkrechten Linie. Der Punkt L 25 liegt genau an bzw. vor (gesichtswärts) der Berührungsstelle der Ohrmuschel mit dem Gesicht. Der Punkt L 24 liegt einen Querfinger unterhalb dieses Punktes, und der Punkt L 26 liegt wiederum einen Querfinger unterhalb dieses Punktes. Die Indikationen dieser drei Punkte sind *allgemeine Ohrenschmerzen, Taubheit, evtl. Entzündungen im Ohrenbereich (vor allem chronischer Natur), psychische Probleme sowie Probleme der Sinnesorgane (insbesondere Mund und Ohren) nach Unfällen, Traumata etc., Tinnitus* (vor allem L 24) *sowie evtl. Schulterprobleme.* Der vierte Punkt (L 27) auf dieser Linie liegt einen Querfinger oberhalb von L 25 und wird bei *Migräne und Spannungskopfschmerzen* angewendet. Der fünfte Punkt (L 28) liegt wiederum einen Querfinger unterhalb von Punkt L 26 direkt am Ende des Ohrläppchens am Unterkiefer. Dieser Punkt hat vielfältige Indikationen, z.B. *Ohrenschmerzen, Zahnschmerzen, schlechtes Sehen (bedingt durch höheres Lebensalter)*; (siehe auch Lung).

Der nächste Massagepunkt im seitlichen Kopfbereich (L 30) wurde ebenfalls bereits bei Lung (Wind) beschrieben. Es handelt sich ebenfalls um einen sekundären Tripa-Punkt. Er liegt ca. 1 ½ tsön (ca. drei Querfinger) horizontal, gesichtswärts vor Punkt L 28. Er wird *bei generellen Problemen der Ohren und der Augen (jede Form von Entzündung und Hitze) sowie bei Hitze-bedingten Kopfschmerzen* massiert; (siehe auch Lung).

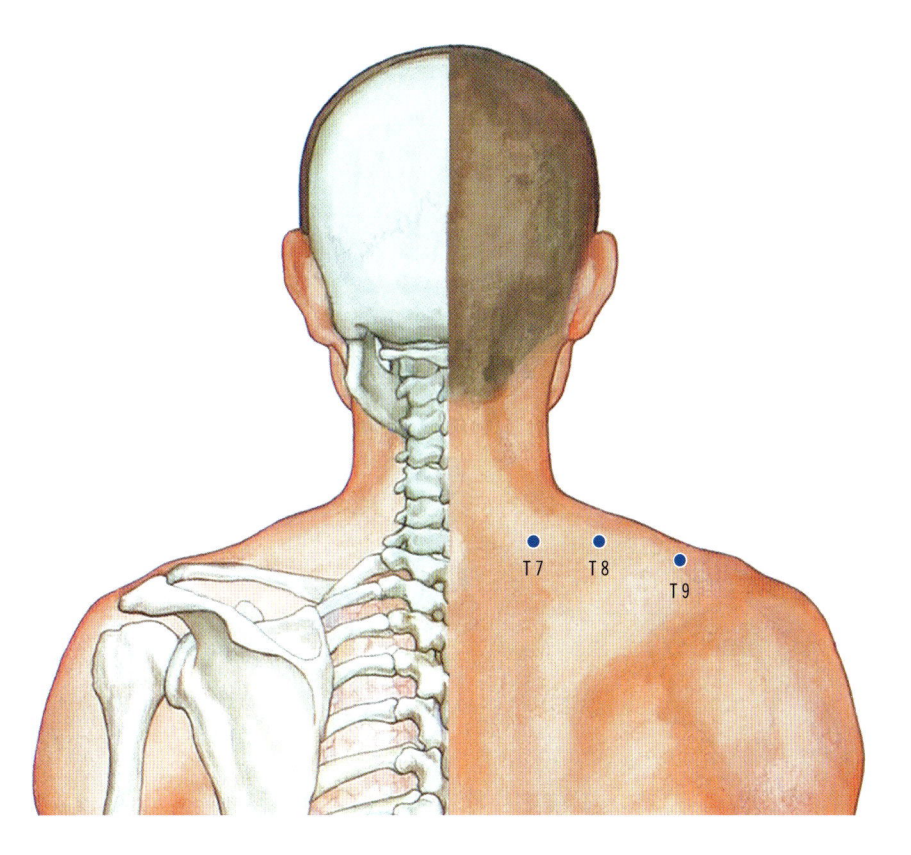

Körper von hinten – Tripa

T 6: Auf der Wange unterhalb der Jochbeinkante liegt 1 ½ tsön (drei Querfinger) auf einer waagerechten Linie vom Punkt L 24 ein Massagepunkt (T 6) für *alle Entzündungen im Augen- und Ohrenbereich sowie für Tripa-bedingte Migräne und Kopfschmerzen*; (entspricht L 29).

Der Punkt des «Äußeren Tores» am Hinterhaupt (L 7) kann bei *starken Erkältungen, grippalem Infekt, Gelbsucht (Ikterus), Gallenwegs-Dyskinesien und Entzündungen der Leber* massiert werden; (siehe auch Lung).

Da sich im Nackenbereich häufig die vom Kopfbereich nach unten abgeleiteten Gifte etc. sowie auch die nach oben strebende Mischung von Wind (Lung) und Galle (Tripa; in diesem Fall die Differenzierung «Blut») sammeln, können hier durch die Behandlung sehr viele Gifte und Ablagerungen gelöst werden; (deshalb bietet sich dieser Bereich auch zur allgemeinen Entgiftung sowie der Entstauung des Kopfbereiches durch das nasse Schröpfen an); (siehe auch Lung).

Schulter-Nacken-Bereich

T 7 / T 8 / T 9: Im Schulter-Nacken-Bereich finden sich drei Punkte, die hauptsächlich *bei Schmerzen der Schulter und der Arme* sowie bei *Entzündungen der Nerven im Schulter-Arm-Bereich bzw. Epikondylitis radialis (Tennisarm) und Epikondylitis ulnaris (Golfer- bzw. Werfer-Arm)* massiert werden können. Die Punkte sind sehr leicht zu finden.

T 7: Drei tsön (sechs Querfinger) links und rechts des 7. Halswirbels («Prominens – der Hervortretende») waagerecht nach außen direkt auf dem Muskel.

T 8: Direkt auf dem Delta-Muskel in der Schultermitte.

T 9: Im Schultergrübchen (am äußeren Rand des Delta-Muskels); *Indikation* auch bei *Nasenbluten*.

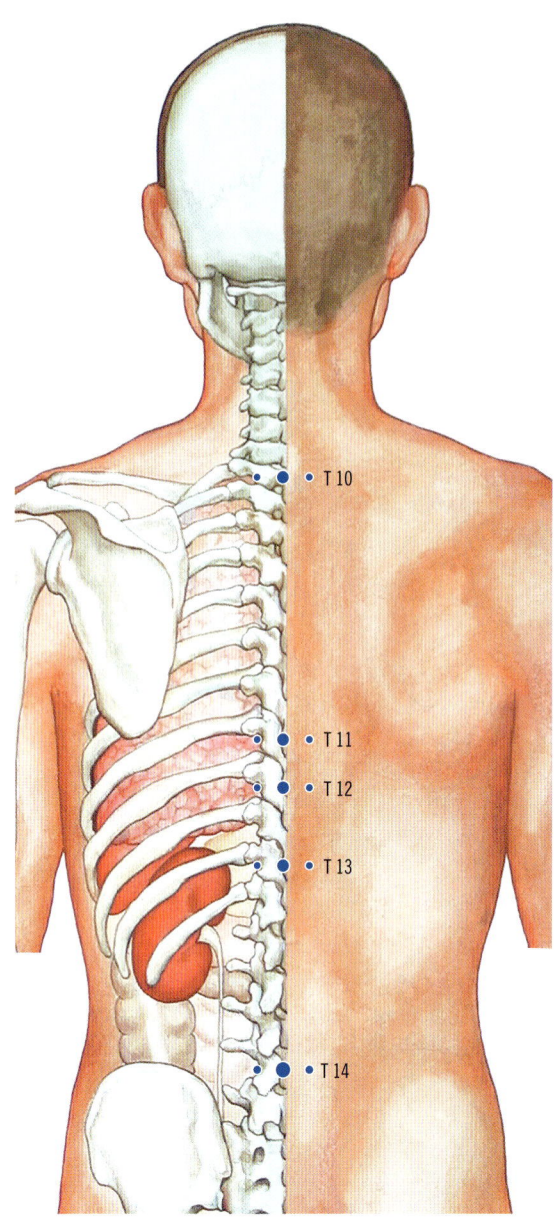

Hauptpunkte in der Mitte
Nebenpunkte ein tsön (zwei Fingerbreiten)
links und rechts davon

Massagepunkte auf der Wirbelsäule – Tripa

Punkte auf der Wirbelsäule

Erster Brustwirbel (T 10)

Allgemeiner Punkt zur Diagnose und Therapie einer Störung der Körperenergie **Tripa** (**Galle**); die Massage erfolgt auf dem Dornfortsatz sowie ca. ein tsön (zwei Fingerbreiten) links und rechts der Wirbelsäule; hier werden vornehmlich Probleme von «kaltem Tripa» (Tripa-Ungleichgewichte aufgrund einer Störung von Lung (Wind) und/oder von Kälte bzw. chronischer Natur) behandelt, z.B. *Appetitlosigkeit, gelbes Augenweiß (Ikterus), Verdauungsschwäche, Erbrechen mit Gallenflüssigkeit, «trockenes» Würgen.*

Siebter und Achter Brustwirbel

Der siebte Brustwirbel (L 45) steht in Zusammenhang mit dem **Zwerchfell** und wird u.a. bei *Zwerchfell-Blockaden, Schmerzen im Bereich des unteren Brustkorbs, Schluckauf* behandelt; der Wirbel hat zudem Bezug zur *Leber* und wird daher auch im Zusammenhang mit dem achten Brustwirbel behandelt (gleiche Indikationen sowie *Brechreiz, Aufgeblähtheit im Oberbauch, schlechtes Sehen, generell Augenprobleme)*; Massage auf dem Dornfortsatz sowie ein tsön links und rechts hiervon; (siehe auch Lung).

T 11: Der achte Brustwirbel ist ein spezifischer Wirbel für die **Leber**; Indikationen: Leber und Gallenblase (*allgemeine Leberschwäche, Fettleber, Brechreiz bzw. Erbrechen, akute Schmerzen im Leberbereich, Appetitlosigkeit, Verminderung der Verdauungshitze, ständiger stechender Kopfschmerz, ständiges Aufstoßen und/oder Rülpsen, Unverträglichkeiten oder Allergien gegenüber Nahrungsmitteln, Erkrankungen des Blutes, Hepatitis, toxische Belastung des Blutes, schlechtes Sehen, Allergien generell, Ikterus;* Massage auf dem Dornfortsatz sowie ein tsön links und rechts der Wirbelsäule.

Neunter Brustwirbel (T 12)

Ein spezifischer Wirbel für die **Gallenblase**. Im Gegensatz zum ersten Brustwirbel, bei dem Ungleichgewichte von Tripa (Galle) im Zusammenhang mit Kälte behandelt werden, wird dieser Wirbel bei einem Ungleichgewicht von Tripa (Galle) *im Zusammenhang mit Hitze* behandelt; Massage auf dem Dornfortsatz sowie (vorwiegend) ein tsön links und rechts der Wirbelsäule; *Indikationen: vor allem Gallensteine (dann besser Moxa), Verdauungsstörungen, Appetitlosigkeit, ständiger stechender Kopfschmerz, Schmerzen im Leber-Gallen-Bereich, Erbrechen von Gallenflüssigkeit, gelbes Augenweiß, bitterer Geschmack, krampfartige Schmerzen im rechten Oberbauch und/oder im Nabelbereich, Allergien, Unverträglichkeiten gegenüber Nahrungsmittel etc.);* wird auch im Zusammenhang mit dem siebten und dem achten Brustwirbel behandelt.

Zehnter Brustwirbel (L 46)

Der Wirbel steht in Verbindung zur **Milz** sowie zur **Bauchspeicheldrüse** (Pankreas). Auf dem Dornfortsatz sowie ein tsön (zwei Querfinger) links und rechts hiervon können Unregelmäßigkeiten aller drei körperlichen Energien behandelt werden, die mit dem Magen und der Milz in Zusammenhang stehen: *Hautprobleme (bei Lung-Übermaß raue und rissige Haut sowie rissige Lippen, bei Tripa-Übermaß entzündete Haut etc.), Probleme des Blutes (Tripa-Störung), ständig wiederkehrende Erkältungen (Immunsystem), Blähungen, Schwierigkeiten beim Stuhlgang (harter Stuhl);* (siehe auch Peken und Lung).

Elfter Brustwirbel (T 13)

Dieser Wirbel steht in Zusammenhang mit dem **Magen** und wird *bei Störungen der Verdauungshitze* behandelt, z.B. *Gastritis (Magenschleimhautentzündung, Sodbrennen aufgrund übermäßiger Säureproduktion des Magens, heiße Magentumore etc.).* Da die drei Punkte auf dem Dornfortsatz sowie jeweils ein tsön links und rechts hiervon auch bei kalten Beschwerden des Magens angewendet werden – siehe auch Peken.

Vierter Lendenwirbel (T 14)

Ein spezifischer Wirbel im Zusammenhang mit dem **Dünndarm** und sekundär der Bauchspeicheldrüse (Pankreas); Massage auf dem Dornfortsatz sowie ein tsön (zwei Querfinger) links und rechts hiervon; *Indikationen: generell bei Darmbeschwerden; Blähungen, Stuhlgang mit Schleim; Durchfall (evtl. mit Schleim); Entzündungen, Ulzerationen und Tumoren im Dünndarmbereich; auch bei Übermaß von Lung (Wind) im Dünndarm; lehmfarbener oder ockerfarbener, heller Stuhlgang;* eventuell im Zusammhang mit TV 1 behandeln.

Unterer Bauchbereich (**Vorderseite des Körpers**)

Die Punkte sind mit T = Tripa, V = Vorderseite und einer Nummer gekennzeichnet.

TV 1: Ein tsön (zwei Querfinger) unterhalb des Bauchnabels befinden sich in der Mitte (sowie jeweils ein tsön links und rechts hiervon) die mit dem **Dünndarm** assoziierten Massagepunkte. Über diese Punkte werden vor allem *hitzebedingte Störungen im Bereich des oberen Anteils des Dünndarms sowie Probleme der Bauchspeicheldrüse (Pankreas)* behandelt. *Indikationen: Durchfall, Malabsorption, Aufblähungen des Bauchraums, Blut im Stuhl, Verdauungsbeschwerden.* Zudem kann der Punkt se-

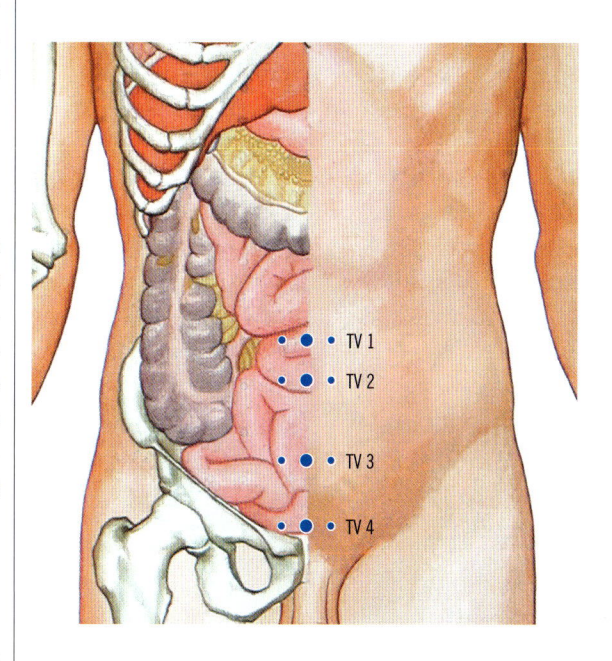

Hauptpunkte in der Mitte
Nebenpunkte ein tsön (zwei Fingerbreiten)
links und rechts davon

Unterer Bauchbereich – Tripa

kundär bei Problemen der *Gebärmutter (scheinbare Unfruchtbarkeit, starke Menstruationsblutungen nach Abgängen der Leibesfrucht; evtl. sanfte Massage, um den heranreifenden Fötus in der Gebärmutter zu halten)* herangezogen werden.

TV 2: Die Punkte zwei tsön (vier Querfinger) unterhalb des Bauchnabels sowie jeweils ein tsön links und rechts hiervon werden mit dem unteren Anteil des **Dünndarms** in Verbindung gebracht. Allerdings werden hier eher kalte Störungen wie Verdauungsstörungen mit *Aufblähungen, Schweregefühl im Unterleib, Verstopfung* etc. behandelt. Der Punkt gilt auch als sekundärer Punkt für die Gebärmutter; (siehe auch Peken).

TV 3 / TV 4: Die Punkte vier tsön (acht Querfinger) unterhalb des Bauchnabels genau an der Schambeingrenze (TV 3) sowie ein tsön links und rechts hiervon werden primär mit der **Harnblase** und sekundär mit den Geschlechtsorganen assoziiert. Die Punkte sechs tsön (zwölf Querfinger) unterhalb des Bauchnabels sowie ein tsön links und rechts hiervon (TV 4) gelten primär als Punkte der **Geschlechtsorgane** (und sekundär der Harnblase). Die Punkte der Geschlechtsorgane befinden sich beim Mann genau an der Basis des Penis. Sie gelten als Sitz der sexuellen Wärme und der Sexualkraft. Die Indikationen stehen im Zusammenhang mit allen drei körperlichen Energien. Die beiden Punkte sowie jeweils ein tsön links und rechts hiervon werden hauptsächlich bei *Blasenproblemen (wie zu häufigem Harnlassen, Druck in der Blase ohne wirklich Harn lassen zu können, Inkontinenz), Nierenproblemen, evtl. sekundär bei Ischiasproblemen, Schwellungen der Hoden, Probleme der Prostata (Hypertrophie), sowie bei Schmerzen der Gebärmutter und zur Regeneration der Energie der Gebärmutter (z.B. nach einer Geburt oder einem Abortus), Schwäche nach sexueller Ausschweifung, sexuellen Zwangsvorstellungen etc.* behandelt; (siehe auch Lung bzw. Peken).

Bei einem Ungleichgewicht der Körperenergie Peken (Schleim)

Punkte im Gesichtsbereich

Die Punkte sind mit P = Peken und einer Nummer gekennzeichnet.

Die folgenden Punkte wurden bereits im Kapitel Tripa (Galle) beschrieben und werden hier lediglich nochmals aufgeführt. Es handelt sich um den Punkt T 1, ein tsön (2 Querfinger) oberhalb des Haaransatzes (mittig) sowie jeweils ein bzw. zwei tsön links und rechts hiervon. Die Massagepunkte dienen dem Ausgleich der Elemente in den beiden Seitenkanälen und sind hilfreich bei der Behandlung *chronischer Nasenprobleme, Behinderungen der Atmung, chronischer Nasennebenhöhlen-Entzündung etc.;* (siehe auch Tripa).

Jeweils ein tsön (zwei Querfinger; mittig) unterhalb der Augenmitte am unteren Rand der Jochbeinkante findet man die beiden Massagepunkte (L 17) zur *sekundären Behandlung bei chronischen*

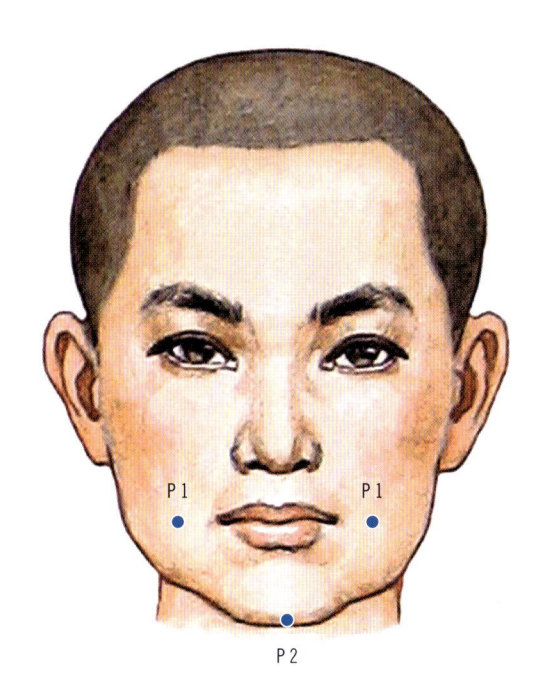

Massagepunkte im Gesichtsbereich – Peken

Entzündungen der Nasennebenhöhlen und der Ohrgänge (bei akutem Geschehen siehe auch Lung und Tripa). Auch die Punkte L 16 und L 18 können hier gleichzeitig mitbehandelt werden.

Weitere Punkte, die bei *Gesichtslähmungen, Schmerzen der Gesichtsnerven und generellen, chronischen Problemen der Nase (z.B. ständig laufende Nase)* behandelt werden, befinden sich am unteren, äußeren Rand der Nasenhöhle (links und rechts = L 19) und am Rand der oberen Einkerbung des Nasenflügels (links und rechts = L 20); (siehe auch Lung).

Der Punkt in der Mitte im Grübchen (L 22) unterhalb der Unterlippe hat Einwirkung auf das *Gehirn (z.B. bei Problemen mit der Gedächtnisleistung)*. Er wird vor allem bei *Sprachproblemen (z.B. Stottern)* massiert; (siehe auch Lung).

P 1 / P 2: Die beiden Punkte (P 1) zwei Querfinger (ein tsön) links und rechts neben der äußeren Lippenenden sowie der Punkt direkt auf der Kinnspitze (P 2) werden *bei kalten (chronischen) Schwellungen der Zunge* behandelt; (bei akuten Schwellungen siehe auch Tripa).

Punkte auf der Wirbelsäule

Zweiter Brustwirbel (P 3)

*Ein allgemeine*r Punkt bei Störungen von Peken (Schleim); Indikationen wie z.B. *allgemeine Verdauungsbeschwerden, ungenaue und «schlaffe» Bewegungen des Körpers, «schweres» Körpergefühl, Schmerzen der Atemwege; Lungenbeschwerden wie zu viel Mucus (Schleim)* etc. (dann im Zusammenhang mit dem dritten Brustwirbel L 41 behandeln); *Kältegefühl allgemein*; kann auch in Verbindung mit einer Störung von Tripa (Galle) stehen.

Vierter Brustwirbel (L 42)

Steht in Zusammenhang zu den sogenannten «Sohn-Anteilen» der Lungen, d.h. den vorderen Lungenbereichen; *Indikationen:* vor allem *festsitzender Katarrh mit viel zähem, fadenziehendem Schleim (Mucus)*; auch für kombinierte Lung-Peken-Ungleichgewichte (siehe auch bei Lung).

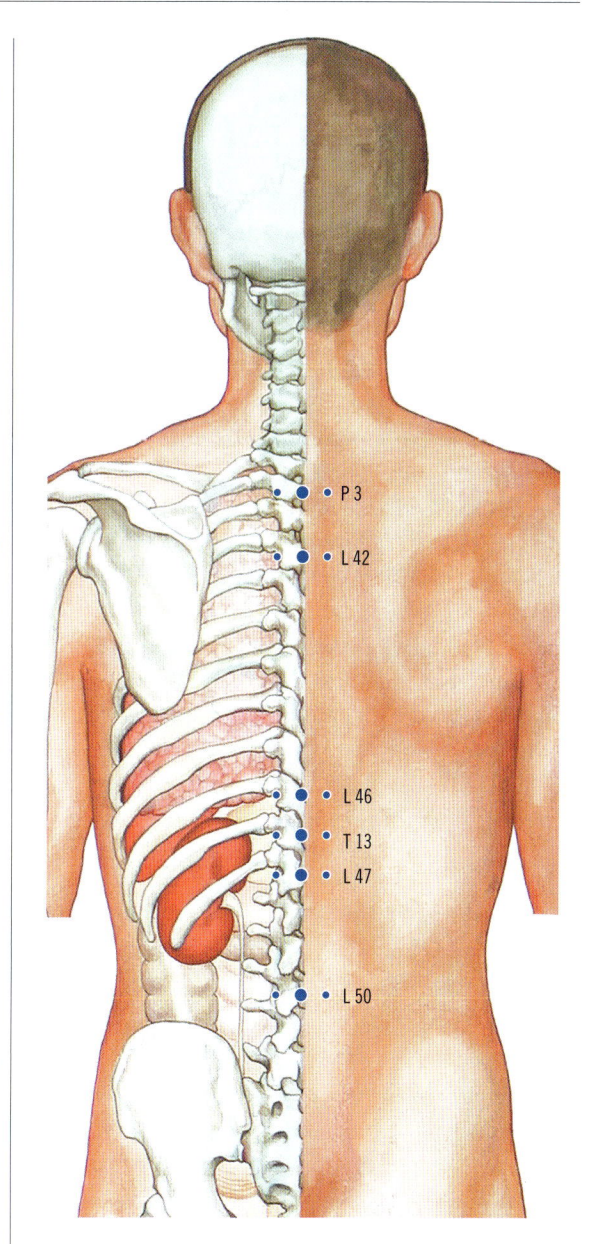

Hauptpunkte in der Mitte
Nebenpunkte ein tsön (zwei Fingerbreiten) links und rechts davon

Punkte auf der Wirbelsäule – Peken

Zehnter Brustwirbel (L 46)

Der Wirbel steht in Verbindung zur **Milz** sowie zur **Bauchspeicheldrüse** (Pankreas). Auf dem Dornfortsatz sowie ein tsön links und rechts hiervon können Unregelmäßigkeiten aller drei körperlichen Energien behandelt werden, die mit dem Magen und der Milz in Zusammenhang stehen: *Hautprobleme (bei Lung-*

Übermaß raue und rissige Haut sowie rissige Lippen, bei Tripa-Übermaß entzündete Haut etc.), Probleme des Blutes (Tripa-Störung), ständig wiederkehrende Erkältungen (Immunsystem), Blähungen, Schwierigkeiten beim Stuhlgang (harter Stuhl); (siehe auch Lung und Tripa).

Elfter Brustwirbel (T 13)

Steht in Zusammenhang mit dem **Magen** und wird bei Störungen der Verdauungshitze behandelt, d.h. bei *allgemeinen Verdauungsstörungen, Durchfall, Erbrechen, Gefühl eines Klumpens im Bauch nach dem Essen, Sodbrennen aufgrund fehlender Verdauungshitze, Ulcus etc.;* eventuell *auch* in Kombination mit dem «Geheimen Magen-Punkt» (VK 16) zwei tsön unterhalb des Brustbeins sowie je ein tsön links und rechts hiervon anwenden. Die Punkte werden auch im Zusammenhang mit dem 10. Brustwirbel behandelt. Da die drei Punkte auf dem Dornfortsatz sowie jeweils ein tsön links und rechts hiervon auch bei heißen Beschwerden des Magens (*Gastritis*) angewendet werden – siehe auch Tripa.

Zwölfter Brustwirbel (L 47)

Steht im Zusammenhang mit den Fortpflanzungsorganen sowie dem «Reservoir der Reproduktiven Flüssigkeiten» (Eierstöcke, Hoden) und der Prostata. Die Mitte des Dornfortsatzes sowie ein tsön (zwei Querfinger) links und rechts hiervon werden bei *starker und/oder häufiger Menstruation, kalten Störungen im Unterleib, Myomen, Zysten im Unterleib, Ausfluss, Qualitätsstörungen des männlichen Samens sowie mentalen Lung-Störungen wie etwa geistiger Unruhe und Problemen mit der Merkfähigkeit und dem Gedächtnis* behandelt; (siehe auch Lung).

Dritter Lendenwirbel (L 50)

Steht in Zusammenhang mit dem unteren Anteil des Magens, mit dem Dünndarm und insbesondere mit dem **Dickdarm**; dieser Wirbel wird speziell zur Behandlung von *Hämorrhoiden* angewendet und kann mit dem vierten Lendenwirbel (T 14) kombiniert werden; (siehe auch Tripa).

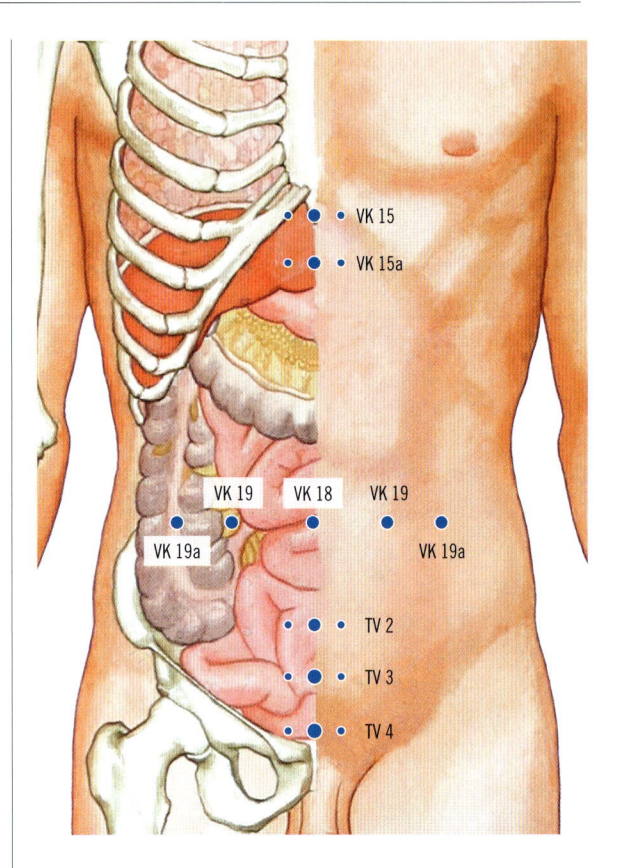

Vorderseite des Körpers – Peken

Vorderseite des Körpers

Sonnengeflecht (VK 15; VK 15a)

Das Gebiet befindet sich am unteren Ende des Brustbeins und dehnt sich dann bis ungefähr ein tsön unterhalb des Brustbeins aus. Es korrespondiert hauptsächlich mit dem Magen und wird z.B. bei Störungen des «vermischenden Schleims» und zu viel Kälte angewendet. Die sich hieraus ergebenden Indikationen sind z.B. *Verdauungsstörungen, Erbrechen, Nahrung fühlt sich an wie ein Klumpen im Bauch etc.;* (siehe auch bei Lung).

Nabelgebiet (VK 18; VK 19; VK 19a)

Es handelt sich hier um den Nabelpunkt sowie die sogenannten «geheimen Dickdarm-Punkte». Diese Punkte können mit allen drei körperlichen Energien in Zusammenhang stehen; (Indikationen siehe «Lung»).

Unterbauch (TV 2 / TV 3)

Die Punkte zwei tsön (vier Querfinger) unterhalb des Bauchnabels (TV 2) sowie jeweils ein tsön links und rechts hiervon werden mit dem unteren Anteil des **Dünndarms** in Verbindung gebracht. Alle kalten Störungen wie *Verdauungsstörungen mit Aufblähungen, Schweregefühl im Unterleib, Verstopfung* etc. können hier behandelt werden. Der Punkt gilt auch als *sekundärer Punkt für die Gebärmutter;* (siehe auch Tripa).

Die Punkte vier tsön (acht Querfinger) unterhalb des Bauchnabels (TV 3) genau an der Schambeingrenze sowie sechs tsön (zwölf Querfinger) unterhalb des Bauchnabels (bei Männern an der Basis des Penis; TV 4) gelten als Punkte für **Harnblase** und **Geschlechtsorgane**. Die Indikationen stehen im Zusammenhang mit allen drei körperlichen Energien. Die beiden Punkte sowie jeweils ein tsön links und rechts hiervon werden hauptsächlich bei *Blasenproblemen wie zu häufigem Harnlassen, Druck in der Blase, ohne wirklich Harn lassen zu können, Inkontinenz, Nierenproblemen, evtl. sekundär bei Ischiasproblemen, Schwellungen der Hoden, Prostataproblemen (Hypertrophie) sowie bei Schmerzen der Gebärmutter und zur Regeneration der Energie der Gebärmutter (z.B. nach einer Geburt oder einem Abortus), Erschöpfung nach sexueller Überaktivität* etc. behandelt; (siehe auch Lung).

Mitte der Handflächen (H 13) und der Fußsohlen (F 12)

Die Mitte der Handflächen und der Fußsohlen werden traditionell als von Lung (Wind) und Peken (Schleim) dominierte Gebiete betrachtet, in denen spiralförmig sehr subtile Energien zusammenfließen. Die Mitte der Fußsohlen kann als *Notfallpunkt bei Kreislaufschwäche (bis Kreislauf-Kollaps)* sanft massiert werden. Näheres zu Indikationen siehe bei Lung.

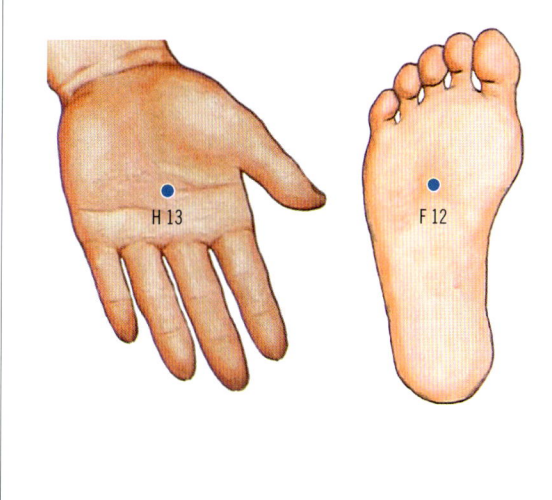

Die Zeichnungen auf den folgenden Seiten geben nochmals einen **Gesamtüberblick** über die Zuordnungen der Massagepunkte.

Gesamtüberblick über die Zuordnungen der Massagepunkte

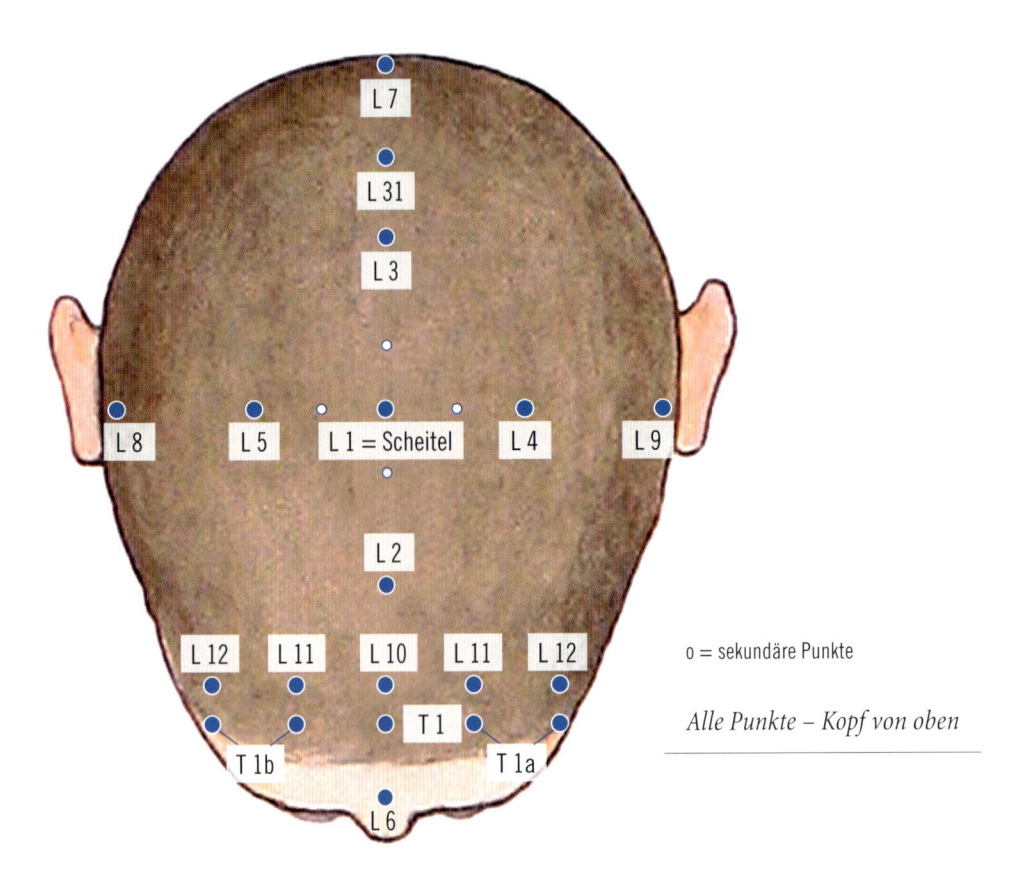

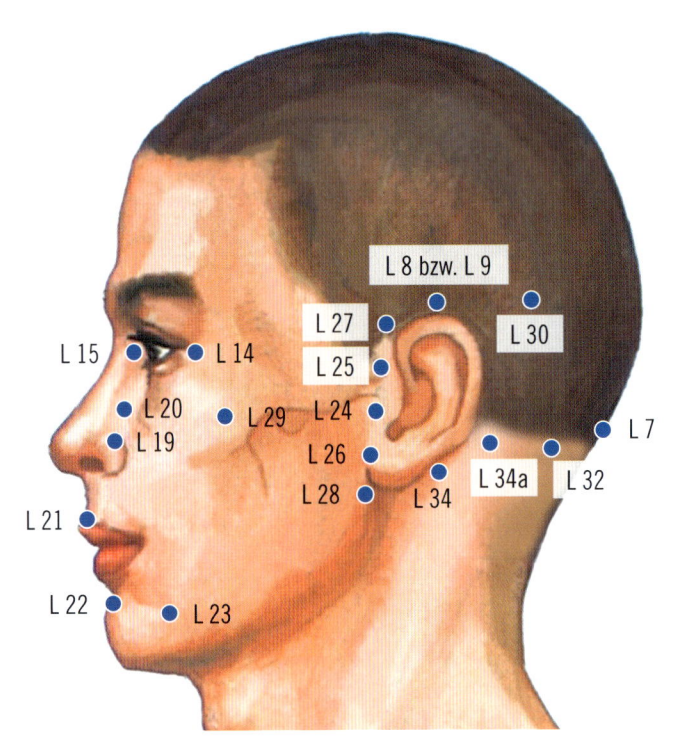

o = sekundäre Punkte

Alle Punkte – Kopf von oben

Punkte L 17 und L 18 siehe
Alle Punkte Gesicht

Alle Punkte – Kopf von der Seite

86

Gesamtüberblick über die Zuordnungen der Massagepunkte

Alle Punkte – Gesicht

*Zusammenfassung aller Punkte –
Hinterkopf, Schulter-Nackenbereich*

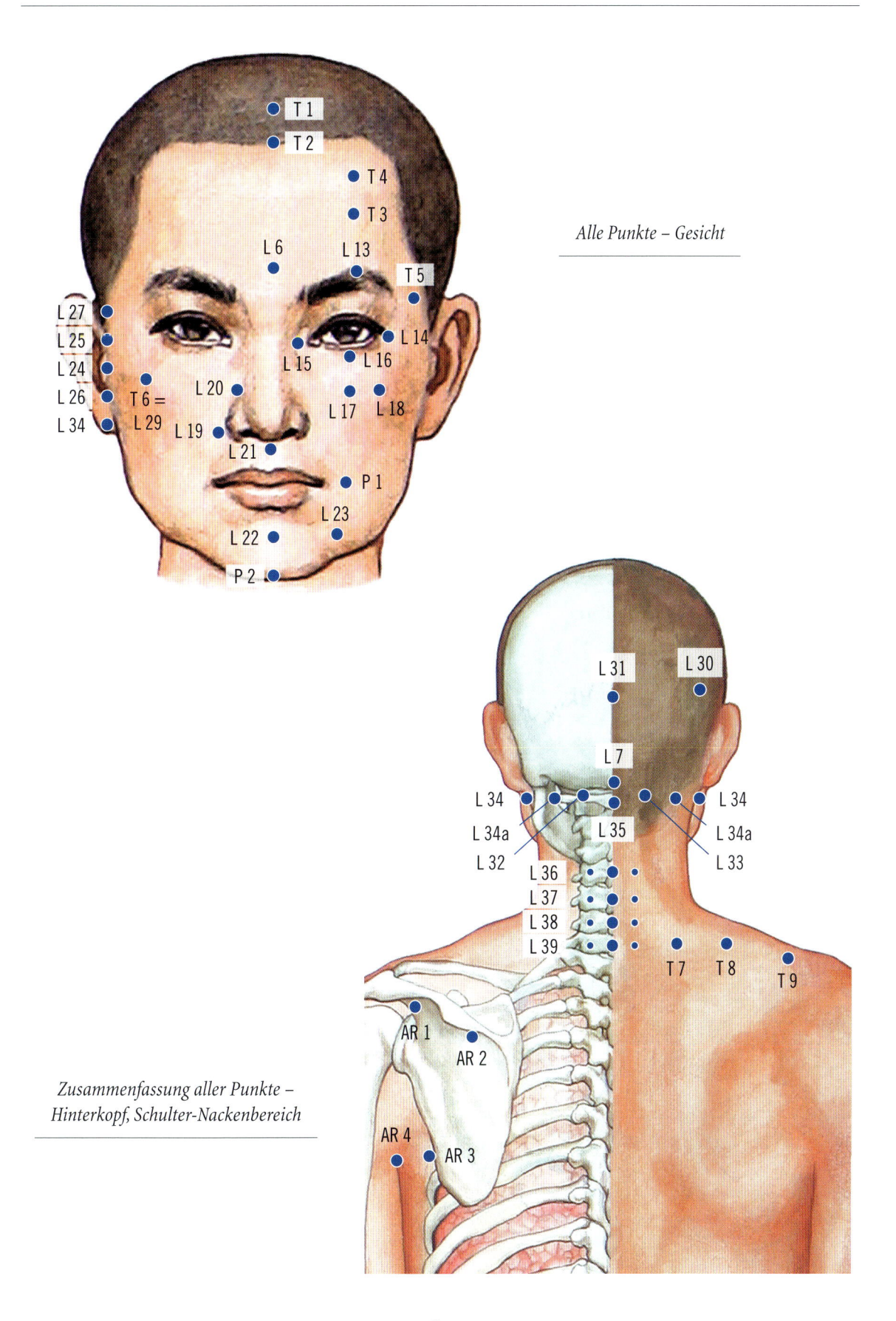

Gesamtüberblick über die Zuordnungen der Massagepunkte

Alle Punkte – Wirbelsäule

HW = Halswirbel
BW = Brustwirbel
LW = Lendenwirbel

1. HW = L 35
4. HW = L 36
5. HW = L 37
6. HW = L 38
7. HW = L 39 = LUNG (Wind)   } LUNG = Wind
1. BW = TRIPA (Galle)
2. BW = PEKEN (Schleim)
3. BW = Lungen (hintere Anteile)
4. BW = Lungen (vordere Anteile)
5. BW = Aorta
6. BW = Herz
7. BW = Zwerchfell
8. BW = Leber
9. BW = Gallenblase
10. BW = Milz / Pankreas
11. BW = Magen
12. BW = Reservoir der reproduktiven Flüssigkeiten
1. LW = Nieren
2. LW = Innere Organe
3. LW = Dickdarm
4. LW = Dünndarm
5. LW = Harnblase
Kreuzbein
= Tor des Windes
= Keimdrüsen
= Abwärts-treibender Wind
Steißbein = LUNG

Hauptpunkte auf dem Dornfortsatz
Nebenpunkte jeweils 1 tsön (2 Querfinger) links und rechts

In der Anatomie differenziert man sieben Halswirbel, zwölf Brustwirbel und fünf Lendenwirbel sowie fünf ineinander verwachsene Wirbel, die das Kreuzbein bilden. Zur Wirbelsäule gehört zudem noch das Steißbein am unteren Ende der Wirbelsäule. Im tibetischen Medizinsystem wird der siebte Halswirbel als erster Wirbel betrachtet. Der 7. Halswirbel steht leicht hervor und bewegt sich etwas bei der Beugung des Kopfes. Im Gegensatz hierzu bleibt der 1. Brustwirbel relativ fixiert bei einer Beugung des Kopfes. Als grobe Richtlinie zum Auffinden der Wirbel kann man sagen, dass der 7. Brustwirbel etwa am unteren Ende des Schulterblattes und der 3. Lendenwirbel etwa auf der Höhe des Nabels zu finden sind.

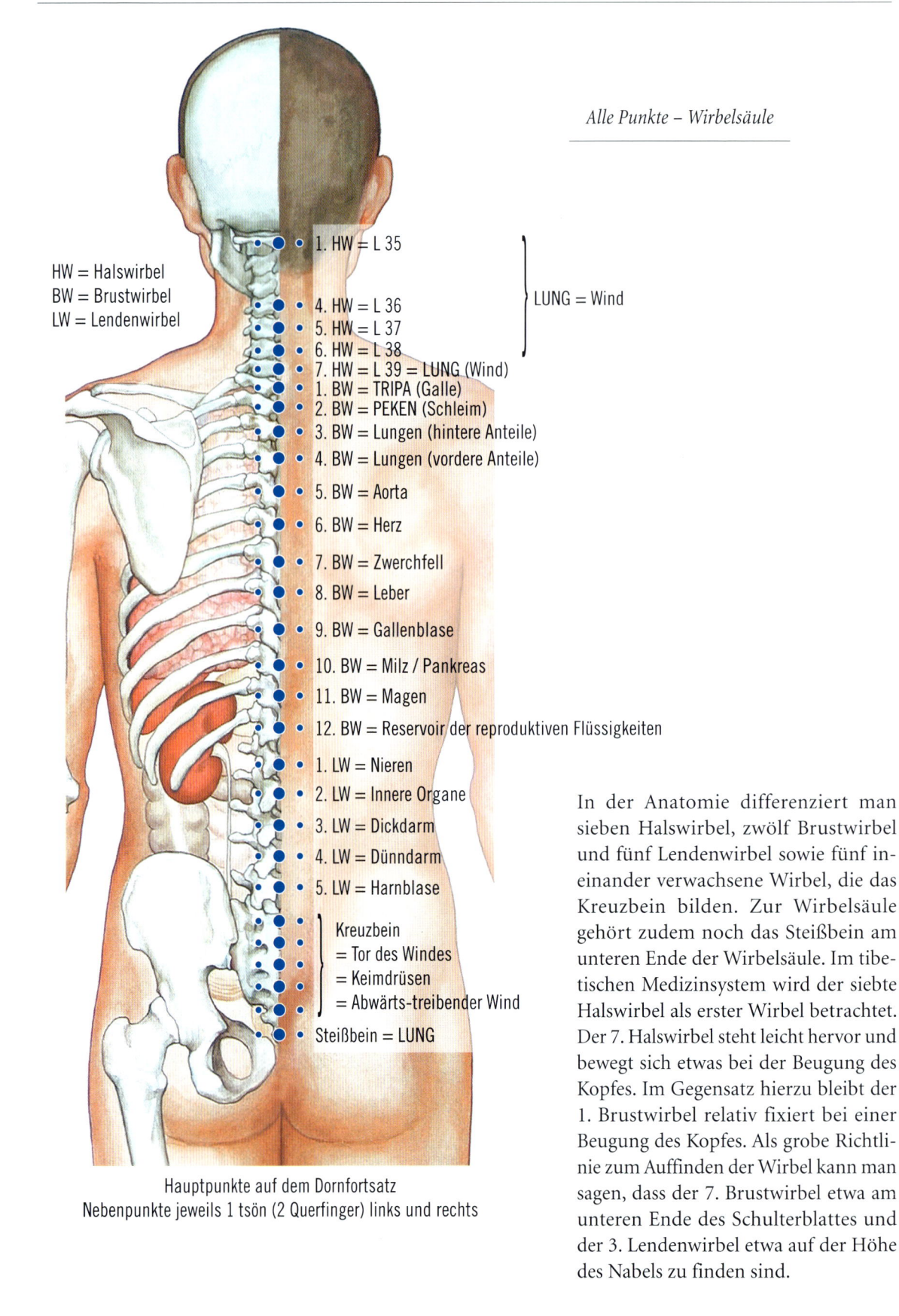

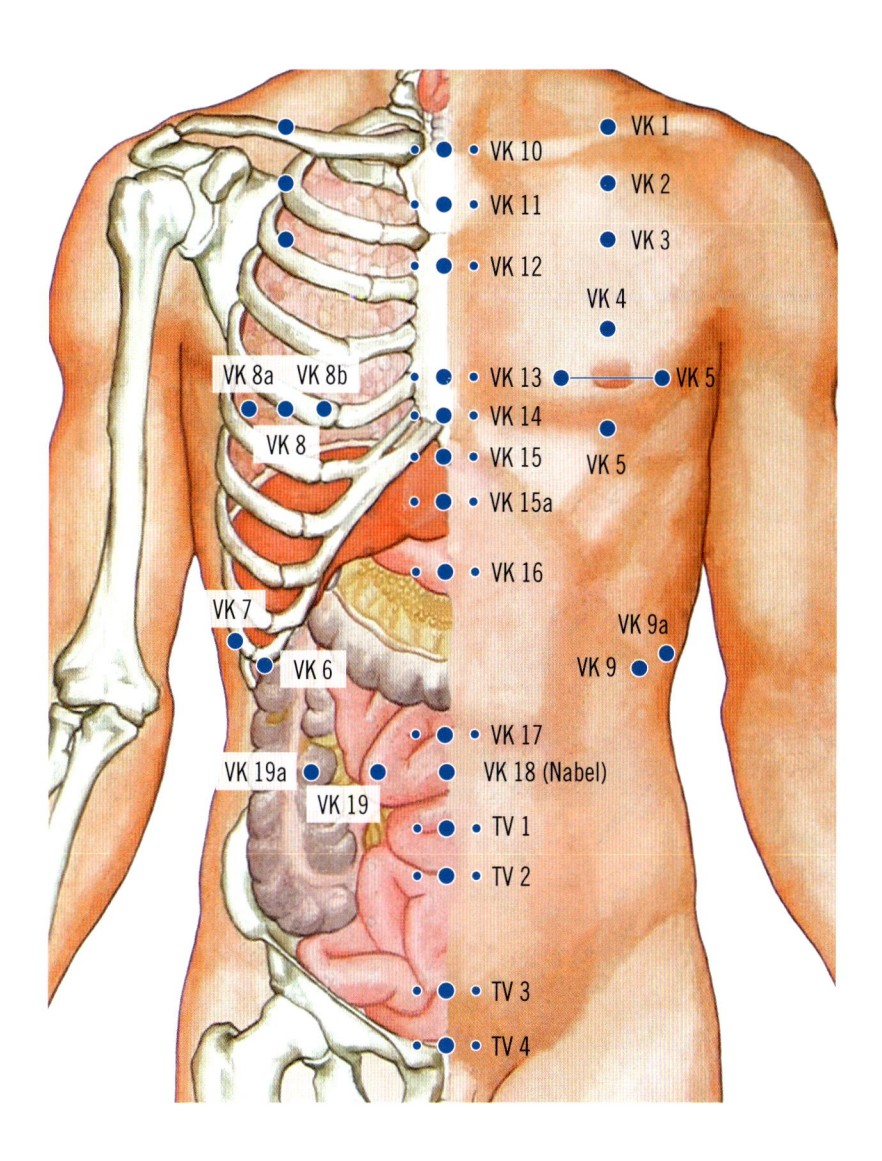

Alle Punkte – Brust- und Bauchbereich

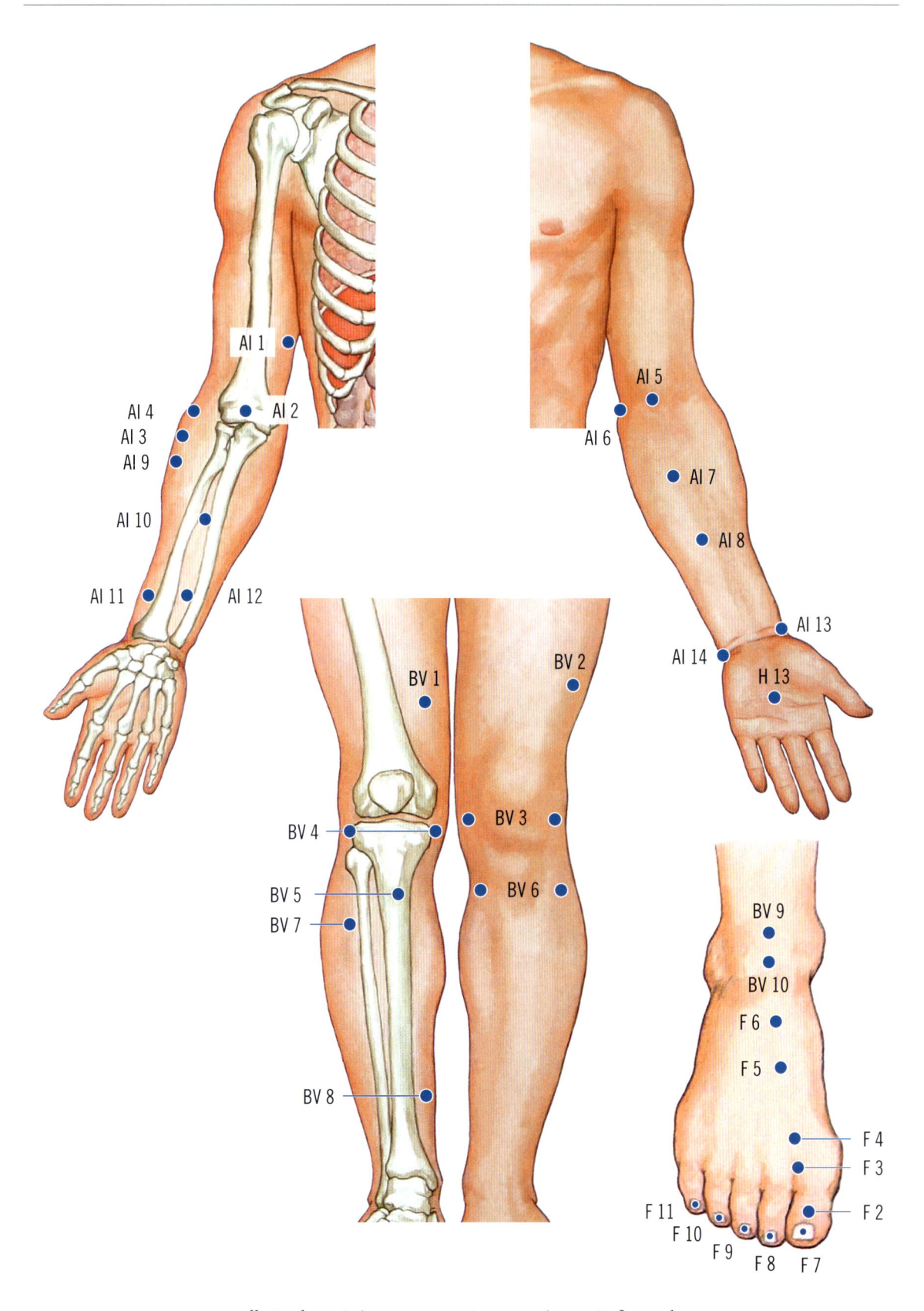

Gesamtüberblick über die Zuordnungen der Massagepunkte

Alle Punkte – Beine von vorne, Arme von innen, Fuß von oben

Gesamtüberblick über die Zuordnungen der Massagepunkte

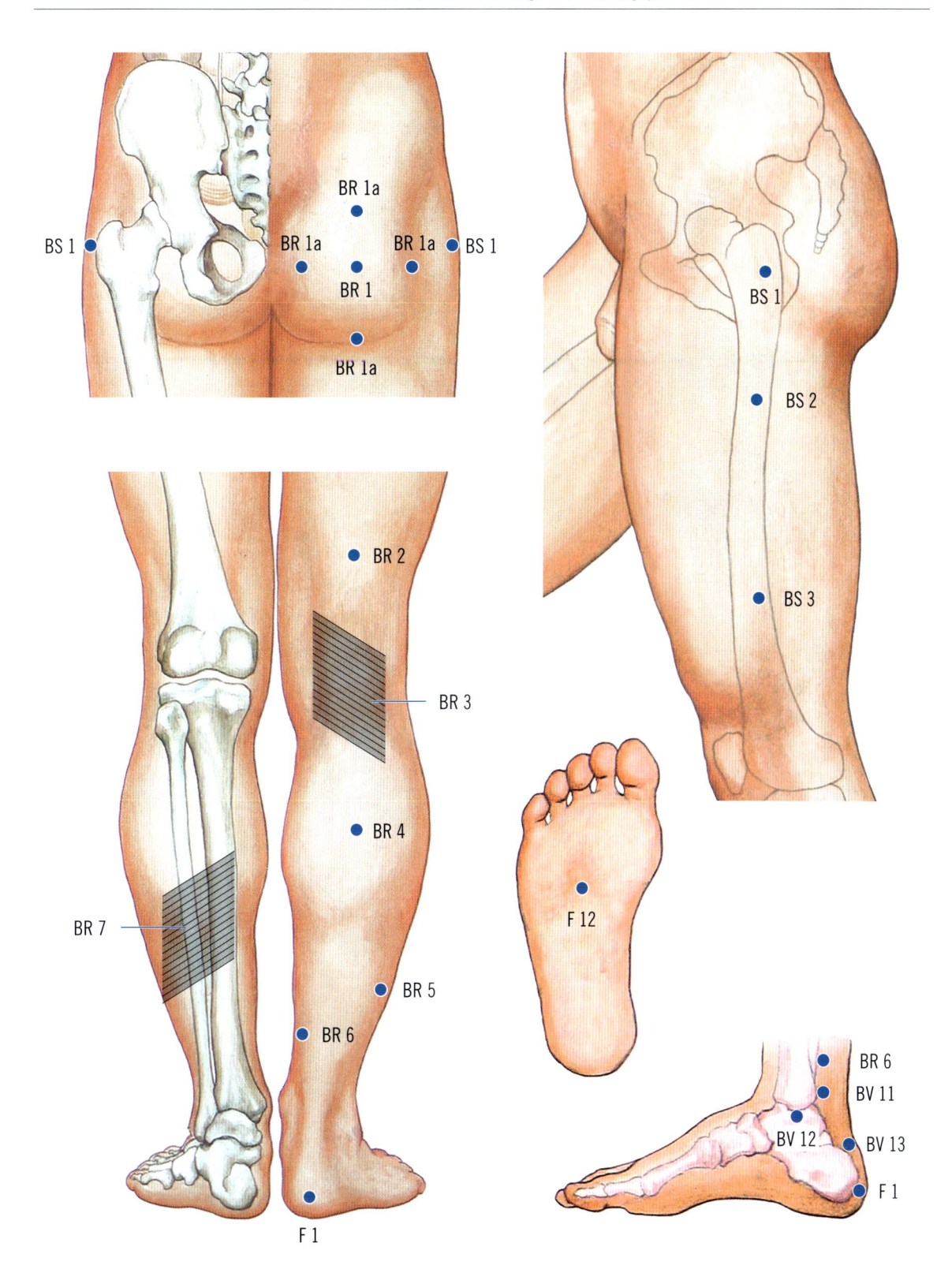

Alle Punkte – Beine von hinten und von der Seite, Fußsohlen, Fuß Innenseite

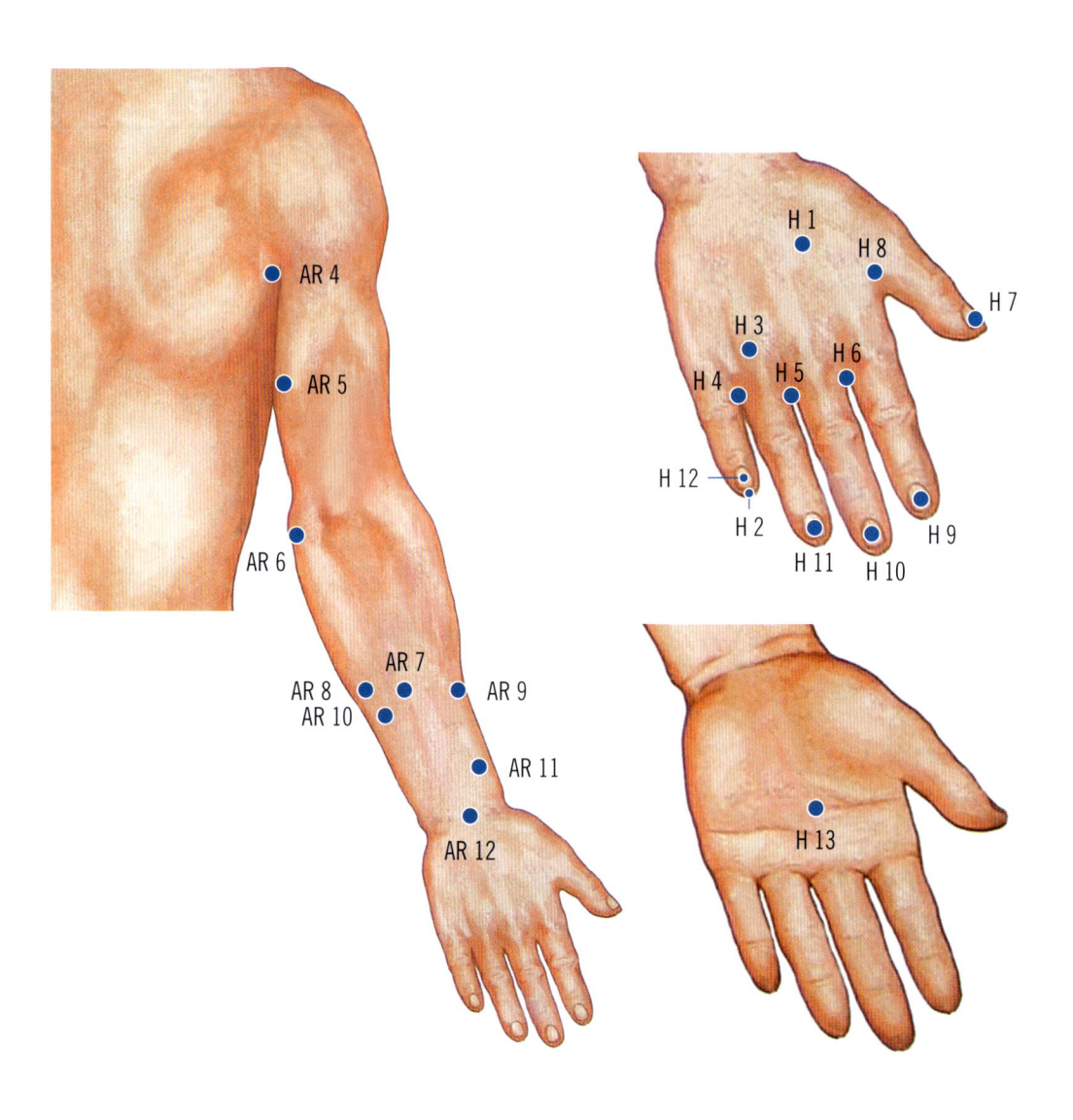

Gesamtüberblick über die Zuordnungen der Massagepunkte

Zusammenfassung aller Punkte – Arme Rückseite, Handrücken und -fläche

Eine Auswahl spezifischer Indikationen

Bei sehr vielen Beschwerden ist es möglich, dass funktionelle Störungen in der Wirbelsäule wie etwa blockierte Zwischenwirbelgelenke etc. vorliegen. Auch Stöße, Schläge oder andere Traumata an der Wirbelsäule können zu organischen Beschwerdebildern führen (und vice versa). Über reflektorische Verbindungen werden dann die jeweiligen Symptome ausgelöst. Hierdurch begründet sich auch die positive Einflussnahme mittels der Massage oder anderer äußerer Therapien über diese Punkte. Bei einem lange andauerndem Zustand haben sich die (in diesem Falle pathologischen) reflektorischen Verbindungen zwischen Organ, Wirbelsäule und Gehirn dann fixiert, so dass eine Besserung durch eine Behandlung nur der Organe oder nur der Wirbelsäule meist nach kurzer Zeit wieder hinfällig wird. Es empfiehlt sich deshalb meist eine Kombinationstherapie zwischen innerer Organbehandlung (z.B. mittels Teemischungen oder Kräutervermischungen), einer guten Massage des Rückens bzw. der entsprechenden Reflexzonen und/oder einer fachgerecht durchgeführten sanften Wirbelsäulentherapie sowie der Anwendung äußerer Therapien wie Hor-me, Moxa oder Akupunktur.

Sollten Beschwerdebilder über längere Zeit hinweg bestehen, ist auf jeden Fall eine fachgerechte Abklärung anzuraten.

Schwindel – Ohrgeräusche – Tinnitus

Diese Symptome werden üblicherweise einem Übermaß von Lung (Wind) zugeschrieben. Die beschriebenen Rezepturen für Lung werden sich hier also als sehr förderlich erweisen. Zudem müssen die Ernährungs- und Verhaltensweisen für ein Lung-Übermaß eingehalten und vor allem jede Art von Anspannung und Stress auf ein Minimum reduziert werden. Auch die fachgerechte Behandlung des ersten Halswirbels bringt hier häufig erstaunliche Erfolge.

Es werden hauptsächlich die Massagepunkt im Kopfbereich (Scheitel, Innere und Äußere Tore, erster Halswirbel, Ohrpunkt), der siebte Halswirbel, der fünfte Brustwirbel sowie die Mitte des Brustbeins behandelt. Möglichkeiten der Punktkombination: L 1, L 2, L 3, L 4, L 5, L 8, L 9, L 10, L 11, L 12, L 26, L 31, L 35, L 39, L 43, L 48, VK 14

Da Lung-Störungen und Störungen im Bereich der Ohren häufig auch mit Nierenproblemen kombiniert sind, können Sie auch noch den ersten Lendenwirbel (L 48) sowie die Punkte ein tsön links und rechts hiervon in die Behandlung einbeziehen. Bitte hier die Punkte einzeln und sanft massieren – dieses Gebiet ist häufig sehr druckempfindlich und mit Vorsicht zu behandeln.

Eine weitere spezielle Indikation bezieht sich auf den 12. Brustwirbel. Hier wird bei eitrigem *Ohrausfluss* normalerweise gemoxt, d.h. eine Massage mit erhitzenden Komponenten kann durchaus versucht werden.

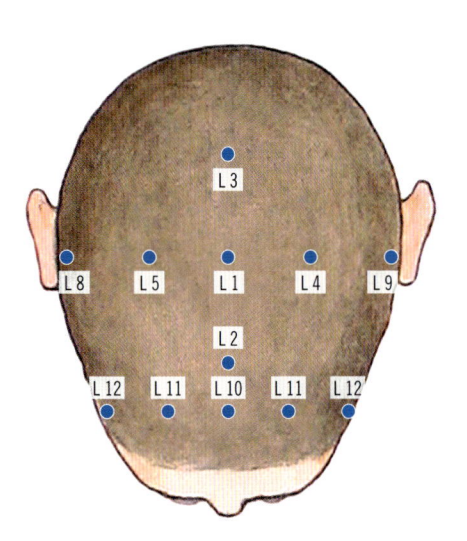

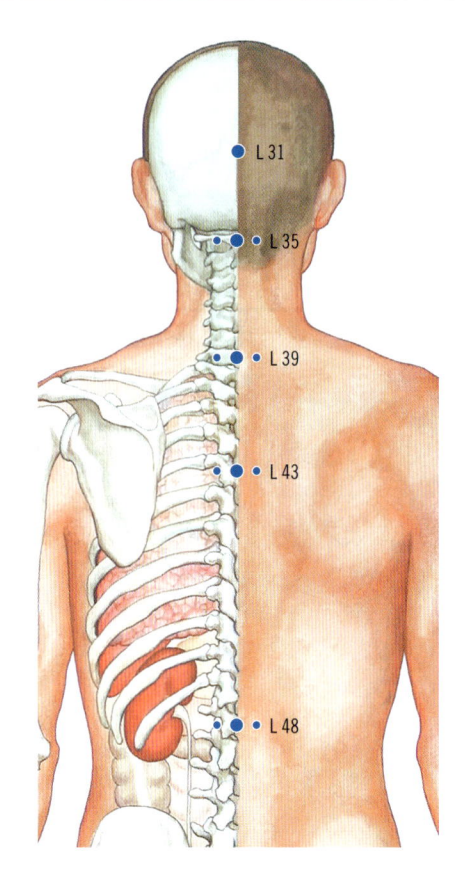

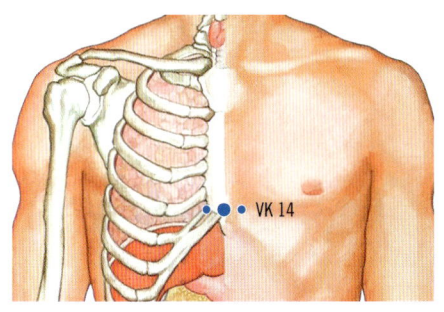

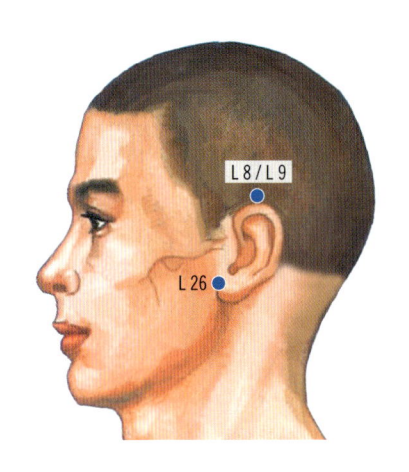

Übelkeitsgefühle – «Reisekrankheit»

Wenn Ihnen durch Busfahren o.ä. leicht schlecht wird, so kann dies auf eine Dysfunktion der Milz (eventuell auch des Magens) zurückzuführen sein. Massieren Sie das Areal um den Milzpunkt herum leicht und flächig mit vier Fingern. Den *Milzpunkt* findet man am unteren Rippenrand links am Ende der sogenannten «freien Rippe». Wenn Sie den linken Arm anwinkeln und an den Körper anlegen und der Mittelfinger das Ohrläppchen berührt, zeigt die Spitze des Ellbogens genau auf den Milzpunkt VK 9. (Auf der rechten Seite können Sie auf diese Art den «*Leberpunkt*» bestimmen.) Zudem wird der Massagepunkt L 31 in der Mitte des Hinterkopfes, der Punkt L 32 sowie die Punkte VK 9a, VK 17, AI 7, T 11 und T 12 massiert. Als herausragende Kräuter in der Tibetischen Medizin zur Stärkung der Milz gelten Kardamom und Bockshornklee.

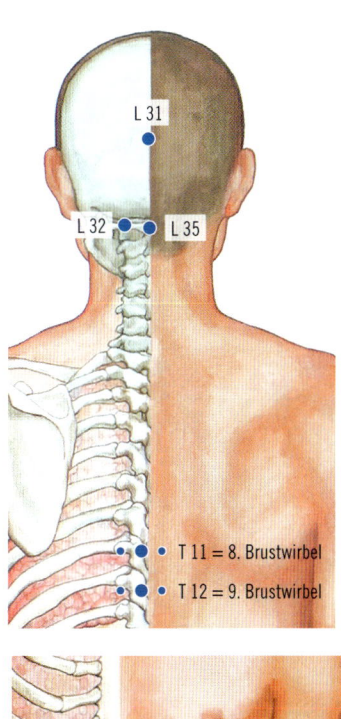

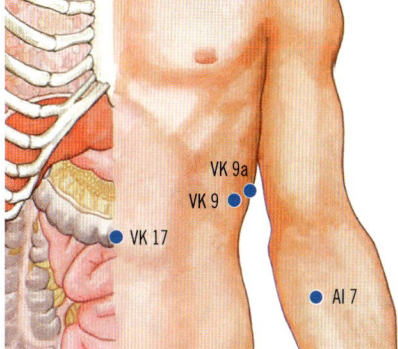

Epilepsie

In der Tibetischen Medizin werden epileptische Anfälle als eine der Krankheiten, die mit planetaren Konstellationen in Zusammenhang stehen, betrachtet. Deshalb ist es ratsam, auf die Harmonisierung der Energieräder (siehe entsprechendes Kapitel) und der subtilen Lebenskraft La (siehe entsprechendes Kapitel) zu achten. Im tibetischen Kulturkreis werden bei dieser Erkrankung auch spezifische Rituale durchgeführt. Der beste Behandlungspunkt ist zweifellos der Scheitelpunkt L 1. Häufig wird hier auch eine Goldene-Moxa-Behandlung durchgeführt. Sicherlich dient aber auch die Massage dieses Punktes dem generellen Ausgleich der körperlichen Energie Lung (Wind) und hat deshalb positive Auswirkungen bei diesem Krankheitsbild. Ein weiterer Punkt zur Behandlung ist L 21 (Punkt direkt unter der Nase).

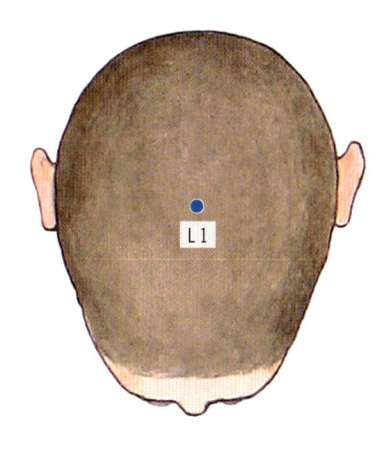

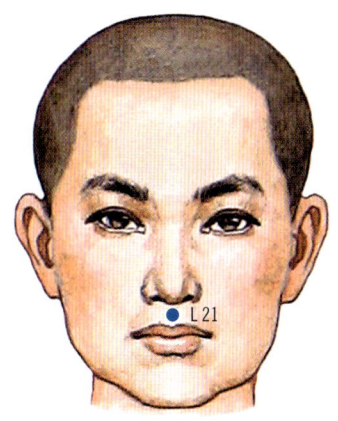

Kopfschmerzen / Migräne

Wenn die Kopfschmerzen nicht von einer falschen Statik der Halswirbelsäule (insbesondere des ersten Halswirbels), Problemen mit den Augen (z.B. schlechtes Sehen) oder durch Störungen im Zahnbereich (wie z.B. Wurzelherde, Fehlstellung der Kiefergelenke) oder Störungen im Bereich der Nasennebenhöhlen bzw. Stirnhöhlen hervorgerufen werden, sind sie in erster Linie auf eine Störung der körperlichen Energien Lung (Wind) und Tripa (Galle) zurückzuführen. Häufig liegen kombinierte Störungen dieser beiden Energien vor. Wenn es sich um einen sogenannten «kalten» Kopfschmerz handelt (d.h. die körperliche Energie Tripa-Galle ist nicht involviert), dann können die für die Lung (Wind) und Peken (Schleim) gegebenen Rezepturen wie z.B. Muskatghee an den unten beschriebenen Massagepunkten einmassiert werden. Man massiert grundsätzlich so lange, bis die Salbe in die Haut eingezogen ist. Sollten die Kopfschmerzen aufgrund eines Hitzeproblems der Leber oder des Dünndarms auftreten (z.B. bei überschießender Histamin-Reaktion), werden die entsprechenden Tripa-Punkte mitbehandelt. Zudem wird Migräne häufig durch hormonelle Ungleichgewichte mit verursacht. In diesem Fall sollten die Punkte für die Nieren (Nebennieren) und die reproduktiven Organe mitbehandelt werden.

Kopfschmerzen aufgrund von Problemen mit den Nasennebenhöhlen machen sich durch eine zusätzliche Symptomatik wie etwa *tränende Augen, laufende Nase, näselnde Sprache, Schmerzen beim Klopfen mit dem Finger neben die Nasenflügel, pochender Kopfschmerz beim nach-vorne-Beugen des Kopfes u.a.* bemerkbar. Es kann dann sowohl zu einem halbseitigen wie auch zu Schmerz im gesamten Kopfraum kommen. Zusätzlich zu den beschriebenen Kopfpunkten wird hier die Schädelbasis in Höhe des ersten Halswirbels (L 35) sowie ein tsön links und rechts hiervon sowie die Kopfpunkte T 1 (und evtl. T 1a und T 1b) behandelt.

Im Allgemeinen werden bei Kopfschmerzen zuerst die beiden Lung-Punkte auf dem Scheitel des Kopfes (L 1) sowie die Inneren Tore (L 2, L 3, L 4, L 5) punktuell massiert. Diese Punkte sind sehr effektiv bei der Behandlung aller Probleme der körperlichen Energie Lung (Wind). Da es sich beim Scheitelpunkt des Kopfes um einen übergeordneten Energiepunkt handelt, können von hier auch kombinierte Erkrankungen mehrerer Körperenergien günstig beeinflusst werden. Nach der Massage dieser wichtigen Kopfpunkte können Sie folgende Punkt-Kombination behandeln: L 1, L 2, L 3, L 4, L 5, L 7, L 10, L 11, L 12, L 13, L 25, L 29 (T 6), L 30, L 31, AI 1, AI 2, AI 7, T 6, T 11, T 12.

Treten bei Kopfschmerzen noch *zusätzlich Probleme mit dem Hören* wie z.B. ein *summendes oder klingendes Geräusch auf (Tinnitus)*, dann massiert man zusätzlich die Punkte direkt in der Mitte vor dem Ohr (gesichtswärts; L 24) sowie die Punkte direkt am Übergang von den Ohrläppchen zum Kopf (vorne und hinten; L 28 und L 34). Beim hinteren Punkt kann man hierbei das Kiefergelenk sehr deutlich spüren. Legt man Zeige- und Mittelfinger am eigenen Ohrläppchen an, befindet man sich automatisch an den richtigen Punkten.

Eine volkstümliche, nicht in den traditionellen Texten erwähnte Methode, mit Kopfschmerzen umzugehen, besteht im *Umwickeln des Kopfes mit einem Handtuch*. Wickeln Sie hierfür ein Handtuch für etwa 10–15 Minuten fest um den Kopf. Durch diese Maßnahme wird häufig die Schwere des Kopfschmerzes besänftigt.

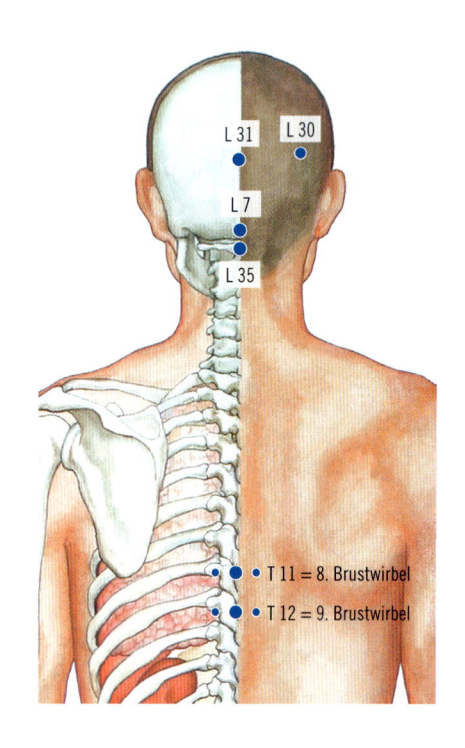

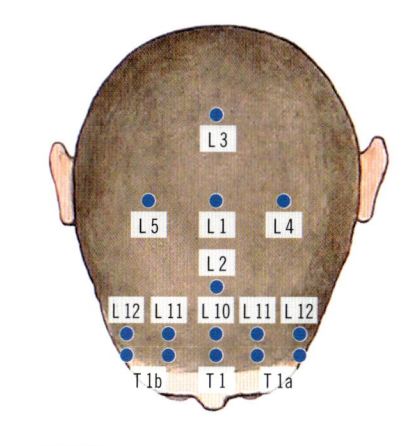

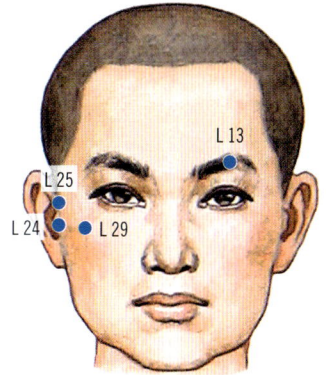

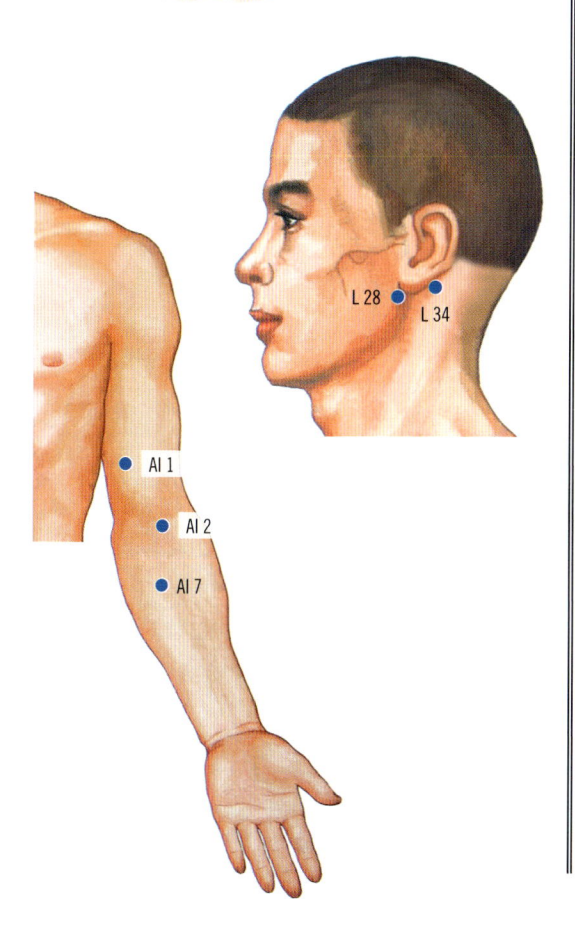

Schluckauf

Dieses vermeintlich harmlose Geschehen kann sich bei manchen Personen zu wahren Attacken steigern. Die Tibetische Medizin empfiehlt hier zwei Lung-Punkte:
1. Punkt an der oberen Vertiefung des Brustbeins (VK 10)
2. Punkt in der Mitte des Brustbeins (gedachte Linie zwischen den Brustwarzen; VK 13)

Diese beiden Punkte werden nacheinander einige Zeit vornehmlich mit der Salbe aus Muskat, pulverisierter Gerste und Ghee sanft massiert. Manchmal genügt auch bereits die Massage von Punkt VK 10 zum Beenden des Schluckaufs. Zusätzlich können die Punkte L 39, L 45 und VK 15 behandelt werden.

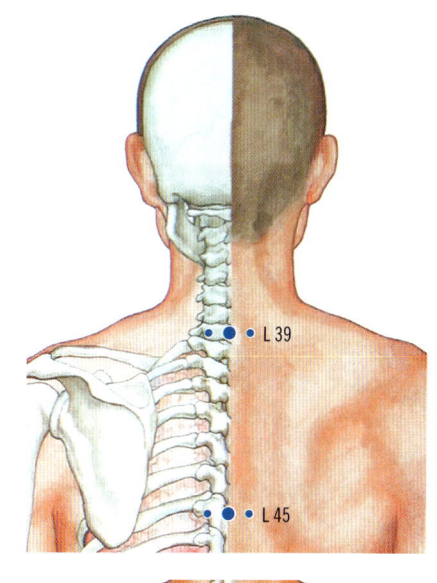

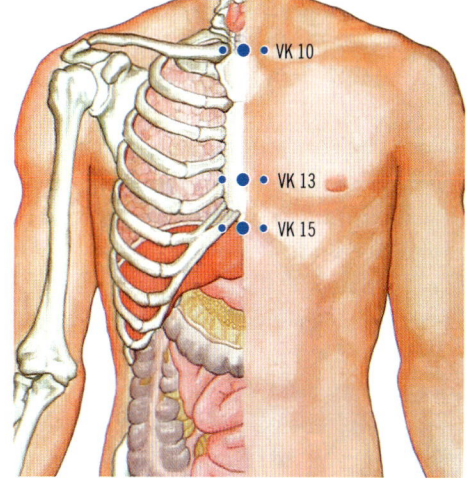

Schlafstörungen
(Einschlaf- und Durchschlafstörungen)

Meistens liegt hier starke Anspannung und/oder emotionaler Stress (Ängste, Sorgen, Kummer usw.) als Ursache vor. Dies führt zu einem Übermaß von Lung (Wind). Nicht zu schlafen führt dann zusätzlich zum Ansteigen von Lung (Wind), so dass sich hier ein verhängnisvoller Kreislauf bilden kann. Auch Verhaltensfehler (zu viele Eindrücke wie Fernsehen etc.), Ernährungsfehler (zu schweres Essen oder viel Rohkost abends), die Schlafstelle selbst (Erdverwerfungen, Elektrosmog usw.) oder einfach auch die Schlafposition können zu schlechtem Schlaf führen. Es muss allgemein zwischen Einschlaf- und Durchschlafstörungen unterschieden werden. Obwohl beide stark mit der Lung-Energie zu tun haben, ist bei den Durchschlafstörungen häufig eine sekundäre Ursache maßgeblich mitbeteiligt (z.B. hängt ein Aufwachen zwischen 1 und 3 Uhr nachts häufig mit der Leber zusammen; zwischen 3 und 5 Uhr morgens eher mit dem Nervensystem). In beiden Fällen kann eine *beruhigende Massage des gesamten Körpers* oder der unten aufgeführten Reflexpunkte vor dem Schlafengehen sehr hilfreich sein. *Auch einige Tropfen warmes Sesamöl (bzw. etwas Ghee mit Muskat) in die Ohren wirken sehr wohltuend.* Auf jeden Fall sind alle beruhigenden und wärmenden Maßnahmen (z.B. auch ein kurzes warmes Bad oder ein warmes Fußbad) hier sehr günstig. Die Füße und das Gebiet des Kreuzbeins (unterer Rücken) müssen unbedingt warm gehalten werden (Wärmflasche). Eventuell hilft auch ein leichtes Wolltuch über dem Kopf (Mund und Nase frei lassen) um für mehr Ruhe zu sorgen. Auch beruhigende Atemübungen (z.B. die Hände auf den Bauch legen und ruhig dem Atem dorthin folgen) oder ein kleiner Spaziergang vor dem Schlafengehen wirken sehr wohltuend. Zur Massage eignen sich alle Salben zur Beruhigung von Lung (Wind).

Die *Hauptpunkte* zur Massage mit warmem Sesamöl oder mit Ghee sind:
- Scheitelpunkt L 1 (höchster Punkt auf dem Schädeldach); etwa zwanzig Fingerbreiten von der Nasenspitze
  «Innere Tore» = L 1, L 2, L 3, L 4
- siebter Halswirbel (L 39) sowie die Punkte jeweils ein tsön links und rechts hiervon
- sechster Brustwirbel (L 44) sowie die Punkte jeweils ein tsön links und rechts hiervon
- Mitte des Brustbeins (VK 13); auf einer gedachten Linie zwischen den Brustwarzen)

Außerdem können noch folgende Punkte mit behandelt werden: L 7, L 32, L 33, L 43, L 52, L 54.

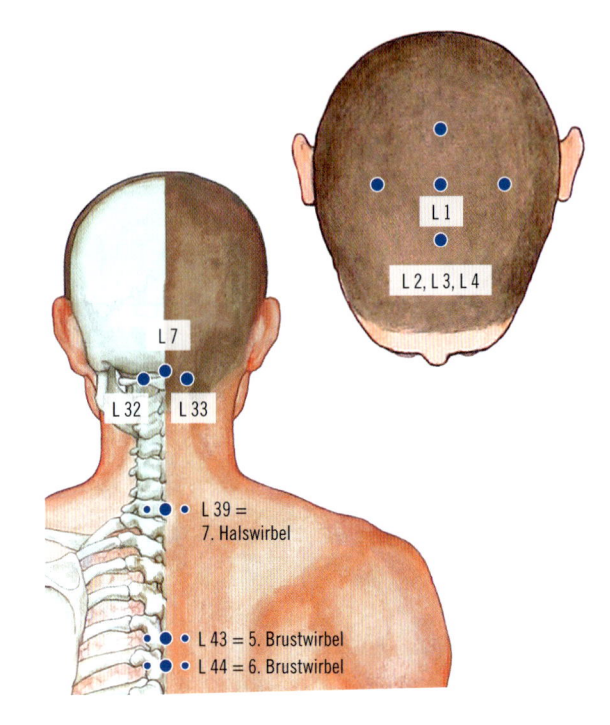

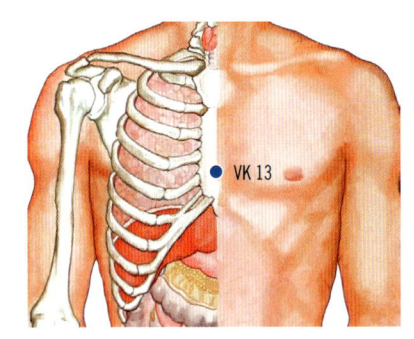

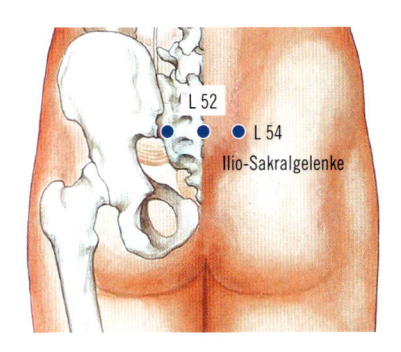

Eine Auswahl spezifischer Indikationen

Nächtlicher Harndrang

Häufiger Harndrang während der Nachtstunden kann sehr unterschiedliche Ursachen wie z.B. Nierenschwäche, Diabetes, emotionalen Stress, Lymphstauungen u.a. haben. Fast immer sollten die Nieren gestärkt werden Als herausragende Mittel der Tibetischen Medizin bieten sich hier Granatapfelsamen, Zimt, langer Pfeffer, Kardamom, Stockmalve, Honig und sekundär auch Safran an. Neben der Massage ist es auch sehr wichtig, den gesamten unteren Rücken und auch die Füße immer warm zu halten. Hierzu kann man warme Wickel auflegen oder ein warmes Fußbad nehmen (insbesondere sogenannte ansteigende Fußbäder, d.h. die Temperatur wird von lauwarm bis heiß langsam erhöht). Bevor die einzelnen Reflexpunkte massiert werden, sollte der gesamte Rücken durch flächige Massage entspannt und erwärmt werden. Am besten verwendet man erwärmtes Öl oder Ghee zur Massage. Folgende Punkte können massiert werden: L 48, L 49, L 50, L 51, L 52, BV 1, H 4.

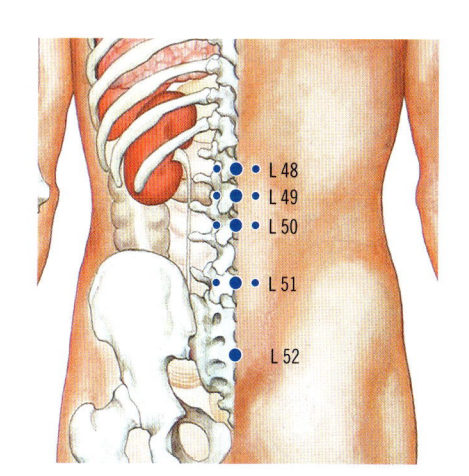

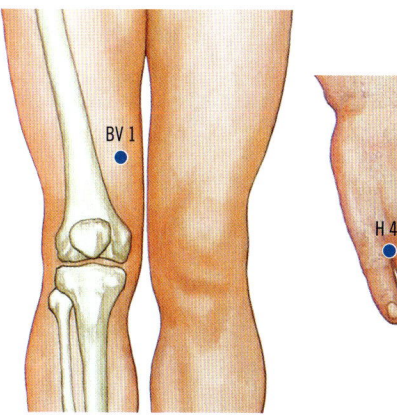

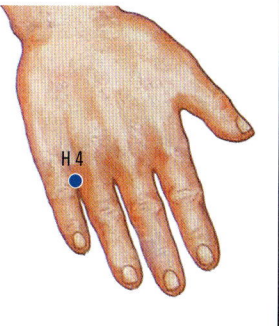

Sprachstörungen / Stottern

Sprachstörungen können vielfältiger Natur sein. Häufig liegen beim Stottern etc. psychologische bzw. emotionale Probleme oder Traumata vor. Natürlich wird die Massage eine einfühlsame Therapie nicht ersetzen können, jedoch können die in der Tibetischen Medizin hierzu angegebenen Punkte zusätzlich zur Unterstützung angewendet werden. Massieren Sie die folgenden Punkte sanft mit der Salbe aus Ghee und Muskat: L 22, L 39, F 2.

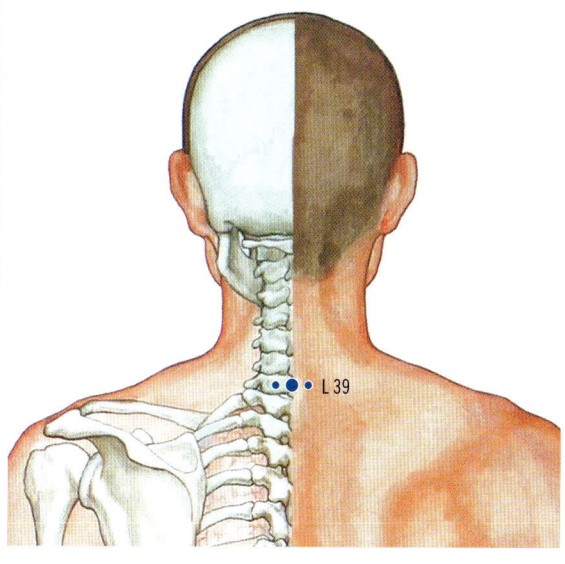

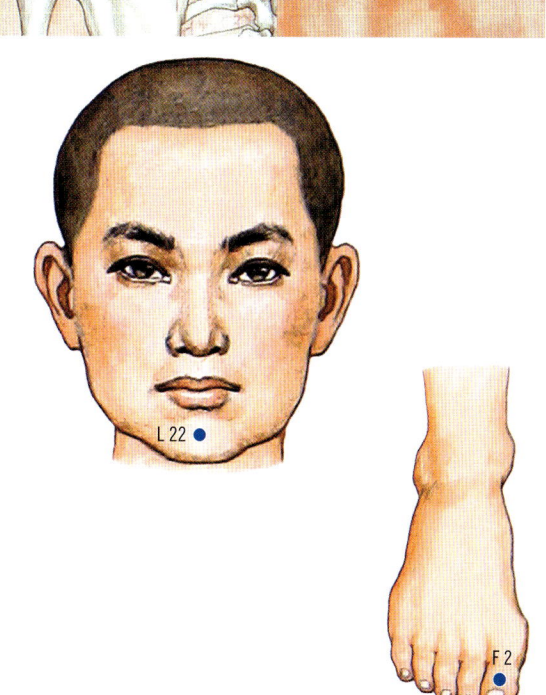

Menstruationsbeschwerden (Unregelmäßigkeiten; Prämenstruelles Syndrom) Schmerzen der Gebärmutter und/oder des Unterleibes; Ausfluss

Die Hauptpunkte für eine günstige Beeinflussung des Unterleibes liegen auf der *Vorderseite an der Kante des Schambeins* sowie ein tsön (zwei Querfinger) oberhalb hiervon. Auch die Punkte jeweils ein tsön links und rechts hiervon können bei Unregelmäßigkeiten der Menstruation, Schmerzen vor oder während der Menstruation sowie allgemein bei Schwierigkeiten des Unterleibes wie z.B. unerfülltem Kinderwunsch massiert werden. Man massiert in diesem Bereich eher sanft und oberflächlich oder in einer leicht ziehenden bzw. «zwickenden» Weise mit Daumen, Zeige- und Mittelfinger. Auch der Nabelbereich sollte behandelt werden. Am Rücken befinden sich die wichtigsten Punkte auf dem fünften Lendenwirbel (sowie ein tsön links und rechts hiervon) und auf dem gesamten Kreuzbein. Auch die Gelenke zwischen Kreuzbein und Hüftbein (Ilio-Sakral-Gelenke) können hinzugenommen werden. Bei allen Punkten des Rückens kann man punktuell massieren. Durch die Massage wird dem gesamten unteren Bereich Energie zugeführt. Da die Milz den Flüssigkeitshaushalt des Körpers stark mitreguliert, kann auch der Milzpunkt behandelt werden. Zur Verstärkung der Wirkung wird Ghee mit Anis und/oder Muskat verwendet. Besteht ein Ungleichgewicht im physiologischen Bakterienmilieu des Scheidenbereichs (Ausfluss), empfiehlt es sich, a einen Tampon mit naturbelassenem Yoghurt einzuführen. Sollte hierbei noch eine Entzündung herrschen, kann dem Yoghurt vorher einige Tropfen Neem- oder Teebaum-Essenz beigemischt werden. Zudem sollten die Füße unbedingt warm gehalten werden. Auch zu starker Druck von engen Hosen ist nicht sehr förderlich. Mögliche Punkt-Kombinationen: L 35, L 47, L 48, L 49, L 50, L 51, L 52, L 53, L 54, VK 9, VK 18, VK 19, VK 19a, BV 1, BV 11, BV 13, BR 4, BR 5, BR 6, H 4, TV 1, TV 3, TV 4

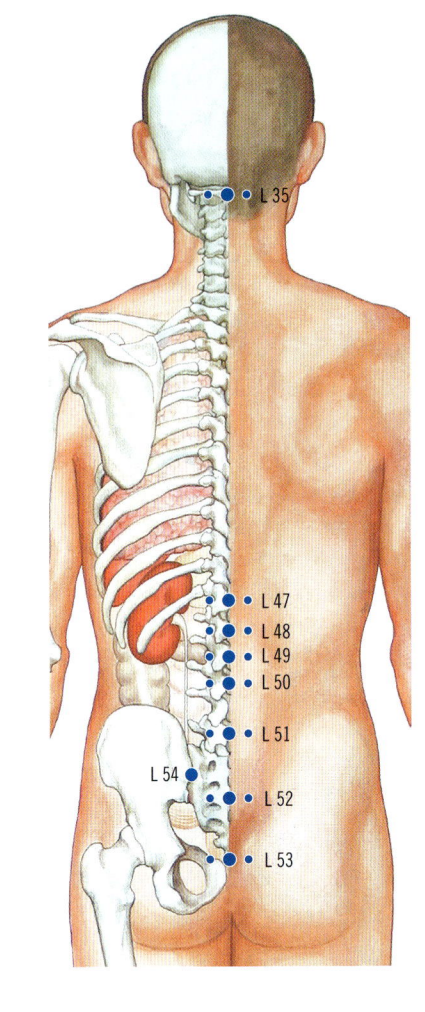

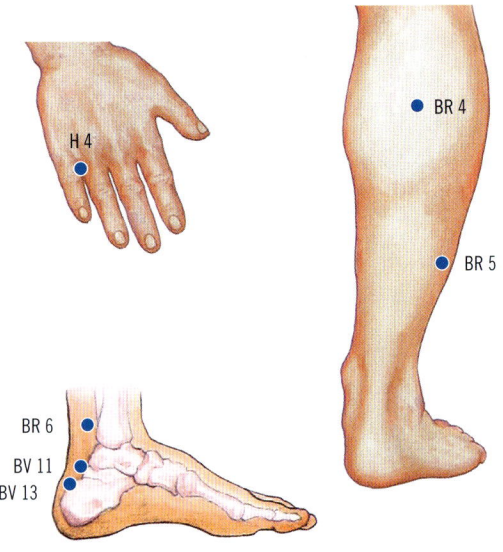

Kreislaufschwäche / Kollaps / Ohnmachtsanfälle

Ein wichtiger Notfallpunkt im Gesichtsbereich befindet sich genau unterhalb der Nase (L 21) am Übergang zum Oberkiefer. Dieser Punkt ist sehr hilfreich bei Ohnmachtsanfällen (abwechselnd den Punkt drücken und die Hände einige Zentimeter in der Luft im Energiefeld des Ohnmächtigen über das Gesicht und den Kopf nach hinten streichen). Sollten die Füße zugänglich sein, kann man zusätzlich den mittleren Punkt der Fußsohlen F 12 massieren. Auch die Spitze des kleinen Fingers H 2 ist ein leicht zugänglicher und effektiver Massagepunkt. Zusätzlich die Punkte L 1, L 43 massieren.

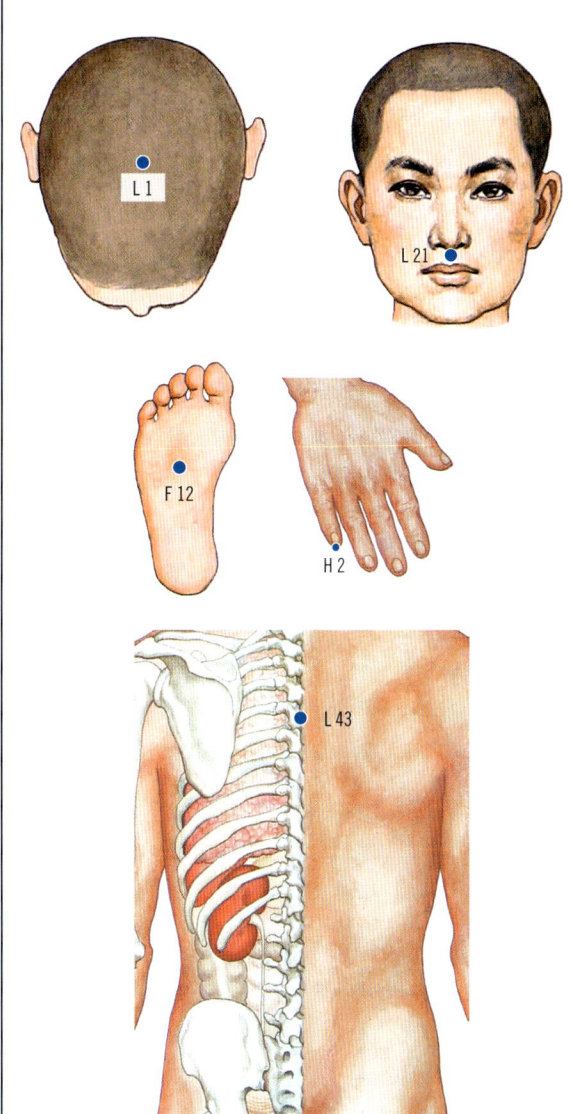

Augenbeschwerden

Hier sind vor allem ermüdete Augen aufgrund von zu viel Lesen, zu viel Bildschirmarbeit, langen Autofahrten oder allgemein zu vielen visuellen Eindrücken gemeint. Nehmen Sie sich zur Massage Zeit, denn natürlich spielen auch hier Anspannung und Überanstrengung eine große Rolle. Auch bei schlechtem Sehen sowie zu viel Augeninnendruck kann ein Versuch mit dieser Massage lohnenswert sein. Es wird vornehmlich mit der Paste aus Ghee und pulverisiertem Anissamen massiert. Bei der Massage wird üblicherweise mit den Punkten am Kopf begonnen, und erst danach werden die Punkte an den Füßen massiert.

1. Kopfpunkt des Inneren Tores hinten (L 3); zwei tsön hinter dem Scheitelpunkt
2. Punkte links und rechts der Augen: L 14, L 15
3. Punkte an der Stirn: T 2, T 3, T 4
4. Die Mitte der Fußsohlen: F 12
5. Die gesamten Sohlen der Füße. Die Füße werden zuerst mit warmem Wasser vorbehandelt (z.B. warmes Fußbad). Dann wird die Salbe aus Ghee und pulverisiertem Anissamen einige Minuten kräftig einmassiert. Jetzt wird das Pulver aus Kichererbsenmehl zum Abreiben der Salbe verwendet, und nach einigen Minuten Pause kann dann als abschließende Behandlung noch eine warme Packung (oder eine Wärmeflasche etc.) an die Fußsohlen gelegt werden. Die gesamte Behandlung unter Nr. 5 kann auch separat zur Behandlung der Augen vorgenommen werden.

Bei *tränenden Augen oder ständigen Ablagerungen* («*Schlaf*») in den Augen empfiehlt sich die Massage der Punkte am hinteren Äußeren Tor L 7 sowie die Mitte der Fußsohlen F 12. Bei *Alterssichtigkeit* wird der Punkt L 28 hinzugenommen. Auch alle Leberpunkte können bei schlechtem Sehen sekundär mitbehandelt werden. Bei *trockenen Augen* L 15, bei *Kurz- und Weitsichtigkeit* generell kann auch L 16 (und eventuell L 17, L 18) zusätzlich behandelt werden. Weitere Punkte: L 6, L 45, T 11, AR 12, H 4, H 8, BV 12, AI 12, AI 13, L 29, F 1, VK 6, VK 7, VK 8.

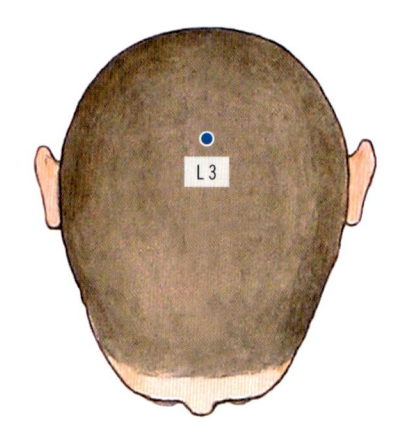

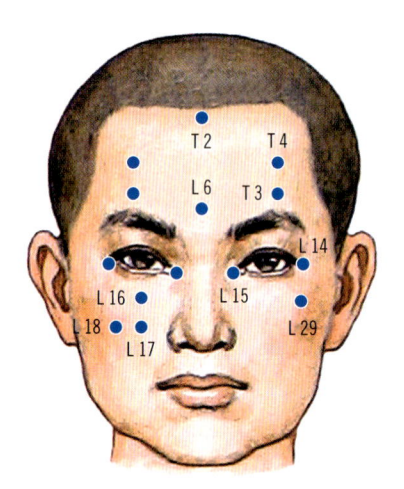

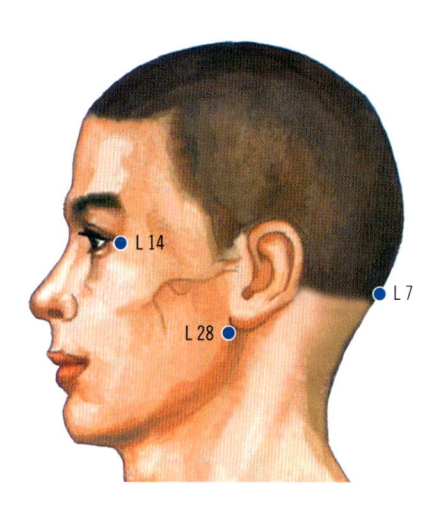

Eine Auswahl spezifischer Indikationen

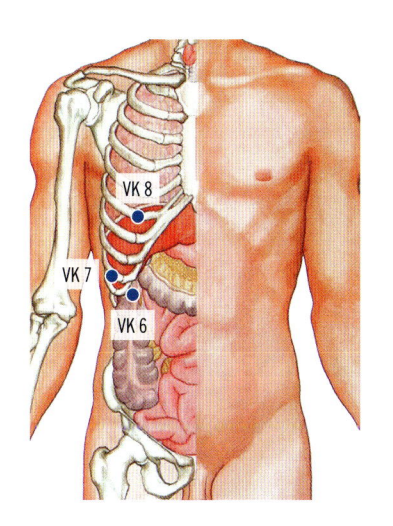

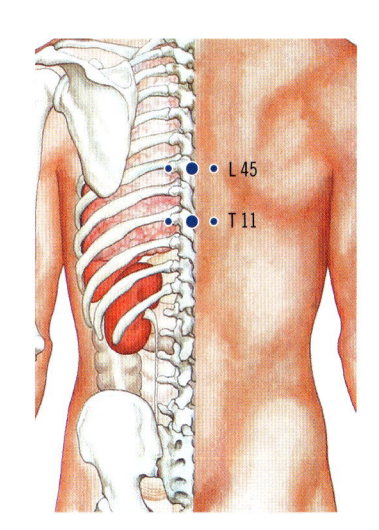

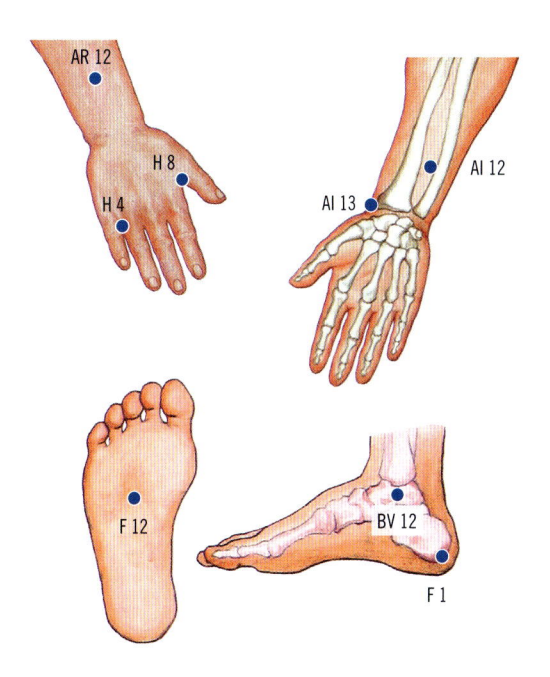

Gedächtnisstörungen

Leichtere Formen von Gedächtnisstörungen sowie ein «leeres» Gefühl im Gehirn können über die folgenden Punkte behandelt werden: L 1, L 6, L 7, L 8, L 9, L 22, L 39, L 43, L 47, F 7, AI 13.

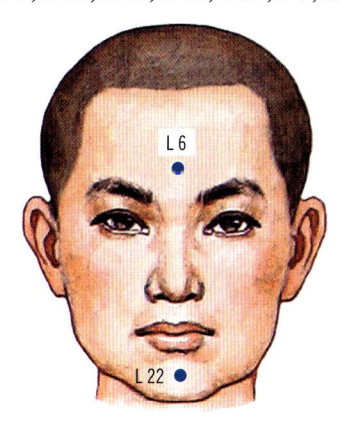

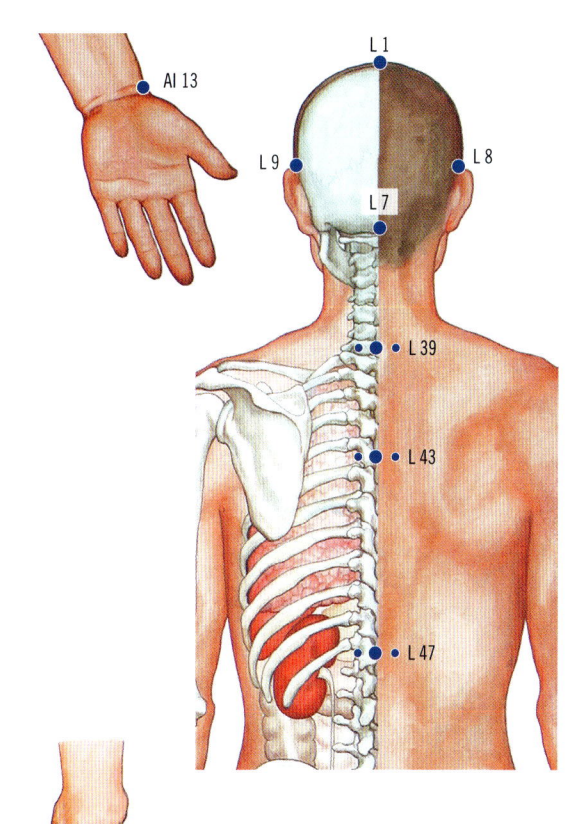

Beschwerden des Herzens

Hier liegt vor allem eine Störung der körperlichen Energie Wind (Lung) vor. Aber auch Ernährungsfaktoren (Druck der Verdauungsorgane auf das Herz = sog. Roehmheld-Syndrom), allgemeine Anspannung und emotionale Faktoren können zu Herzbeschwerden führen. Auch Anämien oder Schilddrüsen-Dysfunktionen lösen eventuell Beschwerden am Herzen aus. Die Wirbelsäule sollte im mittleren Brustwirbelbereich auf Fehlstellungen überprüft werden. Wenn keine funktionellen Ursachen direkt am Herzen vorhanden sind, legen sich diese Beschwerden bei Beseitigung der oben genannten Ursachen sehr schnell wieder. Sollten die Beschwerden mit Verengungen der Herzkranzgefäße einhergehen, so empfiehlt sich ein Versuch mit den Kräuterpillen tibetischer Prägung Padma 28 (in Österreich: Padma-Circosan; siehe Bezugsverzeichnis). Neben allen beruhigenden Maßnahmen empfehlen sich folgende Reflexpunkte zur Massage mit möglichst erwärmtem Sesamöl oder mit Ghee (evtl. mit Muskat und Nelken): L 1, L 6, L 7, L 8, L 9, L 21, L 39, L 43, L 44, VK 2, VK 3, VK 4, VK 5, VK 10, VK 12, VK 13, AI 11, H 2, H 6.

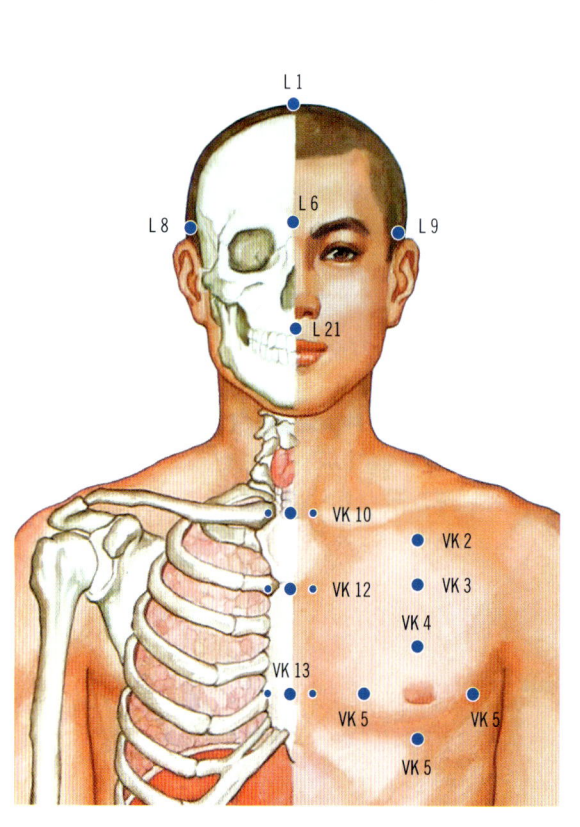

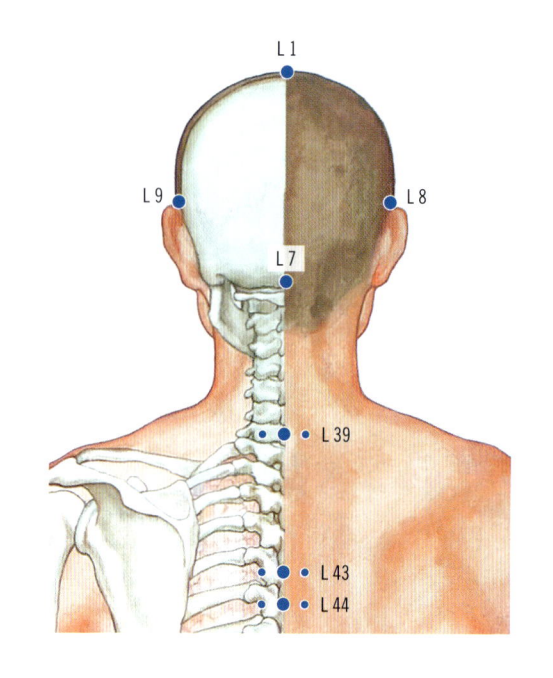

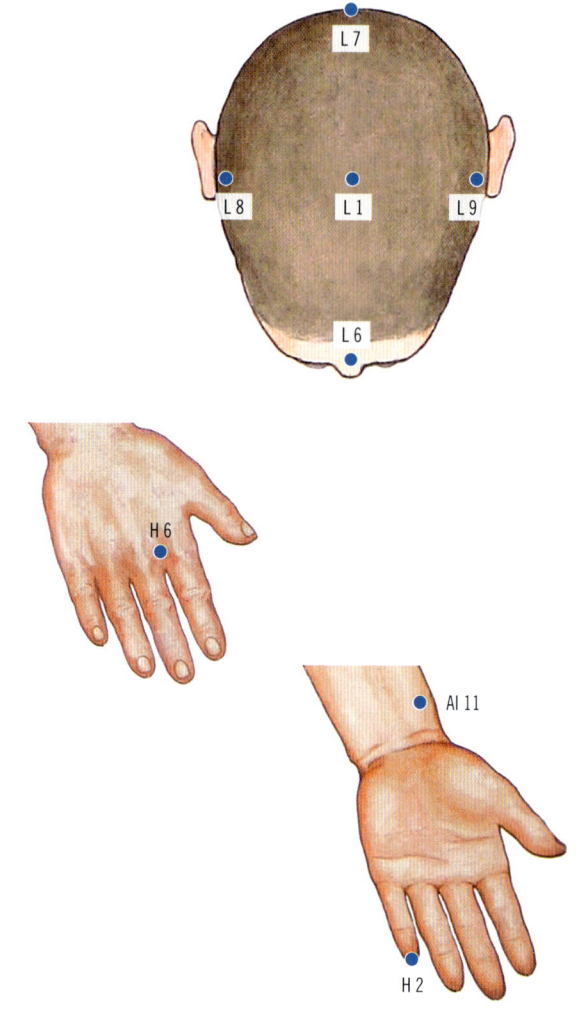

Verstopfung

Eine Verstopfung kann durch ein Übermaß aller drei körperlichen Energien verursacht werden. Auf jeden Fall ist der Darmtrakt (insbesondere der Dickdarm) stark ausgetrocknet. Personen mit Verstopfungsneigung tendieren meist zu Bewegungsmangel und/oder einer schwachen Bauchdeckenmuskulatur. Häufig ist der sogenannte «abwärts-treibende Wind» blockiert, d.h. die Ursache liegt in einer Störung der Lung-Energie. Aber auch bei einem Übermaß von Peken (Schleim) kann Verstopfung auftreten. Bei beiden Ursachen ist der Bauch aufgebläht, und man kann sich nur schlecht von den Darmwinden befreien. Der Stuhl wird hier im Allgemeinen einen Charakter «wie Schafskot» haben, d.h. es werden nur kleine und relativ harte Kotstücke ausgeschieden. Auch eine schwache Magenleistung kann zu Verstopfung führen und sollte durch wärmende Maßnahmen behandelt werden (siehe allgemeine Verdauungsstörungen). Sollte ein Ungleichgewicht von Tripa (Galle) die Hauptursache sein, treten meist Schmerzen (z.B. Koliken, Krämpfe) auf. Neben der Ernährung, regelmäßiger Bewegung und leichter Bauchgymnastik sollte unbedingt auf den Flüssigkeitshaushalt des Körpers geachtet werden. Es empfiehlt sich in diesem Fall, viel warmes Wasser zu trinken. Auch eine starke Abkochung aus der Ingwerwurzel wirkt häufig Wunder (siehe allgemeine Verdauungsstörungen).

Zur Massage (aam besten mit erwärmtem Sesamöl oder Ghee) haben sich die folgenden Punkte bewährt: L 46, L 50, H 9, TV 2, P 3, VK 19, VK 19a.

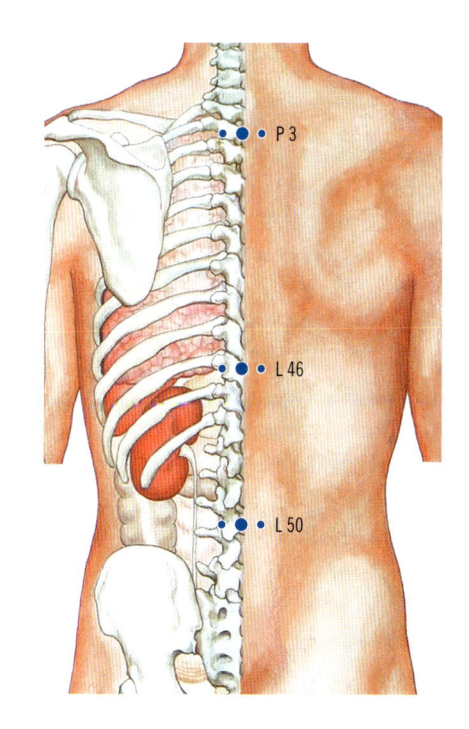

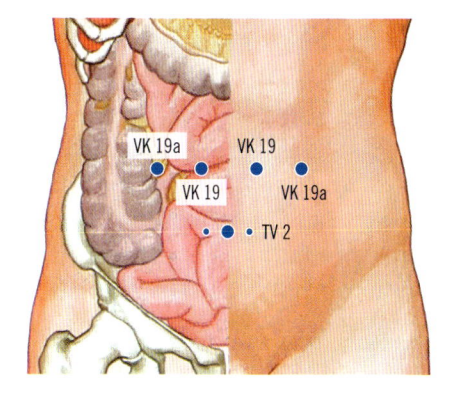

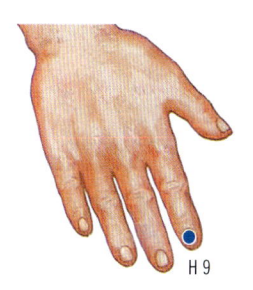

Appetitlosigkeit / allgemeine Verdauungsstörungen / Sodbrennen

Neben den emotionalen Faktoren wie Überarbeitung, Kummer, Trauer oder einfach einer ungesunden Ernährungsweise (häufig abends zu schwer und zu viel roh) können die Ursachen auch im funktionellen Bereich der Organe liegen. Hier spielt der Stoffwechsel des gesamten Magen-Darm-Traktes und insbesondere der Magen eine große Rolle. Die Ursachen können also von einer Gastritis (Magenschleimhautentzündung) über Infektionen, Gallenwegs-Dyskinesien bis hin zu starker Verpilzung (Candida) oder einem Übermaß des Darmkeimes Helicobacter pylorii reichen. Während bei Candida-Befall Bärlauch (Allium ursinum) gute Dienste leistet – der allerdings in der Tibetischen Medizin keine Verwendung findet – hilft bei einem Übermaß von H. pylorii die Einnahme von Ajovan-Kümmel (Trachyspermum amni). Sodbrennen kann sowohl eine Übersäuerung bzw. Entzündung des Magens (Hitze) als auch einen zu kalten Magen als Ursache haben. Bei einer ungenügenden Verdauungshitze im Magen (kalter Magen) versucht dieser, durch die vermehrte Absonderung von Säuren trotzdem seine Verdauungsleistung zu erbringen. Wird dieses Bemühen anstatt über wärmende Substanzen aber nur durch reine Säureblocker zunichte gemacht, wird der Magen seine Leistung irgendwann völlig einstellen. Die einfachste Methode, einen kalten Magen zu regenerieren, besteht darin, möglichst häufig (und insbesondere etwa fünf Minuten vor dem Essen) abgekochtes, sehr warmes bis heißes Wasser zu trinken. Die nächste Möglichkeit besteht darin, Ingwerabkochungen zu trinken (Ingwer in der Größe des Daumenendglieds schälen, in zehn kleine Stückchen schneiden und in einem halben Liter Wasser ca. 10-15 Minuten leicht köcheln; sehr warm trinken). Zudem helfen sämtliche erwärmenden Gewürze sowie alle Bitterdrogen (Enzianwurzel, Tausendgüldenkraut, Schafgarbe, Kalmus usw.) zur Regeneration des Magens.

Zusätzlich zu einer gründlichen medizinischen Abklärung ist es hilfreich, die folgenden vier Reflexpunkte am Bauchrauch zu massieren:
1. «Sonnengeflecht» (VK 15); die Punkte direkt unterhalb des Brustbeins sowie jeweils ein tsön links und rechts hiervon; sehr geeignet bei Sodbrennen
2. Reflexpunkt ein tsön unterhalb «Sonnengeflecht» (VK 15a) sowie die Punkte jeweils ein tsön links und rechts hiervon
3. VK 16; diese Punkte liegen wiederum ein tsön tiefer als die unter Nr.2 beschriebenen Reflexpunkte

Das Massageöl sollte vorher erwärmt werden. Manche tibetische Ärzte bevorzugen hier die Salbe mit Muskatnuss (1 Teelöffel), Anissamen (1 Teelöffel) und Ghee (2 Teelöffel). Da es sich hier um eine sehr starke Mischung handelt, ist diese mit Vorsicht anzuwenden.

Weitere Punkte zur Massage: AI 10, H 5, T 10, T 11, T 12, VK 6, VK 7, VK 8, VK 17, BV 2, BV 4, BV 6, P 3

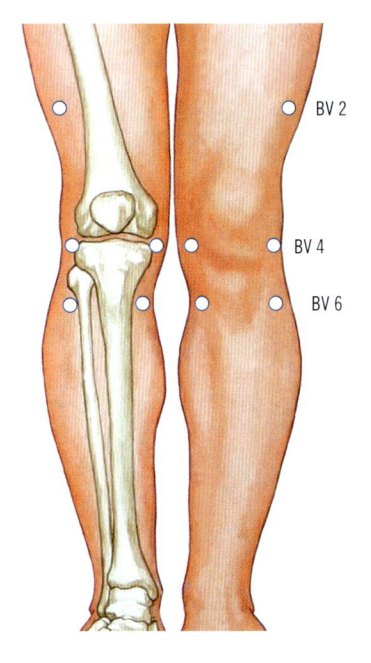

● Hauptpunkte
○ Zusätzliche Punkte

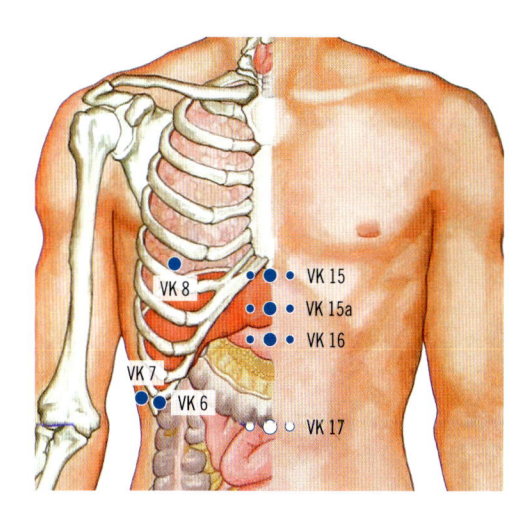

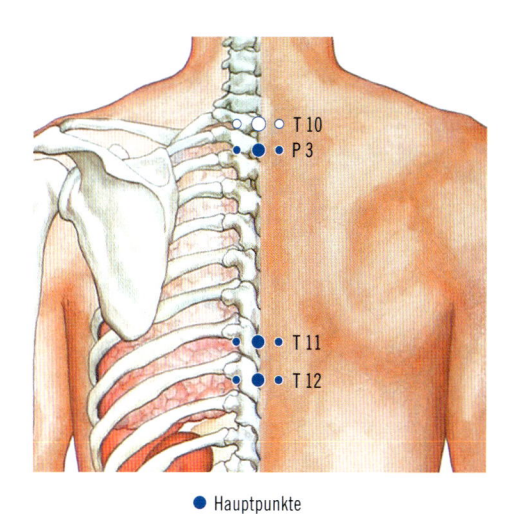

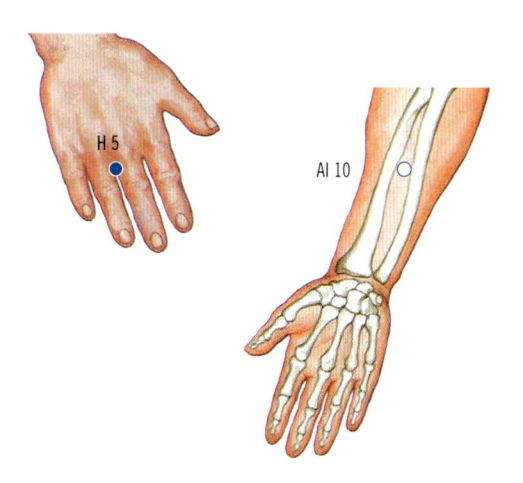

Lebensmittelunverträglichkeiten und -allergien

Natürlich spielen hier sehr viele Ursachen eine Rolle, und jeder Behandler weiß um die Schwierigkeiten dieses Symptomenkomplexes. Neben den mentalen Komponenten muss der gesamte Magen-Darm-Trakt gründlich untersucht werden. Häufig findet sich eine Überlastung der Bauchspeicheldrüse und der Leber, in manchen Fällen auch eine Belastung von Dickdarm und/oder Milz. Auch Candida-Belastungen sowie ein generelles Ungleichgewicht der physiologischen Darmflora spielen eine Rolle. Zusätzlich zu jeder anderen Therapie sollte immer auch die Wirbelsäule, und hier vor allem der achte (T 11) und der neunte Brustwirbel (T 12), in Betracht gezogen werden. Zur Massage kommen zusätzlich noch die Punkte jeweils ein tsön links und rechts hiervon in Frage. Werden zudem Unregelmäßigkeiten an den oben genannten Organen gefunden, können die jeweils spezifischen Punkte mitbehandelt werden.

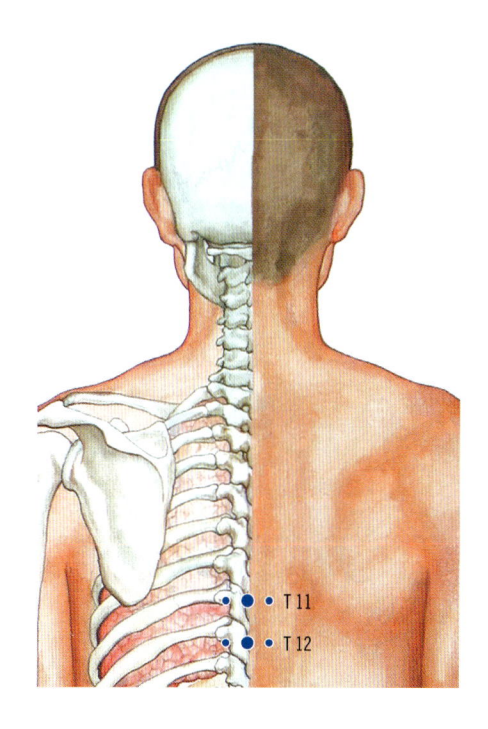

● Hauptpunkte
○ Zusätzliche Punkte

Durchfall

Bei Durchfall liegt auf jeden Fall ein Ungleichgewicht der Verdauungshitze (medrö) im Zusammenhang mit Lung (Wind) vor. Das Übermaß von Lung (Wind) macht sich z.B. als Schaum auf der Oberfläche des Durchfalls bemerkbar. Ist gleichzeitig ein Übermaß von Peken (Schleim) vorhanden, sieht man im Durchfall sehr viel unverdaute Nahrungsreste. Alle warmen Maßnahmen (warme Wickel auf die Lebergegend, auf die Milzgegend sowie allgemein auf den Bauch) sowie alle wärmenden Speisen und Gewürze werden sich als förderlich erweisen. Die Samen des Granatapfels gelten als Tonikum für Magen und Nieren. Zudem hilft es, regelmäßig und in Ruhe zu essen.

Folgende Punkte können massiert werden: L 46, L 50, VK 19, VK 19a, H 9, P 3, TV 2.

Wenn Tripa (Galle) beteiligt ist, können z.B. eine Überhitzung des Dünndarms bzw. der Bauchspeicheldrüse, der Leber und/oder eine Entzündung der Gallenblase die Ursache sein. Der Durchfall hat dann sehr spontanen Charakter, fühlt sich heiß an und riecht sehr schlecht. Neben den Ernährungsfaktoren, auf die unbedingt geachtet werden muss (keine scharfen Speisen etc.), wird vor allem der Punkt T 14 (vierter Lendenwirbel und jeweils ein tsön links und rechts hiervon) behandelt.

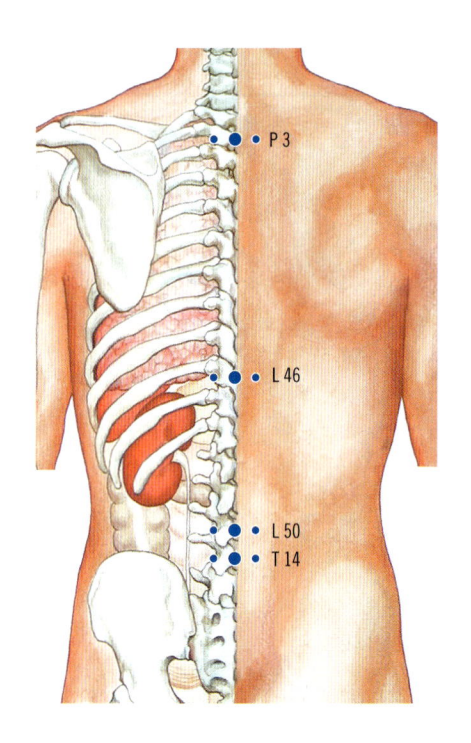

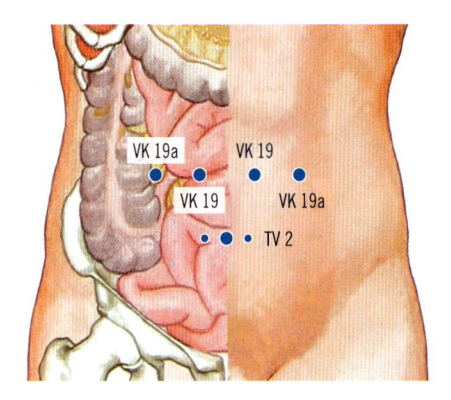

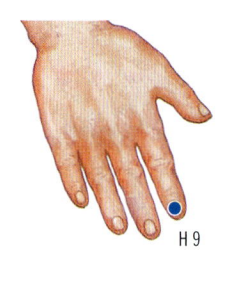

Hysterie / starke Überreiztheit

Hier handelt es sich vor allem um ein Übermaß der körperlichen Energie Lung (Wind), und im speziellen um eine Störung des sogenannten «lebenserhaltenden Windes». Diese Störung zeigt sich dann in der Symptomatik vor allem über das Nervensystem. Das Hauptaugenmerk jeder Behandlung muss also auf dem Ausgleich dieser speziellen Lung-Energie liegen. Das beste Massagemittel hierfür ist Ghee mit Muskatnuss. Die Massage folgender Druckpunkte kann hier sehr gute Resultate zeigen: L 1, L 2, L 3, L 4, L 5, L 6, L 7, L 8, L 9, L 10, L 11, L 12, L 21, L 39, L 43, L 44, VK 2, VK 13, F 2, F 12, H 13.

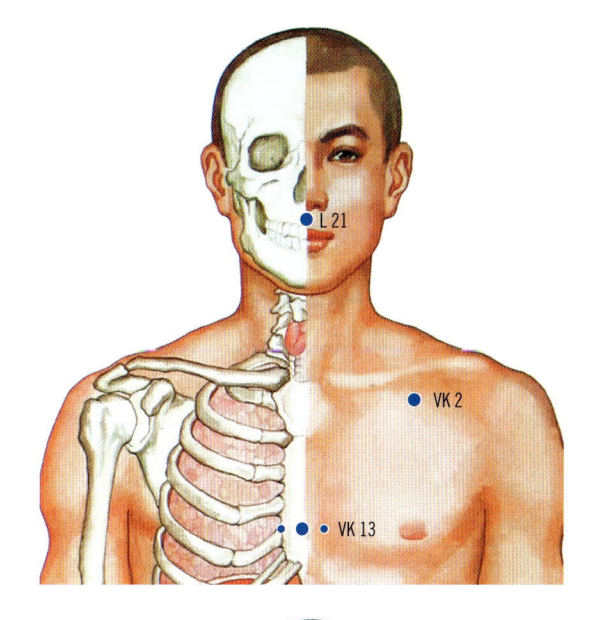

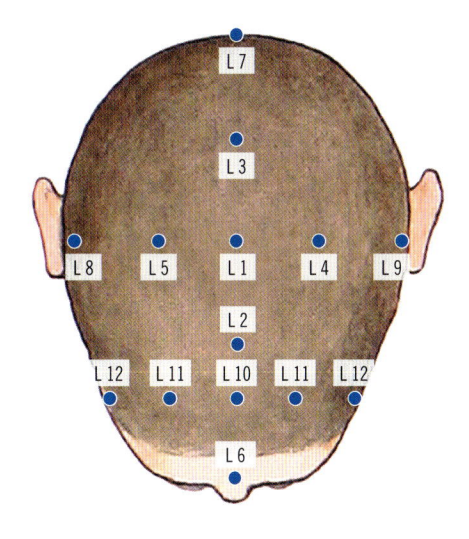

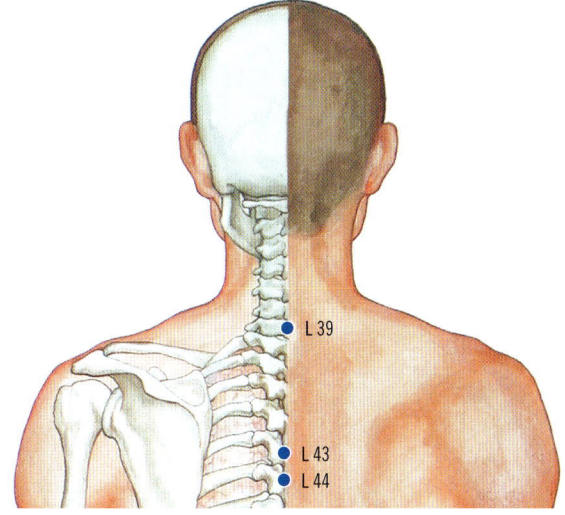

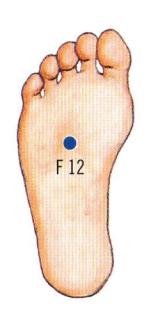

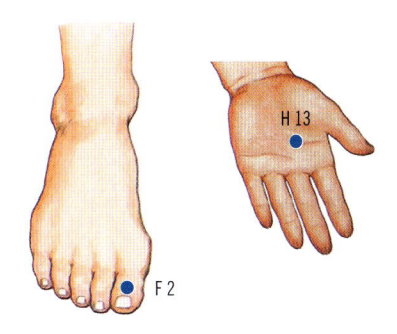

Nasenbluten

Nasenbluten kann spontan auftreten, und häufig sind die Ursachen eines heftigen Nasenblutens unbekannt. Meist wird es sich um ein Ungleichgewicht von Lung (Wind) und Tripa (Galle) handeln. Manchmal findet sich eine Milzschwäche, die bei Frauen mit Dysfunktionen bzw. Blockierungen der Regelblutung einhergehen kann. Auch eine Überhitzung im Dünndarm/Leberbereich sowie Bluthochdruck (vor allem bei älteren Menschen) kann als Ursache in Betracht kommen. Natürlich können auch dünne Blutgefäße im Nasenbereich eine Ursache sein. Neben der ursächlichen Therapie gilt es, in jedem Fall einen zu großen Blutverlust zu vermeiden. Hierzu kann eine kaltes Tuch in den Nacken gelegt werden. Generell sollte leichtes Nasenbluten aber nicht gestoppt werden, da sich der Körper von zu starkem Druck befreien kann. Die folgenden Massagepunkte können auch angewendet werden, wenn gerade kein akutes Nasenbluten besteht. Hierdurch kann die Häufigkeit unter Umständen verringert werden. Die Punkte werden entweder ohne jedes Öl oder aber mit der Salbe aus Ghee und Anissamen massiert: L 6, L 13, L 26, L 19 (sekundär), L 20 (sekundär), T 1, T 1a, T 1b, T 9, L 31, L 32, L 33, AI 2.

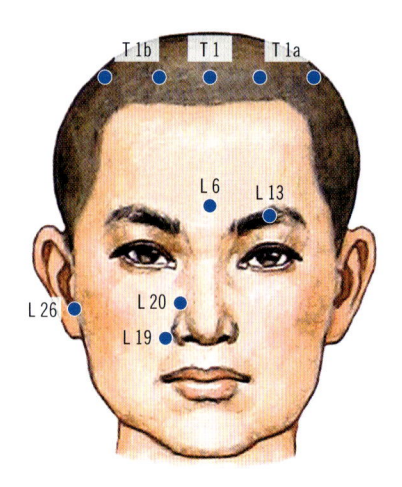

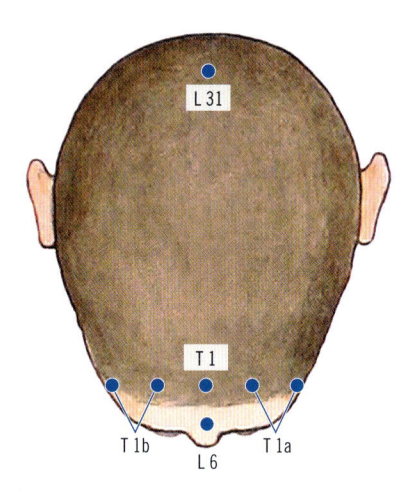

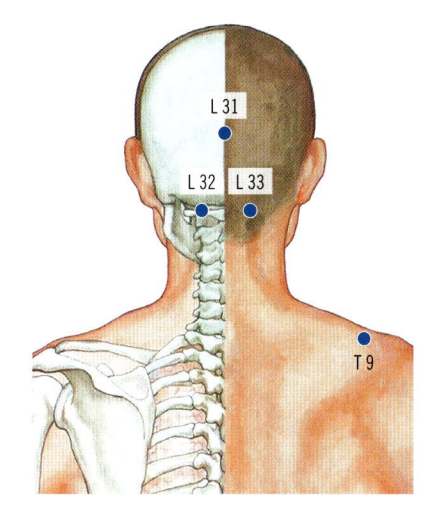

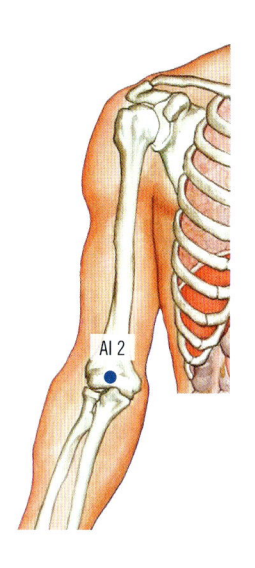

Akute und chronische Nasen-Nebenhöhlen-Entzündungen

Chronische Entzündungen der Nasen-Nebenhöhlen können als ständige Überlastung des Immunsystems dauerhaft auch in anderen Bereichen des Körpers Probleme hervorrufen. Zudem ergeben sich häufig Schlafprobleme durch die Behinderung der Nasenatmung. Nasensprays haben meist nur kurzen Erfolg und ruinieren auf Dauer die Schleimhäute. Bei chronischen Nasen-Nebenhöhlen-Entzündungen ist es zudem ratsam, Tees für Leber-Galle-Dünndarm einzunehmen und auf Karotten zu verzichen. Einige Tips, die nicht tibetischen Ursprungs sind: Sowohl bei akuten als auch bei chronischen Beschwerden sollte man Nasenspülungen mit Wasser und etwas Salz durchführen um den pH-Wert der Schleimhäute zu verändern. Bei trockener Nase reicht es häufig, etwas Olivenöl auf die Nasenschleimhäute zu massieren. Folgende Punkte können massiert werden: L 16 (im Akutfall), L 6 (chronisch), L 17, L 18, L 19, L 20, T 1, T 1a, T 1b, VK 6 (sekundär), VK 7 (sekundär), VK 8 (sekundär).

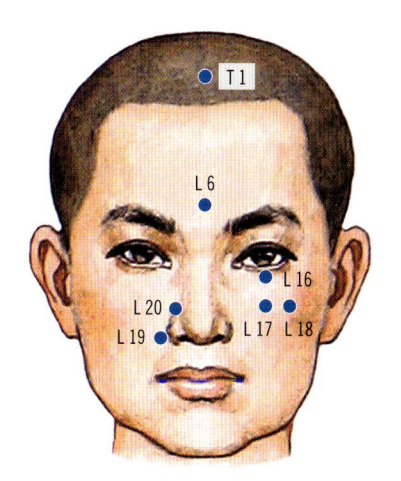

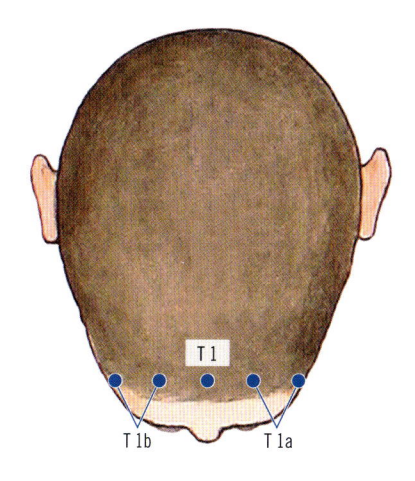

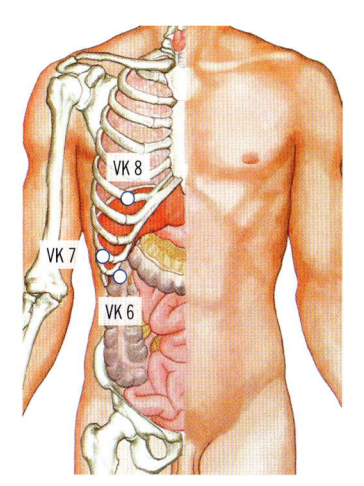

○ sekundär Punkte

Schulter- und Nackenschmerzen / Nervliche Ausfallerscheinungen

Sowohl durch starke körperliche oder mentale Arbeit als auch alleine durch das Gewicht des Kopfes können Verspannungen im Nacken- und Schulterbereich entstehen. Meist wird dies durch schlechte Haltung (nach vorne hängende Schultern) und zu wenig entsprechende Ausgleichsbewegung (z.B. Streckungen, Dehnungen) noch verstärkt. Auch viele Giftstoffe aus dem Kopfbereich, die vom Lymphsystem nicht komplett abtransportiert werden, lagern sich in diesem Bereich ab und können zu Verspannungen führen. Ein Schweregefühl bzw. Druckgefühl im Hals-Nacken-Bereich wird in der Tibetischen Medizin hauptsächlich dem Übermaß einer Mischung von Lung (Wind) mit «Blut» (einer Unterteilung von Tripa/Galle) zugeschrieben. All dies kann durch den Druck auf die Nerven und Blutgefäße auch zu Taubheitsgefühlen in den Fingern und Händen führen.

Generell empfehlen sich alle wärmenden und entspannenden Maßnahmen sowie leichte Massagen des gesamten Schulter- und Nackenbereiches. Auch eine flächige, rollende bzw. ziehende Massage mit Daumen und Zeigefinger bringt Erleichterung. Diese Massage fühlt sich oft etwas schneidend an. Zudem können die Außenseiten der Oberarme ergänzend in der gleichen Weise massiert werden.

Man kann für diese Massageform auch ein Schröpfglas mit einem aufgesetzten Gummiball zur Erstellung des Vakuums verwenden (dann mit nur einigen Tropfen Öl massieren). Auch die Ausleitung der Giftstoffe mittels des «nassen» Schröpfens in diesem Bereich ist empfehlenswert.

Bei nervlichen Ausfallerscheinungen werden vor allem die Punkte des Ja-ched-Kanals und evtl. des Ratna-Kanals bzw. des Puguchen-Kanals massiert (siehe Kapitel «Energiekanäle»).

Generell empfehlen sich die folgenden Punkte: L 8, L 9, L 29, L 35, L 39; *im Gesichtsbereich*: T 7, T 8, T 9; bei *Nervenzuckungen der Gesichtsnerven* (N. facialis; N. trigeminus) werden zusätzlich die Punkte L 1, L 16, L 17, L 18, L 19, L 20, L 21 angewendet; – im *Bereich der Beine* (Ischias): BV 8, BV 9, BS 3,

Zur Massage wird vornehmlich die Salbe aus Ghee und Anissamen verwendet. In der Tibetischen Massage wird diese Salbe nach der Massage dann mit einem Pulver aus Gerstenmehl abgerieben.

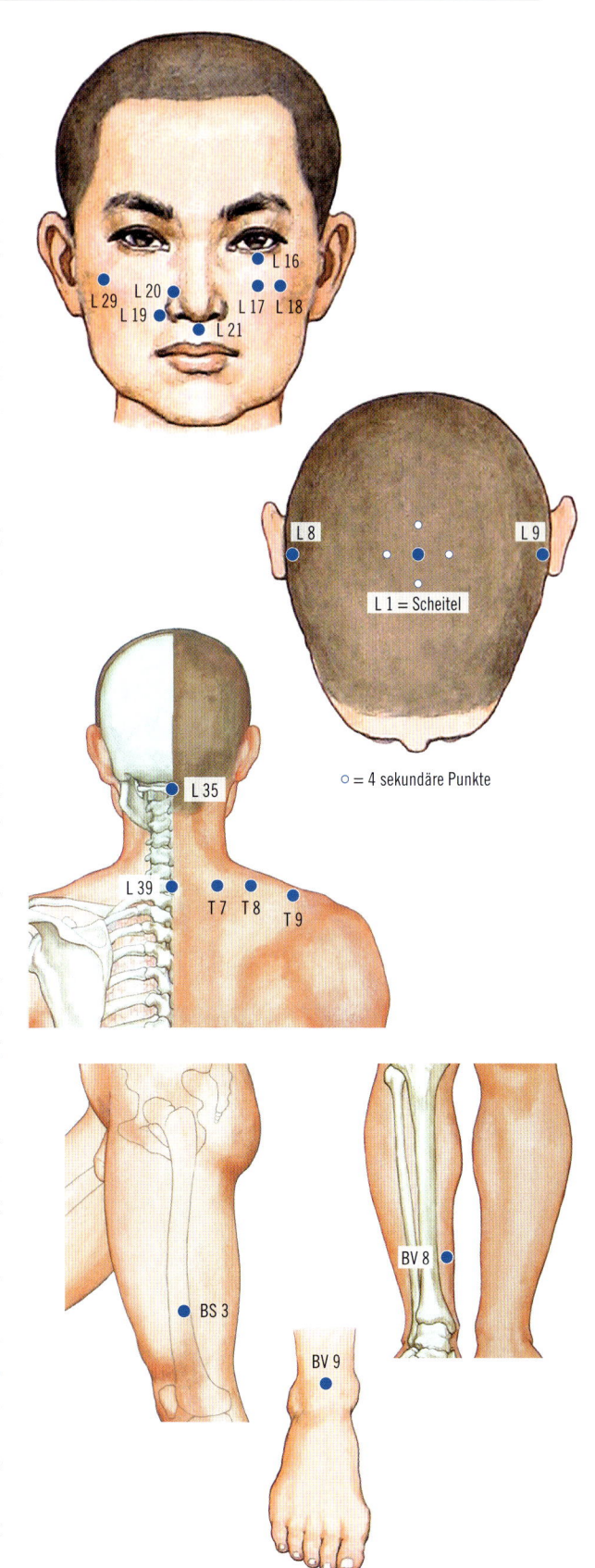

○ = 4 sekundäre Punkte

Schmerzen der Lendenwirbelsäule bzw. des unteren Rückens

In der Tibetischen Medizin werden Schmerzen des unteren Rückens meist mit einer «Nierenschwäche bzw. Nierenkälte» in Zusammenhang gebracht. Hierzu muss man aber wissen, dass unter dem energetischen Begriff «Nieren» in gewisser Weise auch die harnableitenden Wege, Gebärmutter, Eierstöcke sowie die Prostata und die Hoden gemeint sind. Generell können alle Organe in Richtung des Rückens ausstrahlen und hierdurch reflektorische Schmerzen verursachen, wobei es sich im Bereich des unteren Rückens neben dem eben genannten Oberbegriff «Nieren» meist um reflektorische Ausstrahlungen des Dickdarms handelt. Grundsätzlich ist meistens Wärme z.B. in Form eines warmen Wickels angebracht. Sollten sich die Schmerzen bei Anwendung von Wärme verschlimmern, dann können Sie versuchen, die Wärmeanwendung auf den Bauch zu legen (dies ist allerdings kein tibetischer Ratschlag).

Hauptsächlich wird die medizinische Paste aus Ghee mit Muskatnuss oder einfach nur erwärmtes Sesamöl zur Anwendung kommen. Auch die Paste aus Ghee mit Muskat und Anissamen kann hier sehr gut angewendet werden. Die Massage wird sich neben einer eher allgemeinen flächigen und entspannenden Form hauptsächlich auf die jeweilige organische Ursache ausrichten, d.h. sie wird je nach organischem Geschehen auch an den entsprechenden Organpunkten bzw. Punkten der Wirbelsäule durchgeführt. Liegt den Rückenschmerzen eine funktionelle Ursache der Wirbelsäule zugrunde (z.B. *Bandscheibenvorfall, Blockierungen der Zwischenwirbelgelenke etc.*), dann ist auf jeden Fall eine sanfte Wirbelsäulentherapie eines versierten Behandlers angezeigt (Osteopathie, Feldenkrais, Akupunkt-Massage, manuelle Therapie, Dorn-Therapie, Rolfing etc.). Zusätzlich zu den Organpunkten können bei *Ausfallserscheinungen im Nervenbereich* auch die Punkte der Energiekanäle (siehe Kapitel «Energiekanäle») sowie die Punkte L 53, L 54, VK 18, BV 8, BV 9, BS 3 massiert werden.

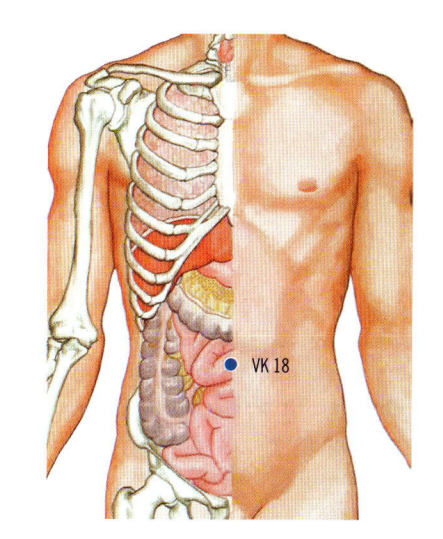

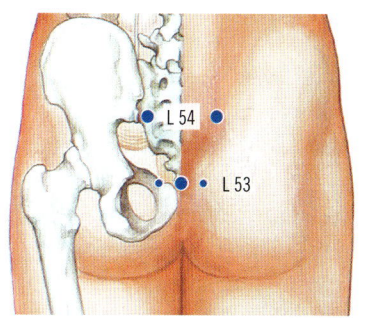

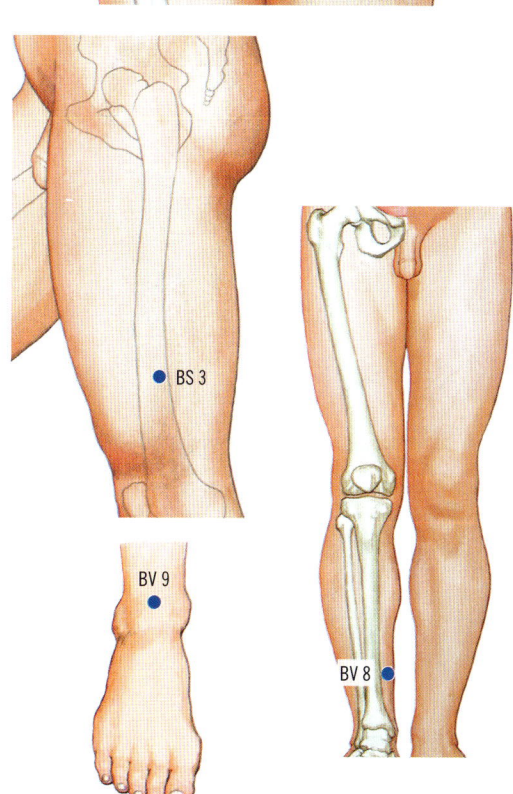

Funktionsstörungen der Sexualorgane

Die Ursachen für Unfruchtbarkeit, vorzeitigen Samenerguss oder mangelndes sexuelles Interesse müssen immer auch im emotionalen Bereich gesucht werden. Allerdings verursachen z.B. schlechte Ernährung, allgemeine körperliche Schwäche oder eine Schwäche der Nieren, der Leber, Diabetes, Kreislaufprobleme etc. auch funktionale Probleme, die sich auf die Sexualorgane auswirken können. Wichtig ist es in diesem Zusammenhang, die Nieren bzw. den unteren Rücken und die Füße warm zu halten sowie allgemein nicht zu viele kalte Getränke und rohe Speisen zu sich zu nehmen. Die unter der Rubrik «Aphrodisiaka» aufgelisteten Substanzen der Tibetischen Medizin wirken vor allen Dingen wärmend auf die Nieren. Bei der Massage raten die klassischen Texte der Tibetische Medizin vor allem zur Verwendung von Otterfett. Dieses ist im Westen schwer erhältlich und auch nicht unbedingt erforderlich.

Alle Punkte können entweder in einer oberflächlichen, leicht «zwickenden» Weise oder sanft kreisend mit Ghee oder erwärmtem Sesamöl behandelt werden. Bei der «zwickenden» Behandlungsform wird die Haut mit Daumen und Zeigefinger bzw. mit Daumen, Zeige- und Mittelfinger leicht angehoben und vom Körper weggezogen. Es entsteht hierbei ein etwas schneidendes Gefühl im Gewebe.

Folgende Massagepunkte sollten regelmäßig behandelt werden: L 47, L 48, L 49, L 50, L 51, L 52, L 53, L 54, VK 1, VK 19, VK 19a, BV 1, BV 9, BV 11, BR 4, BR 5, F 2, F 4, F 5, H 4, TV 3, TV 4.

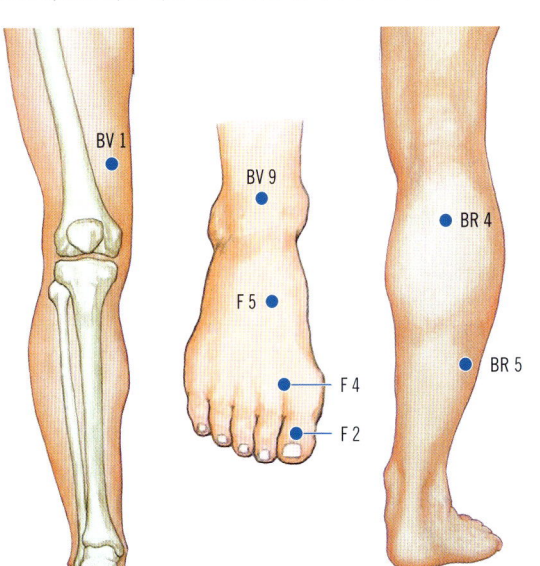

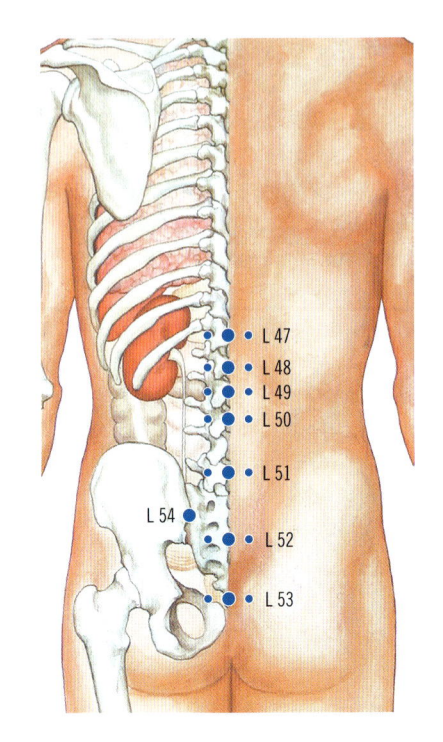

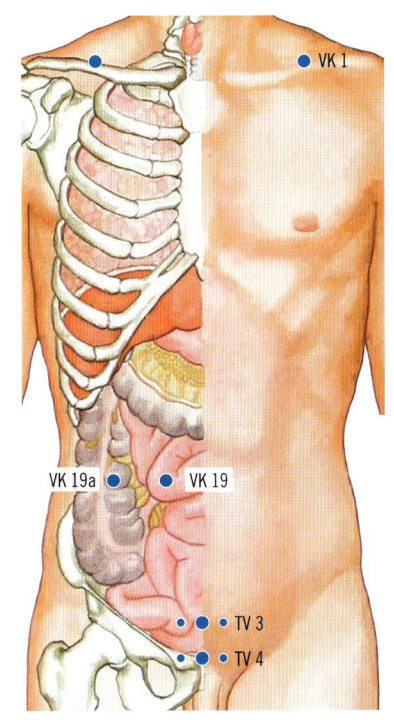

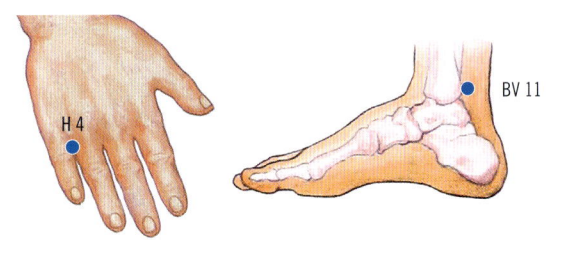

Bluthochdruck

Auch bei diesem Beschwerdebild können vielfältige Ursachen vorliegen. Neben der Vermeidung von Spannung (Lung-Übermaß) und einer Reinigung der Gefäße und des Blutes (bzw. der Leber) sollten vor allem die Nieren und die Verdauung generell unterstützt werden. Das Herz ist häufig nur ausführendes Organ einer latenten Schwäche der umliegenden Organe. Folgende Punkte werden massiert: L 1, L 13, L 32, L 33, L 35, L 39, L 43, L 48, VK 2, VK 13, ΛI 1, ΛI 2, ΛI 11.

Angstattacken / Panikattacken

Wichtig ist in diesem Fall eine Beruhigung der körperlichen Energie Lung (Wind). Dies geschieht in erster Linie durch beruhigende Atemübungen und die Sammlung des Geistes. Generell empfiehlt sich die Salbe zur Beruhigung von Lung (Wind) unter Hinzufügung von etwas Asa foetida (Stinkasant). Folgende Punkte können massiert werden: L 1, L 6, L 7, L 8, L 9, L 39, L 43, VK 2, VK 13, F 1, F 2, F 12

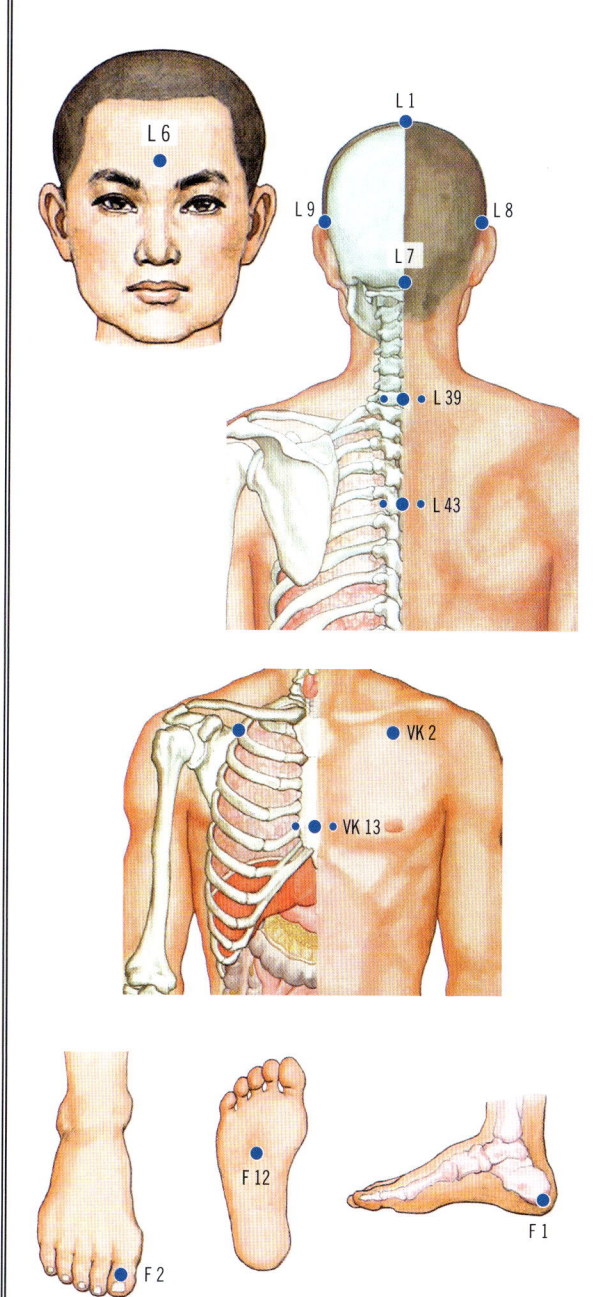

Depressionen

Auch hier können neben neben Lung-(Wind)-Störungen wie lange anhaltender Kummer, Sorgen, Trauer usw. organische Störungen die Ursache sein. Insbesondere die Leber, die Milz und das Blut sollten gereinigt und tonisiert werden. Folgende Punkte können massiert werden: L 1, L 6, L 7, L 8, L 9, L 10, L 11, L 12, L 24, L 35, L 43, L 44, VK 2, VK 15, F 2, sekundär für die Leber die Punkte T 11, VK 6, VK 7, VK 8.

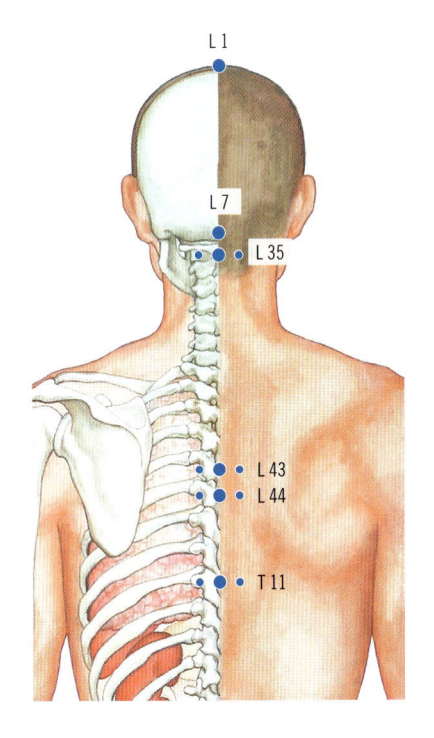

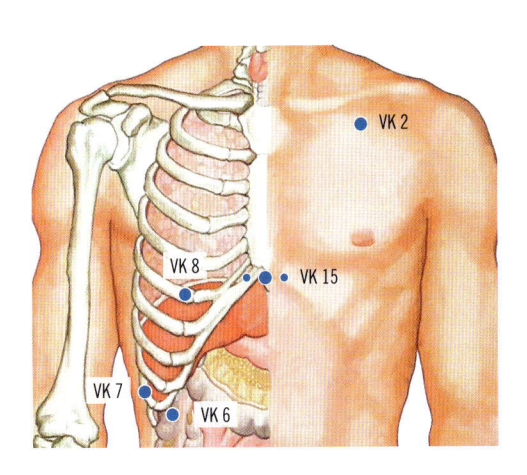

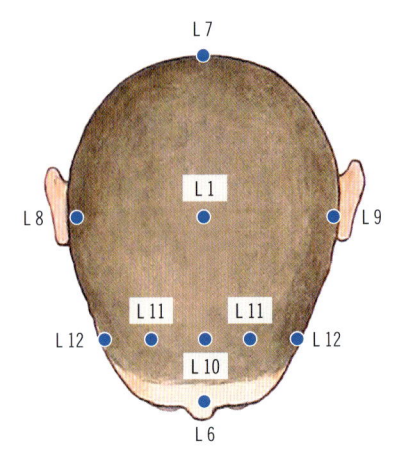

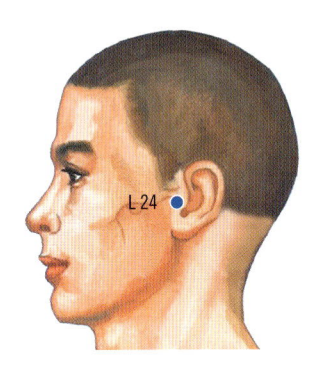

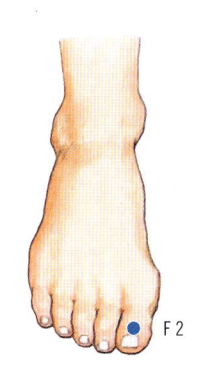

Schilddrüsen-Dysfunktionen

Nicht selten ist es schwierig, eine klare Diagnose bezüglich einer Über- oder Unterfunktion der Schilddrüse zu stellen, da die Symptomatik häufig wechselt oder nicht klar zuzuordnen ist. Ganz generell sollte die Körperenergie Lung (Wind) beruhigt werden. Die Wirbelsäule im Bereich des siebten Halswirbels sollte auf Fehlstellungen überprüft werden. Behandlung der Punkte: L 1, L 35 (sekundär), L 39 sowie Mikro-Aderlass direkt hinter der Ohrspitze (im wöchentlichen Wechsel links und rechts; Vorsicht, nicht durchstechen!).

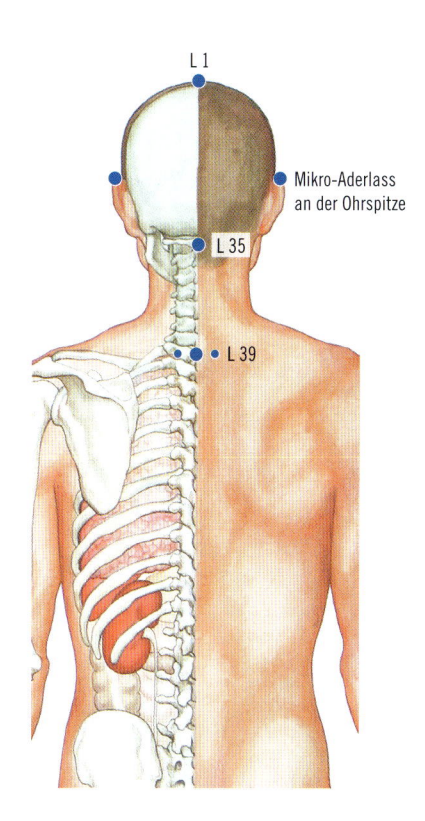

Husten / Atembeschwerden / Asthma

Alle drei körperlichen Energien können bei diesen Symptomen Störungen aufweisen. Im akuten Fall ist es meist eine Störung von Tripa (Galle) und im chronischen Fall eine Störung von Peken (Schleim). Die körperliche Energie Lung (Wind) ist meist der Auslöser und Verstärker und sollte in beiden Fällen mitbehandelt werden. Es werden folgende Punkte massiert: L 41, L 42, L 43, L 45, L 33 (sekundär), AI 1, AI 3, AI 5, AI 11, AR 2, AR 3, P 3, VK 1, VK 2, VK 11, VK 12, VK 13, VK 14, VK 15, AR 12.

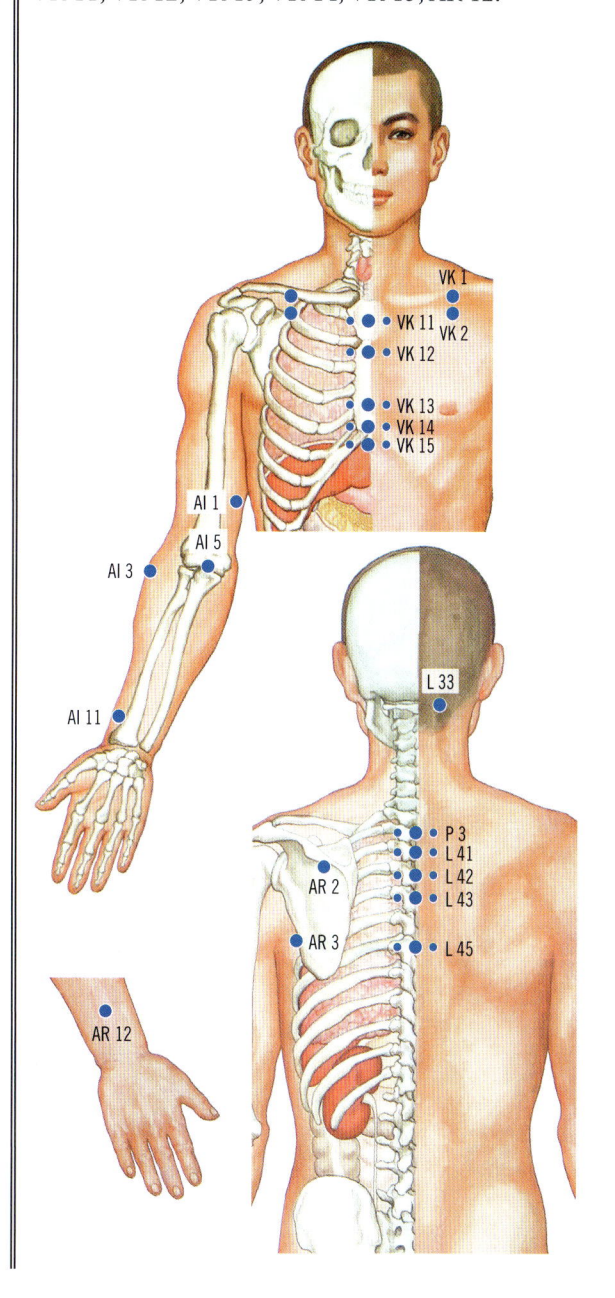

Grippe / Erkältung

Die Tibetische Medizin empfiehlt, neben einer generellen Stärkung des Immunsystems vor allem die Punkte L 16, AI 7, AI 12, H 8, T 2 sowie bei akuter Sinusitis bzw. Otitis zusätzlich die Punkte L 17, L 18.

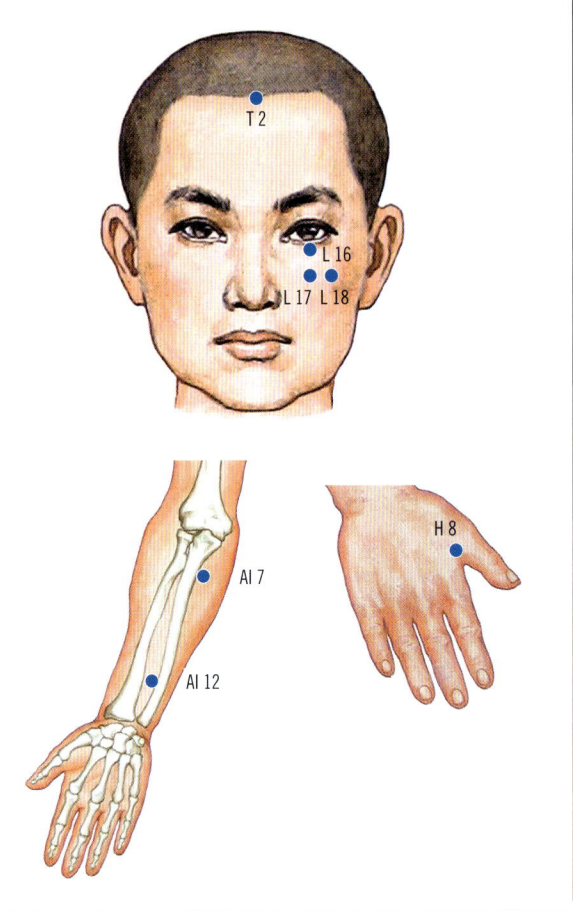

Hämorrhoiden

Meist herrscht zu viel Druck auf den Darmvenen infolge eines Staus der Leber. Deshalb ist es wichtig, die Ernährung entsprechend zu gestalten. Auch häufiges stark abgewinkeltes Sitzen (Büro, Radfahren) oder Verdrehungen der Hüfte (Hüftschiefstand) können zu Druck und Stauungen im unteren Körperbereich führen. Massage der Punkte: L 50, T 14, AI 8, AR 10.

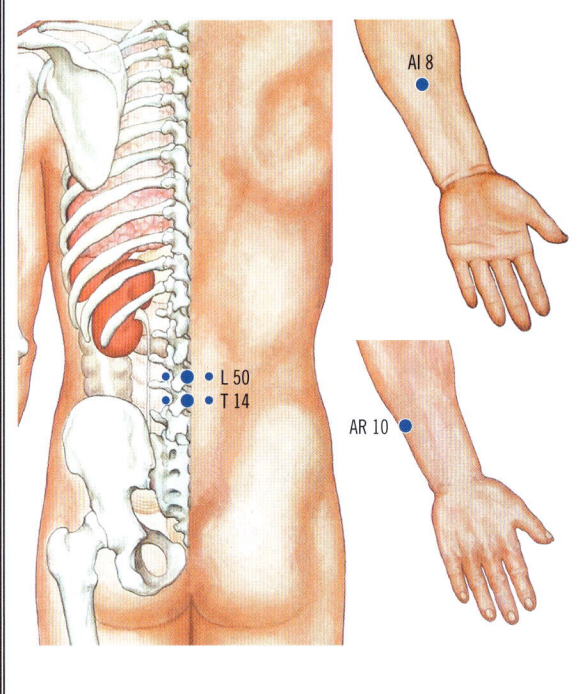

Ohrenschmerzen / Ohrentzündungen

Aus der europäischen Naturheilkunde kommt der Ratschlag einen lauwarmem Zwiebelwickel direkt auf das Ohr legen um die Schmerzen zu lindern. Zusätzlich sollten auch Nasenspülungen mit Salz vorgenommen werden, um den Druck vom Ohr zu nehmen. In der Tibetischen Medizin werden die folgende Punkte behandelt: L 15, L 17, L 18, L 24, L 25, L 26, L 29

Zudem können alle Punkte für akute Nasennebenhöhlen-Entzündung massiert werden.

Da die Ohren mit den Nieren in Verbindung stehen können bei chronischem Geschehen auch die Nierenpunkte sekundär mitbehandelt werden.

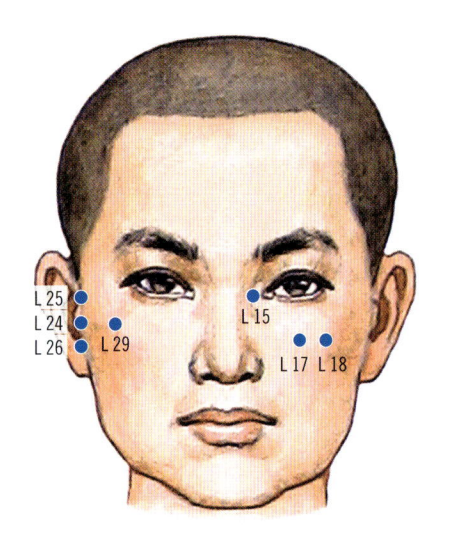

Hautprobleme

Die Haut als größtes Organ des Körpers übernimmt vielfältige Entgiftungsfunktionen, wenn die inneren Organe mit der Menge der Gifte und Stoffwechselendprodukte überlastet sind. Häufig herrscht eine Übersäuerung des Körpers und eine Überlastung des Blutes und des Lymphsystems vor. Zudem stellt die Haut die Grenze der Innen- zur Außenwelt dar und steht deshalb stark mit emotional-mentalen Faktoren in Beziehung. Neben einer gründlichen Reinigung (körperlich und emotional-mental) und der Wiederherstellung der Verdauungs- und Entgiftungsfunktionen des Körpers können die folgenden Punkte behandelt werden: L 1, L 46, AI 9, T 14, T 11, T 12, VK 6, VK 7, VK 8.

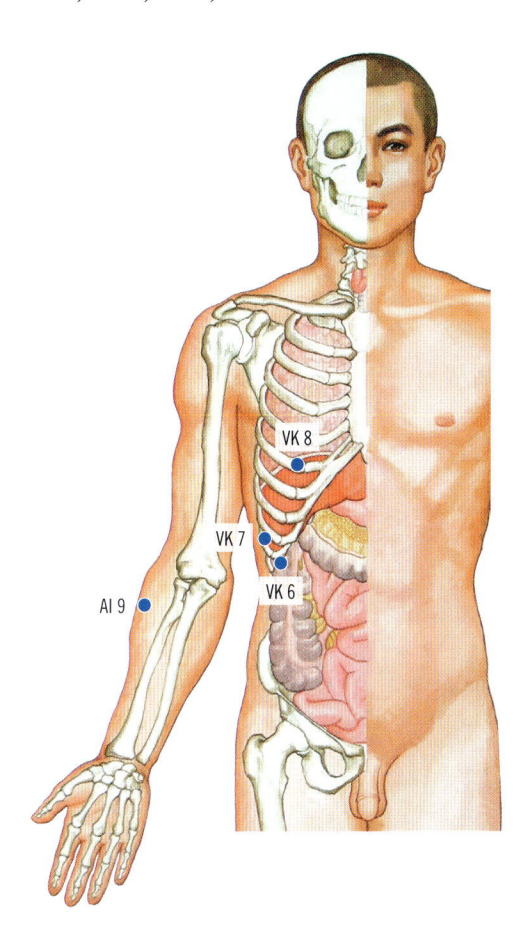

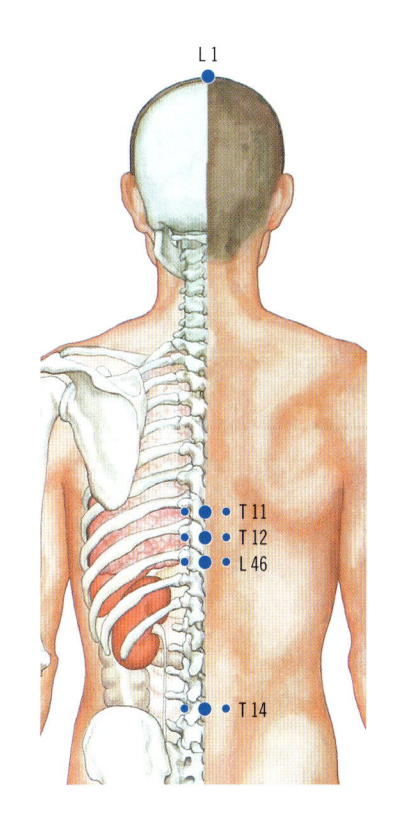

Zahnschmerzen

Länger andauernde Zahnschmerzen müssen selbstverständlich fachärztlich versorgt werden. Für den Akutfall empfehlen sich die Punkte L 23 und L 28.

Die Spitze des Zeigefingers kann für den Mikro-Aderlass angewendet werden.

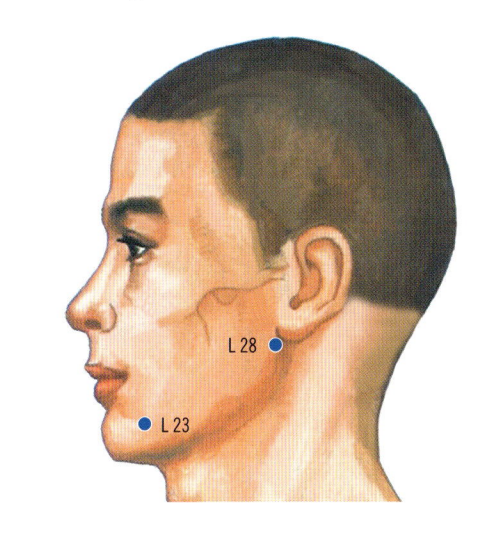

Moxabustion und Akupunktur

Das Verbrennen von losem oder in Zigarrenform gepresstem Beifuß (Artemisia) ist auf allen für die Massage als wirksam betrachteten Reflexpunkten möglich (außer im direkten Bereich der Augen, im Halsbereich etc.). Die **Indikationen** für die Moxa-Therapie (tib.: *Me tsa*) leiten sich vor allem bei einem *Übermaß von Lung (Wind) und/oder Peken (Schleim) ab: Abnahme der Verdauungshitze, Verdauungsschwäche, kalte Tumoren (z.B. Zysten, Myome), Anämie, Verdichtungen der Muskulatur (Knoten), Krämpfe der Muskulatur, Epilepsie, Nachwirkungen von Fieber, kalte Tripa-Störungen (chronifizierte Hitzeerkrankungen), Geisteskrankheiten, Serum in den Blutgefäßen («unreines» Blut = mit Giftstoffen überladenens Blut), erhöhtes Peken (Schleim), innerliches Kältegefühl, Zirkulationsprobleme (kalte Hände und Füße), generell alle kalten Erkrankungen, Schlafstörungen etc.*

Traditionellerweise wird die Moxa-Therapie in Tibet mit getrocknetem Edelweiß (Leontopodium) durchgeführt, jedoch wird heutzutage praktisch immer Beifuß verwendet. Beifuß hat scharfen und bitteren Geschmack und ist eine auch innerlich außerordentlich vielfältig einsetzbare Heilpflanze.

Häufig wird mit gepresstem Beifuß in Zigarrenform gearbeitet. Die Beifußzigarre wird mit entsprechendem Abstand immer wieder so dicht an die jeweiligen Reflexpunkte herangeführt, dass eine Reizung, Erwärmung und Rötung entsteht. Zum Löschen der Zigarre empfiehlt sich ein Gefäß mit Sand. Arbeitet man mit losem Beifuß, so kann dieser auf eine einige Millimeter dicke Ingwerscheibe angehäuft werden. Hierdurch verbindet sich die therapeutische Wirkung des Ingwers mit jener der Hitze, was in Fällen von Störungen der Körperenergie Peken (Schleim) ratsam ist. Bei einer Störung von Lung (Wind) kann man eine Scheibe Knoblauch (eventuell auch gequetschter Knoblauch) unter die Moxe legen. Der Knoblauch dient hier nicht nur der Wirkungsverstärkung, sondern auch als Haftgrundlage (Vorsicht – Knoblauch ist sehr scharf auf der Haut). Um sicher zu gehen, keine Wunden zu erzeugen, sollte man sowohl die Ingwerscheibe als auch die Knoblauchscheibe deutlich breiter als die Moxe und auch relativ dick (mindestens 3-4 mm) verwenden.

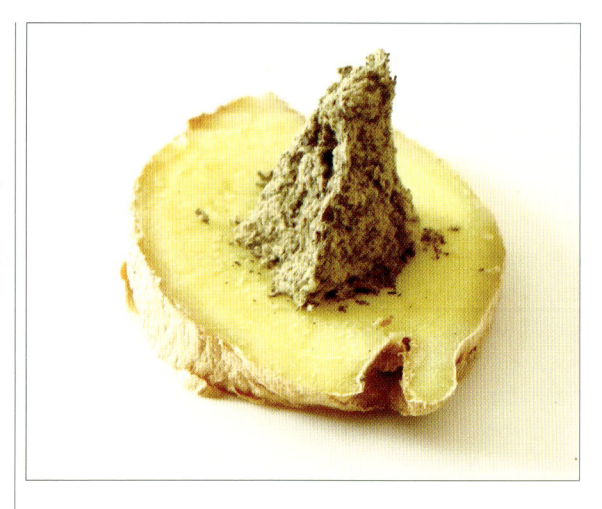

Ingwer-Moxa

Generell sollte auf behaarten Körperstellen ein dünnes Holzbrettchen unter die Moxe gelegt werden. Die Moxe sollte so lange brennen, bis man ein deutliches Knacken hört. Danach wird sie üblicherweise weggeblasen. Die tibetischen Ärzte (und die Nomaden) brennen den Beifuß teilweise auch direkt auf der Haut ab. Sowohl bei der direkten Anwendung auf der Haut (und eventuell auch bei der Befestigung mit Knoblauch) wird häufig eine kleine Wunde erzeugt, und der Körper wird zu einer starken Heilreaktion angeregt. Obwohl dieses Verfahren nachweislich sehr wirksam ist, empfiehlt es sich aus ästhetischen und rechtlichen Gründen nicht für die westliche Praxis. Eine noch drastischere Weiterführung dieser Anwendungsformen stellt die **Kauterisation** (Brennen mit einem Instrument mit Gold-, Silber-, Kupfer- oder Eisenspitze) an bestimmten Körperpunkten dar. Teilweise werden auch Mineralien oder Kräuter als Moxe direkt auf der Haut abgebrannt: z.B. Bambussilikat auf Gelenken oder Sade-Baum (eine Zypressen-Art) bei kalten Erkrankungen, Rubia cordifolia (Indischer Krapp) bei Arthrosen und Lymphstauungen an Gelenken, und das Mineral Kalzit bei allen kalten Erkrankungen (z.B. Verdauungsbereich, Gelenke). Als Wirkungsverstärkung kann jeweils noch langer Pfeffer (Piper longum) hinzu gegeben werden. Eine den westlichen Standards entsprechende Modifizierung dieser sehr drastischen Therapie könnte mit einem auf diese Mischungen aufgelegten dünnen Holzbrettchen durchgeführt werden, auf welchem dann die Moxe abgebrannt wird. Das Mineral Kalzit wird in der Tibetischen Medizin vor allem bei Kältezuständen und/oder übermäßigem Lung (Wind) angewendet. Es gibt verschiedene Qualitäten, und jede dieser Qualitäten muss in verschiedener Weise entgiftet werden (z.B. weißes Kalzit durch Kalzination und Löschung). Äußerlich kann weißer Kalzit durchaus direkt angewendet werden. Man wird das Mineral dann entweder mit etwas Wasser befeuchten, bevor man die Moxazigarre heranführt oder ebenfalls mit einem Holzbrettchen abdecken, bevor man eine Moxe direkt darauf anzündet.

In der Tibetischen Medizin gibt es etwas voneinander abweichende Traditionen. So werden etwa im klassischen Medizintext der «Vier Tantras» (tib.: gyü shi) teilweise etwas andere Punkte erläutert als im traditionellen Medizintext «König des Mondes». Generell geht man von 71 relevanten Punkten für die Moxabustion aus. Die Moxa-Punkte können auch zu diagnostischen Zwecken eingesetzt werden (Schmerzhaftigkeit bei Druck, Quellungen, Einziehungen, Blockierungen usw.). Zweiundzwanzig Punkte befinden sich auf der Vorderseite des Körpers, zwanzig auf der Rückseite, und neunundzwanzig an Kopf und Gliedmaßen. Die tibetische Zählung der Wirbel beginnt beim siebten Halswirbel (Prominens), d.h. dieser Wirbel entspricht dem ersten Wirbel im tibetischen System.

Der Beginn der Sammlung von Kräutern im Herbst beginnt traditionell bei zunehmenden Mond durch ein reines Kind in einem weißen Kleid unter Rezitation eines entsprechenden Mantras durch einen Lama oder Arzt. Die hierfür eingesetzten Mantras sind das Mantra des Medizinbuddhas (siehe Seite 176) oder das Mantra der Essenz der relativen Leere der Existenz:

«OM YE DHARMA HETU PRABHA WAHE TUNTE SHANT THAGA THOHAYA WADATE TESHUNZE YONI RODHA EWAM DI MAHA SHARMANAYA SAVAHA.»

Optimalerweise sollte der Beifuß, der für die Moxabustion verwendet wird, in dieser Form gesammelt werden. Nach dem Pflücken wird der Beifuß gesäubert, an einem warmen und sonnigen Ort getrocknet und, je nach Bedarf, in loser Form oder als Zigarren gepresst aufbewahrt.

Wird loser Beifuß für die Moxabustion verwendet, so variiert die Größe der zu konischen Kegeln geformten Moxe je nach Wahl der Punkte. Hierbei werden die Punkte auf bzw. an der Wirbelsäule mit Beifußkegeln von der Dicke eines Zeigefingers (an der Basis des Kegels) behandelt. Bei allen anderen Punkten entspricht die Basisdicke des Moxakegels der Dicke des kleinen Fingers.

Wird die tibetische Form des Mikro-Aderlasses (siehe entsprechendes Kapitel) angewendet, so sollte die danach auf diesem Punkt kurz aufgelegte Moxe eine flache Form in der Größe von «Schafskot» haben. Dies dient dazu, den durch die Therapie angefachten Wind (Lung) zu beruhigen und empfiehlt sich durchaus auch nach der westlichen Form des Aderlasses. Die Moxe wird nur im Halsbereich nicht angewendet.

Als **Kontraindikationen für Moxabustion** gelten *alle Ungleichgewichte bzw. Störungen der körperlichen Energie Tripa (Galle), d.h. alle heißen Erkrankungen wie Entzündungen (auch der Organe), Fieber, Grippe oder Erkrankungen des Blutes*. Auch die Sinnesorgane sowie die äußeren Geschlechtsorgane sollten nicht direkt mit Moxa behandelt werden. Das sogenannte Existenzgefäße an der Basis der Geschlechtsorgane (Perineum) dient der Speicherung und Führung der reproduktiven Flüssigkeiten. Hier kann Moxa bei unsachgemäßer Anwendung zu Unfruchtbarkeit bzw. Impotenz führen. Manche Quellen sprechen hier eine direkte Kontraindikation aus. In jedem Fall sollte hier extrem behutsam behandelt werden. Auch auf Lymphknoten und Blutgefäßen wird nicht direkt gemoxt. Zudem wird an den astrologisch ungünstigen Tagen kein Moxa angewendet (siehe Tabelle) sowie auf den Verlauf der Körperenergie La geachtet (d.h. es wird nie auf dem Körperareal gemoxt, an dem sich die La-Lebensenergie gerade befindet; siehe entsprechendes Kapitel). In bestimmten Traditionen werden zudem die Tage 1 (Neumond), 6, 15 (Vollmond), 18, 20 und 30 (Neumond) von Moxa ausgenommen.

Entsprechend der Menge an abgebrannten Moxen bzw. der Wärmeeinwirkung durch die Nähe zur Haut bei Verwendung einer Moxa-Zigarre unterscheidet man traditionell **vier Stärken der Moxa-Behandlung:**

- «bratend»; d.h. die Moxe wird 21 Mal hintereinander am gleichen Punkt abgebrannt (um Verbrennungen zu vermeiden, muss die Moxe in diesem Fall auf ein dünnes Holzbrettchen gelegt werden). Diese Form ist in Fällen von *sehr schwerem Peken-Übermaß, bei sehr kalten Tumoren sowie bei schwersten Lung-Störungen* angebracht. Verwendet man eine Moxazigarre, so wird diese sehr häufig und relativ nahe an die (durch das Holzbrettchen geschützte) Haut geführt.
- «brennend»; d.h. die Moxe wird ca. 15 Mal hintereinander am gleichen Punkt abgebrannt (auch hier ist ein dünnes Holzbrettchen notwendig); Indikationen sind: *Lung-Störungen, Kältestörungen von Lung (Wind) und Peken (Schleim), kalte Lymphe und mentale Probleme im Zusammenhang mit dem Herz-Wind (Lung-Störung)*. Verwendet man eine Moxazigarre, so wird diese nicht ganz so nah und nicht ganz so oft wie bei «bratend» (mit zwischengelegtem Holzbrettchen) an die Haut geführt.
- «glühend»; d.h. die Moxe wird sieben Mal nacheinander abgebrannt. Die Indikationen sind: *Probleme im Blasen- und Nierenbereich (z.B. Harnverhalten, kalte Nieren) oder Störungen der körperlichen Energie Lung (Wind)*. Bei Verwendung einer Moxazigarre wird dies entsprechend modifiziert.
- «wärmend»; d.h. die Moxe wird nur ein Mal abgebrannt bzw. die Moxazigarre wird nur so weit in die Nähe der Haut gebracht, bis dies als wärmend empfunden wird. Dies sollte nicht zu häufig am gleichen Punkt wiederholt werden. Bei Kindern sollte nur diese Methode ausschließlich mit Moxazigarren Verwendung finden.

Nach einer Moxa-Behandlung wird der Punkt mit etwas Butter (eventuell leicht gesalzene Butter) eingerieben. Der Patient sollte keine kalten Getränke und keine üppigen Mahlzeiten zu sich nehmen. Optimalerweise werden am Tag der Behandlung alle sehr sauren und vergorenen Nahrungsmittel gemieden. Alle Lung (Wind) und Peken (Schleim) verstärkenden Ernährungs- und Verhaltensweisen sollten gemieden werden (siehe Kapitel «Grundtherapie durch Ernährung und Verhalten»). Die Moxa-Behandlung wird nicht direkt vor oder nach einer Mahlzeit vorgenommen. Um die Wirkung der Moxa-Behandlung zu verstärken, wird leichte Bewegung wie etwa ein kleiner Spaziergang empfohlen.

Die nächste Tabelle gibt eine **Auflistung der optimalen persönlichen Wochentage** in Beziehung zur tibetischen Astrologie. Ihr tibetisches Tierkreiszeichen können Sie anhand der Tabelle im Kapitel «Babymassage» herausfinden. Allerdings muss zur Relativierung betont werden, dass es sich bei der untenstehenden Tabelle nur um *eine* Komponente in der sehr komplexen Dynamik der Elemente handelt. Als «günstig» bezeichnet man Tage, an denen man

Tierkreiszeichen	günstiger Wochentag	ungünstiger Wochentag	günstiger Tag für La-Energie
Ratte	Dienstag	Samstag	Mittwoch
Ochse	Mittwoch	Donnerstag	Samstag
Hase + Tiger	Samstag	Freitag	Donnerstag
Drache	Mittwoch	Donnerstag	Sonntag
Schlange + Pferd	Freitag	Mittwoch	Dienstag
Schaf	Montag	Donnerstag	Freitag
Vogel + Affe	Donnerstag	Dienstag	Freitag
Hund	Mittwoch	Donnerstag	Montag
Schwein	Dienstag	Sonntag	Mittwoch

die Lebensenergie stärken kann (z.B. durch Behandlungen) bzw. an denen die Lebensenergie generell stark ist, und als «ungünstige» Tage betrachtet man Tage, an denen die Lebensenergie durch starke Behandlungen eher geschwächt würde bzw. an denen die Lebensenergie generell eher schwächer ist. Zudem ersehen Sie aus der Tabelle, an welchem Tag eine Behandlung der Vitalenergie La günstig für das entsprechende Tierkreiszeichen ist.

Die folgenden Abbildungen zeigen die Moxa-Punkte aus der Abhandlung «Blauer Beryll des Sangye Gyatso». Diese medizinischen Rollbilder (Thangkas) stellen das gesamte Gyü-shi («Geheime Mündliche Überlieferung der Qintessenz der Acht Zweige des Ambrosia-Herz-Tantras») in visueller Form dar und dienen in der Praxis der besseren Verinnerlichung der medizinischen Texte. Das erste Thangka (Nr. 71, Seite 124) zeigt die im Standardwerk dargelegten Moxapunkte. Die Thangkas Nr. 72 und Nr. 73 auf den Seiten 126 und 130 zeigen die Moxapunkte gemäß dem medizinischen Erläuterungstext «König des Mondes». Die Darstellungen und Indikationen variieren teilweise voneinander und sollten als Ergänzung verstanden werden.

Indikationsliste der im Thangka 71 angegebenen Körperpunkte:

(Moxapunkt sind im Thangka die roten Punkte mit schwarzer Schrift; die gelben Punkte mit roter Schrift weisen auf die Punkte der kleinen Chirurgie hin)

Vorderseite des Körpers

- Fossa. jugularis (Drosselgrube oberhalb des Brustbeins) = Verkrampfungen des Herzens, Schluckauf, Engegefühl, Erbrechen
- Mitte des Brustbeins = «Grenze zwischen Schwarz und Weiß» = Ohnmacht, Herzklopfen, Depressionen
- Moxapunkt unterhalb des Schwertfortsatzes (Processus xiphoideus; unteres Ende des Brustbeins) = epigastrische Tumoren
- Magenpunkte zur Behandlung des wie-Feuer-begleitenden Windes
- Moxapunkte für kalte Lung-Störungen des wie-Feuer-begleitenden Windes
- Innere und äußere Moxa-Punkte des Dickdarms = Tumoren des Dickdarms, Durchfall, kollernde Darmgeräusche
- Obere und untere Moxa-Punkte des Dünndarms = kalte Lung-Störungen des Dünndarms, Durchfall
- Harnblase = vermindertes Harnlassen aufgrund kalter Erkrankungen u.a.

Rückseite des Körpers

- 7. Halswirbel = Lung-(Wind)-Störungen, Geisteskrankheiten, Zittern, Taubheit, Schlaflosigkeit, Benommenheit, Steifheit des Nackens
- 1. Brustwirbel − «kalte» Tripa-(Galle)-Störungen
- 2. Brustwirbel = Peken-(Schleim)-Übermaß, Schmerzen der Atemwege, evtl. Herzprobleme
- 3. Brustwirbel = hintere Lungenanteile = Erkrankungen der Lungen in Verbindung mit Peken und Lung, Tränenfluss
- 4. Brustwirbel = vordere Lungenanteile = Erkrankungen der Lungen in Verbindung mit Peken und Lung, Tränenfluss
- 5. Brustwirbel = Lebenskanal = Delirium, Herzrasen, Gedächtnisstörungen, Schlaflosigkeit, Lung und Serum im Lebenskanal, kombinierte Peken-Lung-Erkrankungen, Erkrankungen des Herzens
- 6. Brustwirbel = Indikationen wie 5. Brustwirbel
- 7. Brustwirbel = Peken und Lung in der Leber, akute Schmerzen wegen Störungen des Blutes, Schwäche der Leber, Erbrechen, Aufstoßen, Tumoren der Leber, Blockaden des Zwerchfells
- 8. Brustwirbel = Leber = wie 7. Brustwirbel
- 9. Brustwirbel = Gallenblase = Gelbsucht, Verdauungsschwäche, Verlust des Appetits, Gallensteine, Verminderung der Verdauungshitze, Erbrechen von Gallenflüssigkeit, ständiger Kopfschmerz
- 10. Brustwirbel = Milz = übermäßige Müdigkeit und Schlaf, Antriebsschwäche, körperliche Schwäche, kollernde Darmgeräusche, Verdauungsschwäche
- 11. Brustwirbel = Magen = Verminderung der Verdauungshitze, Durchfall, Gastritis, Peken mugpo (pathologische Vermischung von Lung, Tripa und Peken), Tumore
- 12. Brustwirbel = Reservoir der reproduktiven Flüssigkeiten = Darmstörungen, Erkrankungen

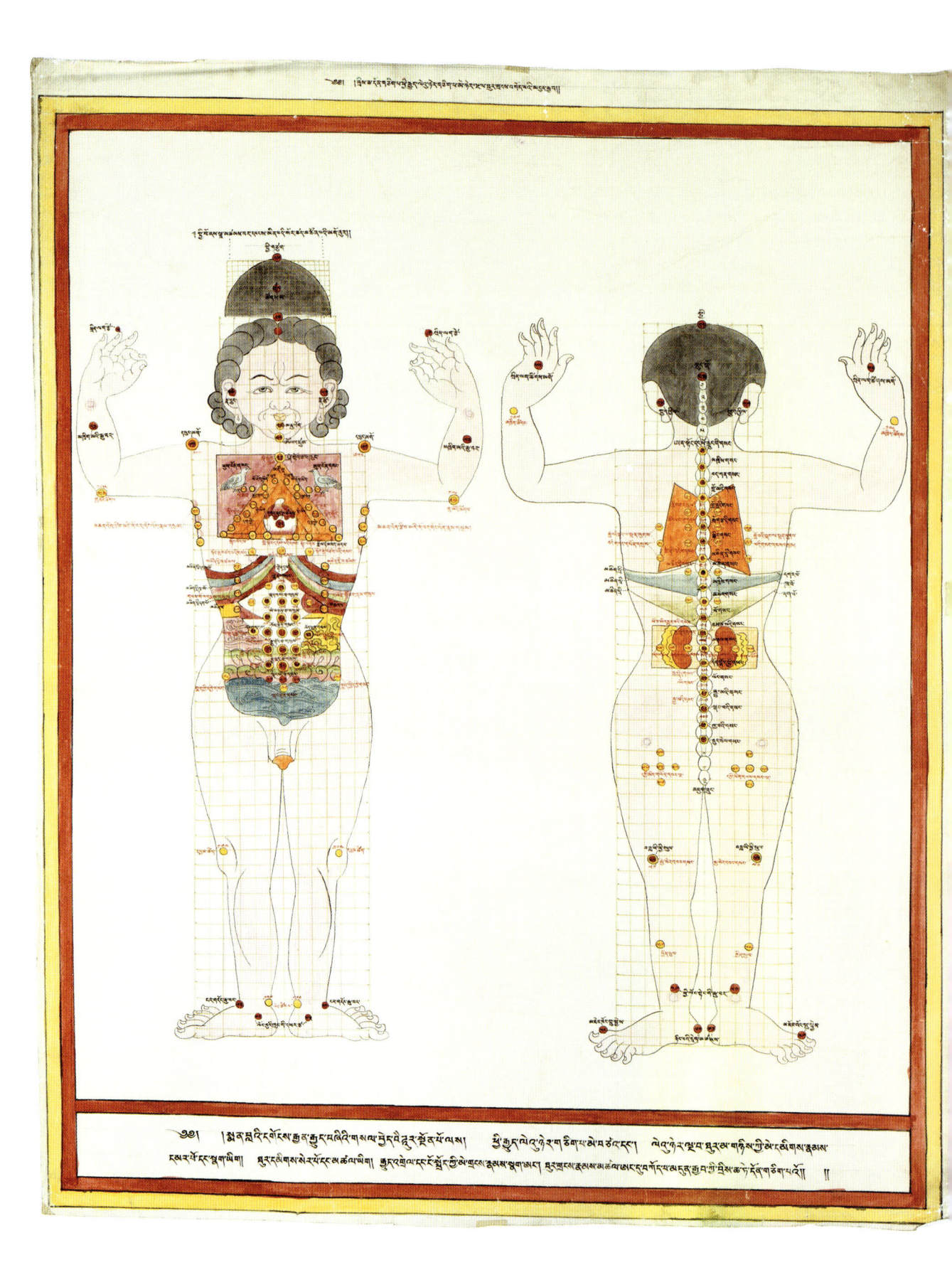

Thangka 71 «Moxabustion und kleinere Chirurgie» aus dem «Blauen Beryll des Sangye Gyatso»

des Unterleibes, Myome etc., Blut im Sperma
- 1. Lendenwirbel = Nieren = Kälte in den Nieren, Schmerzen im Darmbereich, Krämpfe im Bereich des Unterleibes, Kälteschauer
- 2. Lendenwirbel = Voll- und Gefäßorgane im Allgemeinen = Störungen unterhalb des Nabels, kalte Lung-(Wind)-Störungen, Störungen der Gallenfunktion
- 3. Lendenwirbel = Dickdarm = vermindertes Harnlassen, Entzündungen der Geschlechtsorgane, innere Störungen und Tumore, Hämorrhoiden
- 4. Lendenwirbel = Dünndarm = Tumore des Dünndarms, Durchfall mit Schleimblasen aufgrund Lung-(Wind)-Störung,
- 5. Lendenwirbel = Harnblase = nächtliches Harnlassen, Steinbildung in der Harnblase, kalte Knie
- Kreuzbein (mittig) = reproduktive Flüssigkeiten = Lähmungen im Bereich der Beine, Steifigkeit der Muskulatur im Becken- und Beinbereich, unfreiwilliger Abgang von Sperma
- Kreuzbein (ca. ein tsön unterhalb der Mitte) = abwärts-treibender Wind = Verstopfung, Durchfall mit blau schimmerndem Schleim, blockierte Blähungen

Kopf und Gliedmaßen

- Scheitel, vordere Fontanelle, hintere Fontanelle = Lung-(Wind)-Störungen mit Symptomen wie Ohnmacht und Schwindel
- Processus mastoideus (Warzenfortsatz direkt hinter den Ohren am Hinterhaupt) = übertriebene Geschwätzigkeit
- Unterlippe, mittig = Sprachstörungen, dumpfe Wahrnehmung aufgrund von ansteckendem Fieber mit Lung (Wind)
- Sehnenansatz über den äußeren Fußgelenken (M. flexor hallucis longus) = Sprachstörungen infolge Erkrankungen des Kehlkopfes
- Sehnen am unteren Ende des Schienbeins (M. tibialis) = unfreiwilliger Samenabgang, Impotenz
- Kniekehle (an der Sehne des M. biceps femoris) = Lähmungserscheinungen im Beinbereich
- Kehlkopf («Adamsapfel») = Schwellungen nach der Geburt
- Endgelenke der Großzehen = dumpfe Wahrnehmung, Geisteskrankheiten, Schwellungen der Hoden, Verhärtungen am Übergang Nacken-Hinterhaupt
- «Fersenhornhaut» mittig (knapp unterhalb der halben Strecke zwischen unterem und oberen Rand des Fersenbeins) = Entzündungen der Augen
- Arterien an den oberen Sprunggelenken, innen = Krämpfe des Unterleibes
- Grundgelenke der Zeigefinger = Störungen von Peken (Schleim), Schwellungen der Lippen
- Spitze des Zeigefingers − Zahnschmerzen
- Ohrausgang in Richtung des Hauptes (auf dem Kiefergelenk) = Zahnschmerzen
- Schultern (am äußeren Ende des Trapezmuskels) = ständiges Nasenbluten

Indikationsliste Thangka 72 «König des Mondes»

Kopfbereich

- Scheitel = Störungen von Lung (Wind), Gedächtnisstörungen, Sehschwäche, ständiges Nasenbluten
- Vordere Fontanelle = Gedächtnisverlust, Schwindel, Störungen des Gehirns
- Moxapunkt sieben Fingerbreiten vom Haaransatz in Richtung Scheitel = Verstopfung der Nase
- Stirn am Haaransatz, mittig = Sehstörungen, Delirium durch ansteckende Fieber
- Stirn: zwei Punkte ein tsön parallel des Punktes ein tsön unterhalb des Haaransatzes = Reizungen der Augen
- Mitte zwischen den Augenbrauen = ständiges Nasenbluten, Gelbsucht
- Ein tsön oberhalb der Mitte der Augenbrauen = ständiges Nasenbluten, Gelbsucht
- «Pulsierende Kanäle neben den Augen», in Richtung der Nase, beidseitig = Gedächtnisstörungen, Augenreizungen
- Ohrausgang in Richtung des Kopfes (auf dem Kiefergelenk) = Zahnschmerzen, Tinnitus
- Unterkiefer direkt vor den Ohren = Zahnschmerzen, Lähmungen im Gesichtsbereich, Lähmungen im Bereich der Augen

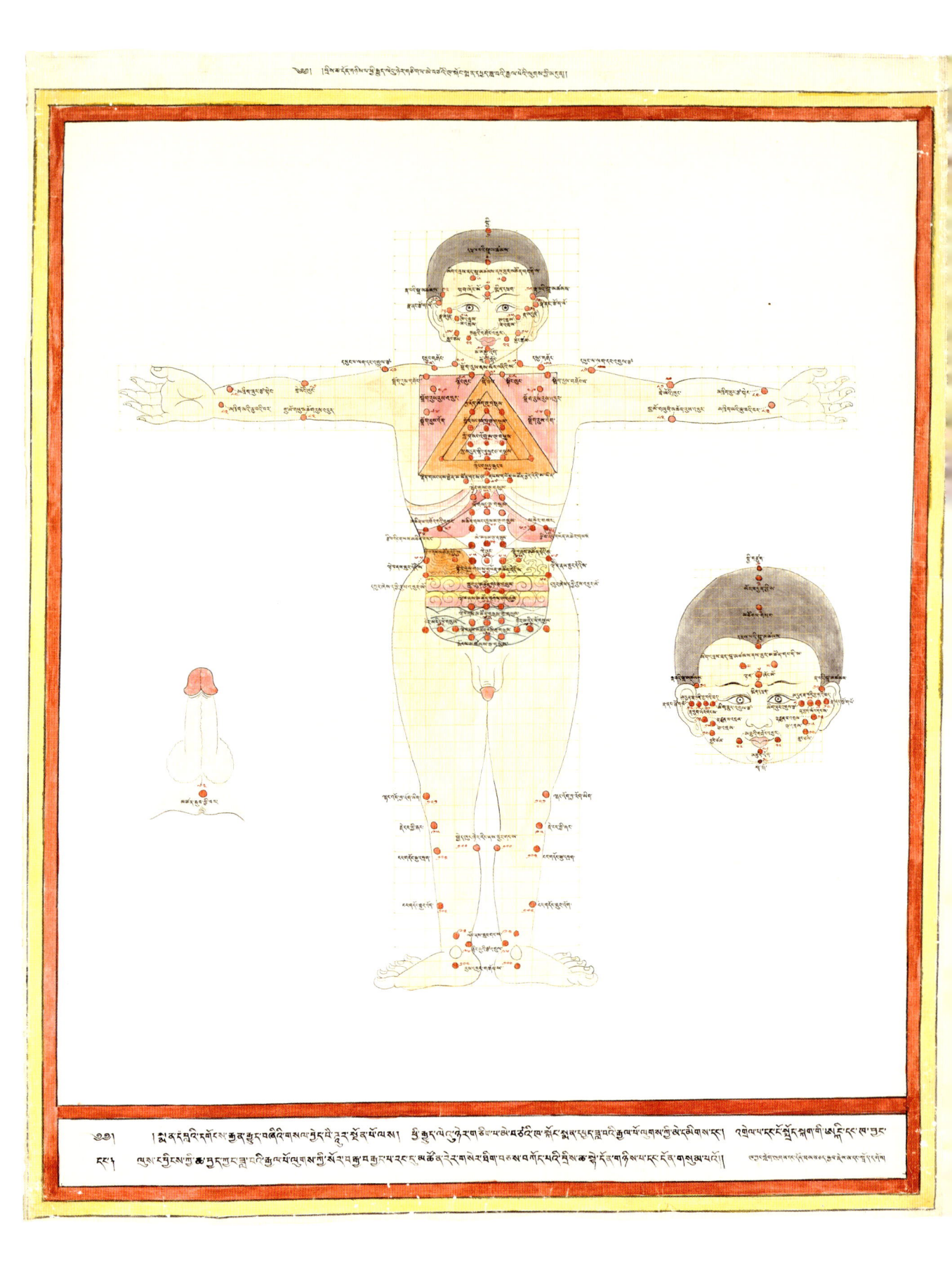

Thangka 72 «Moxabustion gemäß der Abhandlung ‹König des Mondes›» aus dem «Blauen Beryll des Sangye Gyatso»

- Ein Fingerbreit gesichtswärts in einer Linie mit den Ohrausgängen = Gesichtslähmung
- Haaransatz am oberen Ansatz des Ohres (gesichtswärts) = Störungen des Ohres, Störungen des Gehirns, Ohnmacht
- Hervortretende Ohrknorpel = Sprachstörungen, Gedächtnisverlust
- Moxastellen etwas oberhalb der Mundwinkel = Gesichtslähmungen, Lähmungen im Bereich der Augen
- Etwa vier Fingerbreiten vom Ohrläppchen entlang des Unterkiefers (Kante) = Schwellungen der Zunge, Schwellungen des unteren Mundraums
- Moxastellen etwas unterhalb der Mundwinkel (in den «Magenfalten») = steifer Nacken
- Kinnspitze = Sprachstörungen, Schwellungen der Zunge

Halsbereich
- Vier Fingerbreiten vom Schulterrand entlang des Deltamuskels in Richtung des Kopfes = Auswurf, Blutungen in den Lungen
- Gelenke zwischen dem Brustbein und den Schlüsselbeinen (A. sterno-clavicularis) = anhaltender Schluckauf
- Hervortretende Knochen des Schlüsselbeins (etwa 4 – 5 Fingerbreiten entlang der Brustbein-Schlüsselbein-Gelenke in Richtung der Schulter) = Knochenschmerzen infolge Lung-(Wind)-Störungen, hartnäckige Wunden
- Fossa jugularis (Drosselgrube oberhalb des Brustbeins) = Kropf durch Ungleichgewicht von Peken (Schleim) und Lung (Wind), Schlucklähmung
- Fossa supraclavicularis (in der seitlichen Halsregion vertiefte Bucht unmittelbar über dem Schlüsselbein am Rand zur Schulter) = trockener Husten, Schmerzen im Brustbereich

Vorderseite des Körpers
- Moxapunkt ca. drei tsön oberhalb der Mitte des Brustbeins = Lunge, Entzündungen im Blut, Atemlosigkeit
- Moxapunkt ca. zwei tsön oberhalb der Mitte des Brustbeins = Lunge, Fieber, Auswurf
- Moxapunkt ca. ein tsön oberhalb der Mitte des Brustbeins = genereller Lungenpunkt
- Moxapunkt genau in der Mitte des Brustbeins auf einer Linie zwischen den Brustwarzen = Herz, Herzklopfen, Abneigung gegen Nahrung bzw. Getränke
- Moxapunkt ca. ein tsön unterhalb der Mitte des Brustbeins = Herz, akute Schmerzen im Brustbereich (auch akute Herzbeschwerden)
- Moxapunkt ca. ein tsön oberhalb des Schwertfortsatzes (unterer knöcherner Anteil des Brustbeins) = Sodbrennen durch Peken, Aufstoßen, Erbrechen von Magensäure etc., Atembeschwerden; für die beiden Moxapunkte ca. 2 Fingerbreiten links und rechts hiervon gelten die gleichen Indikationen
- Moxapunkt am unteren Ende des Brustbeins (genau unterhalb des Schwertfortsatzes) = Verdauungsschwäche, Auswurf mit Schleim, Erkältungen; für die beiden Moxapunkte ca. ein tsön links und rechts hiervon gelten die gleichen Indikationen
- Moxapunkt ca. ein tsön unterhalb des Brustbeins sowie ca. ein tsön links und rechts hiervon = Magen; Verdauungsschwäche, Aufstoßen, Erbrechen, Durchfall
- Moxapunkt ca. zwei tsön unterhalb des Brustbeins sowie ca. ein tsön links und rechts hiervon = Leber, Blähungen des Bauchraums, Schwellungen der Leber, Erbrechen von Magensäure oder Gallenflüssigkeit, Atembeschwerden, Schmerzen am seitlichen Rippenbereich,
- Leberpunkt am Ende der freien Rippe rechts = Verdauungsbeschwerden, Vergrößerung der Leber, Durchfall, auch im Zusammenhang mit der Milz
- Milzpunkt am Ende der freien Rippe links = Vergrößerung der Milz, Verdauungsbeschwerden, Ansammlung von Lymphflüssigkeit im Körper, Durchfall, auch im Zusammenhang mit der Leber
- Moxapunkt ca. ein tsön oberhalb des Nabels sowie jeweils ein tsön links und rechts hiervon = wie-Feuer-begleitendes Lung (Wind) = Aufblähungen des Bauchraums, Aufstoßen, Schweregefühl des Körpers
- Nabel = erhöhtes Lung (Wind) in der Gebärmutter; Unfruchtbarkeit bei Frauen, Aufblähungen des Bauchraums, verlängerter Menstruationszyklus

- Moxapunkte jeweils ein tsön links und rechts des Nabels = starke kollernde Geräusche im Bauchraum
- Moxapunkte jeweils zwei tsön links und rechts des Nabels = Durchfall
- Moxapunkte jeweils genau am vorderen Beginn des Beckenkamms = Darmstörungen, Atemprobleme, Sprachstörungen, Erbrechen brennender Flüssigkeiten
- Moxapunkte ca. ein tsön unterhalb des Nabels sowie jeweils ein tsön links und rechts hiervon = Darmstörungen, Atemprobleme, Sprachstörungen, Erbrechen brennender Flüssigkeiten (Gallenflüssigkeit, Magensäure)
- Moxapunkte ca. zwei tsön unterhalb des Nabels sowie jeweils ein tsön links und rechts hiervon = Störungen der Gebärmutter, verlängerter Menstruationszyklus, Schwellungen der Hoden, Durchfall
- Moxapunkte ca. drei tsön unterhalb des Nabels sowie jeweils ein tsön links und rechts hiervon = Unfruchtbarkeit, Fehlgeburt, verlängerter Monatszyklus, vermindertes Harnlassen
- Moxapunkte ca. vier tsön unterhalb des Nabels sowie jeweils ein tsön links und rechts hiervon = Schmerzen im unteren Rücken, Schmerzen der Gebärmutter
- Moxapunkte an der Kante des Schambeins sowie jeweils ein tsön links und rechts hiervon = vermindertes Harnlassen, Durchfall mit schaumigem Schleim
- Drei Moxapunkte ca. ½ tsön oberhalb des Schambeins sowie ca. zwei, drei und vier tsön nach außen (links und rechts) = vermischte Fieber, Störungen von Tripa (Galle) und Blut
- Perineum (Stelle genau zwischen Penis und Rektum) = Schwellungen der Genitalien, ungewollte Ejakulation, Geisteskrankheiten, körperliche Antriebsschwäche, Zittern, verlängerter Monatszyklus (der Punkt ist mit extremster Vorsicht zu behandeln – manche Quellen beschreiben diesen Punkt auch als kontraindiziert)
- Seitlich vorstehende Hüftknochen (Trochanter major) = Impotenz aufgrund sexueller Überanstrengung, Abszesse an den Genitalien

Moxapunkte im Zusammenhang mit Armen und Beinen

Oberer Körperbereich

- Moxapunkte am äußeren Rand des Deltamuskels («Schultergrübchen») = Gelenkleiden
- Moxapunkte ca. ein tsön unterhalb des oberen Randes des Brustbeins (Fossa jugularis) und ca. vier tsön nach außen = Lähmungen der Arme, Schwäche des oberen Anteils des Körpers
- Moxapunkte am äußeren Schulterrand, mittig = Schmerzen der Arme, Atemwegserkrankungen (bei Männern), Probleme der Rippen (bei Frauen)
- Hakenfortsatz der Elle (Olecranon); auf den Seiten des kleinen Fingers gelegene Grube = Knochenleiden
- Fossa coronoidea = auf der Seite des Daumens gelegene Grube am Rande der Ellenbeuge = lokaler Punkt (z.B. Lymphstauungen, Schmerz)
- Ansatz der Sehnen am Handgelenk (kleinfingerwärts; Tendo M. flexoris carpi ulnaris am Os pisiforme) = Knochenleiden, Kurzsichtigkeit, Warzen
- Blutgefäße an den Handgelenken; (am Speichenfortsatz = Processus styloideus radii; an der Innenseite des Unterarms; daumenwärts) = Verhärtungen der Sehnen und Bänder

Unterer Körperbereich

- Moxapunkte am äußeren, oberen Rand der Kniescheiben (Grübchen zwischen den beiden Sehnenansätzen) = Verdauungsprobleme in Verbindung mit dem Magen; (andere Quellen setzen die Moxapunkte seitlich unterhalb der Kniescheiben)
- Moxapunkte am oberen Rand des Schienbeins = verlängerter Monatszyklus
- Moxapunkte unterhalb der Falten des Kniegelenkes, innen (Poplitealpunkt der Valleix-Punkte) = Erkrankungen des Rektums, Verkürzungen der Sehnen
- Moxapunkte an den Schienbeinen, ca. vier tsön oberhalb des oberen Sprunggelenks = genereller Punkt für Erkrankungen unterhalb der Knie
- Moxapunkte in der Grube am oberen Zusammenspiel zwischen Schienbein und Wadenbein

= Schwellungen des Penis, Schwellungen der Hoden, Gelbsucht, Erkrankungen des Dünndarms
- Moxapunkte ca. vier tsön oberhalb des inneren Fußknöchels, mittig, innere Schienbeinkante = Schwellungen unterhalb der Knie, Taubheitsgefühle unterhalb der Knie
- Moxapunkte in den Grübchen direkt unterhalb der inneren Fußknöchel, mittig = Erkrankungen der Kniekehle, der Waden und der Beine allgemein

Indikationsliste Thangka 73 «König des Mondes»

Kopfbereich

- Hintere Fontanelle = ansteckende Entzündungen und Fieber (z.B. Grippe)
- Moxapunkt ca. ein tsön oberhalb des Ohres sowie ein tsön in Richtung Hinterkopf = Steifheit des Nackens
- Ohrmitte am Ansatz zum Kopf, hinten (gegenüber Ohrausgang) = Tinnitus, Zahnschmerzen
- Moxapunkt ca. ein tsön oberhalb des Hinterhauptes (Okziput), mittig = Sehstörungen, Verstopfung der Nase
- Moxapunkte ca. ein tsön oberhalb des Warzenfortsatzes (Proc. mastoideus), hinter den Ohren = Augenerkrankungen, Hirnleiden
- Warzenfortsatz (Proc. mastoideus) = Kopfschmerzen

Rücken

- 7. Halswirbel sowie jeweils ein tsön links und rechts hiervon = Störungen (insbesondere Übermaß) von Lung (Wind), Herzbeschwerden, Altersbeschwerden, Atemlosigkeit, chronische Entzündungen an den Knochen, exzessives Schwitzen, Appetitlosigkeit
- 1. Brustwirbel sowie jeweils ein tsön links und rechts hiervon = Übermaß von Tripa (Galle), Kropf, körperliche Antriebsschwäche, tief sitzende Fieber
- 2. Brustwirbel sowie jeweils ein tsön links und rechts hiervon = Übermaß von Peken (Schleim), Verstopfung der Nase, trockene Zunge
- 3. Brustwirbel sowie jeweils ein tsön links und rechts hiervon = Erkrankungen der Atemwege, akute Schmerzen im Rumpfbereich, chronische Entzündungen, wechselhafte Fieber und Entzündungen, Störungen des Geschmackssinns
- 4. Brustwirbel sowie jeweils ein tsön links und rechts hiervon = Blutstau in den Lungen, tief sitzende ansteckende Entzündungen und Fieber, Geisteskrankheit, Zittern der Gliedmaßen, Erbrechen, Schmerzen im Rückenbereich
- 5. Brustwirbel sowie jeweils ein tsön links und rechts hiervon = Herz = Ergüsse im Herzbeutel, Herzklopfen, Gedächtnisstörungen
- 6. Brustwirbel sowie jeweils ein tsön links und rechts hiervon = Lebenskanal = Übermaß von Lung (Wind) im Herzbereich und Lebenskanal, geistige Abwesenheit, Ohnmacht, Antriebsschwäche, pustulöse Erkrankungen (z.B. Pocken)
- 7. Brustwirbel sowie jeweils ein tsön links und rechts hiervon = Zwerchfell = Schmerz an den freien Rippen, Peken (Schleim) im Zwerchfell
- 8. Brustwirbel sowie jeweils ein tsön links und rechts hiervon = Leber = Blut im Sperma, Aufblähung des Unterleibs am Nachmittag, akute Lung-(Wind)-Störungen mit Schmerzzuständen, Erbrechen von Gallenflüssigkeit und/oder Magensäure
- 9. Brustwirbel sowie jeweils ein tsön links und rechts hiervon = Gallenblase = Gelbfärbung der Haut und/oder Skleren (Augenweiß), körperliche Antriebsschwäche, Verstopfung, Peken-(Schleim)-Übermaß, Störungen im Hirnbereich, Verlust des Sehvermögens
- 10. Brustwirbel sowie jeweils ein tsön links und rechts hiervon = Galle = Verdauungsstörungen, kollernde Geräusche im Bauchraum, Anschwellungen, mageres Gesicht, Verlust des Sehvermögens, Störungen im Hirnbereich
- 11. Brustwirbel sowie jeweils ein tsön links und rechts hiervon = Magen = chronische Erkrankungen des Magens, Erbrechen
- 12. Brustwirbel sowie jeweils ein tsön links und rechts hiervon = Reservoir der reproduktiven Flüssigkeiten = Erkrankungen der Gebärmutter, Blut im Sperma, alle Erkrankungen im Zusammenhang mit Samen und Ovum, Vorsicht: die Behandlung dieser Punkte kann bei Gesunden

Thangka 73 «Moxabustion gemäß der Abhandlung König des Mondes» aus dem «Blauen Beryll des Sangye Gyatso»

zum Abbau von Muskelgewebe führen!
- 1. Lendenwirbel sowie jeweils ein tsön links und rechts hiervon = Schmerzen im unteren Rücken, Impotenz, Schwellungen im Genitalbereich, vermindertes Harnlassen, keine Kontrolle des Stuhlgangs
- 2. Lendenwirbel sowie jeweils ein tsön links und rechts hiervon = Nieren = ähnliche Indikationen wie beim 1. Lendenwirbel; Vorsicht: die äußeren Punkte liegen direkt auf den Nieren und sollten bei Männern nicht angewendet werden
- 3. Lendenwirbel sowie jeweils ein tsön links und rechts hiervon = Dickdarm = kollernde Geräusche im Bauchbereich, Schmerzen im unteren Rücken beim Stehen, Aufblähungen des Unterleibs, Durchfall, Verdauungsstörungen, Verstopfung, Analprolaps
- 4. Lendenwirbel sowie jeweils ein tsön links und rechts hiervon = Dünndarm = chronische Entzündungen, vermindertes Harnlassen, Kurzatmigkeit, Durchfall mit Schleim, Tumoren
- 5. Lendenwirbel sowie jeweils ein tsön links und rechts hiervon = Harnblase = Ausbleiben der Menstruationsblutung, Lung-(Wind)-Störungen nach der Geburt, Schwellungen im Genitalbereich, Brennen beim Wasserlassen, häufige Entleerung kleiner Harnmengen, verlängerter Menstruationszyklus,
- Kreuzbein = oberer Bereich mittig sowie jeweils ein tsön links und rechts hiervon = blutiger Durchfall, allgemeine Schwäche, Schmerzen im unteren Rücken, Schmerzzustände der Harnblase, Steifheit der Glieder, Verstopfung, Herabhängen der Lippen
- Kreuzbein = mittlerer Bereich (oberer Punkt) sowie jeweils ein tsön links und rechts hiervon = häufige Entleerung kleiner Harnmengen, verlängerte Monatsblutung, chronische Entzündungen, chronische Fieber
- Kreuzbein = mittlerer Bereich (unterer Punkt) sowie jeweils ein tsön links und rechts hiervon = Schmerzen der Hüftgelenke, Schmerzen im unteren Rücken, Kurzatmigkeit, Durchfall, Stimmverlust aufgrund von Lung-(Wind)-Übermaß
- Kreuzbein = unterer Bereich sowie jeweils ein tsön links und rechts hiervon = starke Störungen von Lung (Wind), häufiges Entleeren kleiner Harnmengen, chronische Entzündungen und Fieber, verlängerter Monatszyklus
- Steißbein = Schmerzen im unteren Rücken, verwirrte Sprache, Durchfall

Moxapunkte in Zusammenhang mit Armen und Beinen:

Die Punkte entsprechen jenen der Vorderseite; zusätzlich finden sich folgende Punkte:

Oberer Bereich:

- Moxapunkte an der hinteren Grenzfalte zur Achselhöhle = Atemwegserkrankungen
- Moxapunkte an den Schulterblättern außen, ca. ein tsön unterhalb der Grenzfalte zur Achselhöhle = Atemwegserkrankungen
- Moxapunkte am Ansatz zwischen Daumen und Ringfinger (am Anfang der «Tabatiere»). Indikationen: ansteckende Entzündungen und Fieber sowie hiermit evtl. einhergehende Augenerkrankungen
- Moxapunkte am Grundgelenk zwischen Ringfinger und kleinem Finger = Erkrankungen der Augen

Unterer Bereich:

- Moxapunkte auf dem Beckenkamm, ca. 2 ½ tsön (fünf Querfinger) von der äußeren Erhebung der Hüfte (Trochanter major) in Richtung des Kreuzbeins = alle Störungen im Bereich der Taille und der Beine
- Moxapunkte auf den Sitzbeinhöckern in den Gesäßfalten = alle Erkrankungen im Beinbereich
- Moxapunkte ca. zwei tsön nach schräg außen und unten von den Sitzbeinhöckern ausgehend; am hinteren Oberschenkel = Verstopfung, Schwellungen, kalte Tumore
- Moxapunkte ca. 1 ½ tsön (drei Querfinger) tiefer von den gerade genannten Punkten ausgehend = Erkrankungen der Gliedmaßen im Allgemeinen
- Moxapunkte am hinteren Oberschenkel; in der Mitte der Strecke zwischen Gesäßfalte und Mitte der Kniekehle; ca. ein tsön nach außen = allgemeine Erkrankungen der Taillen und Erkrankungen im Beinbereich
- Moxapunkte ca. zwei tsön oberhalb und zwei

tsön nach außen ausgehend von der Mitte der Kniekehle = weibliche Unfruchtbarkeit, Muskelschwund im Beinbereich
- Moxapunkte in der Mitte der Kniekehle, leicht nach außen zum Sehnenansatz = Rheuma
- Moxapunkte ca. vier tsön oberhalb der Mitte des äußeren Fußknöchels = Anschwellungen der Knie, Störungen der Lymphe
- Moxapunkte in der Grube am oberen Sprunggelenk, mittig = Schwierigkeiten beim Stehen, Schwellungen
- Moxapunkte ein tsön oberhalb der Grundgelenke von Großzeh und nächstem Zeh = vermindertes Harnlassen, Störungen der Lymphe, Blähungen, Taubheitsgefühl in den Beinen
- Moxapunkte an den Mittelgelenken der Großzehe = vermindertes Harnlassen, Störungen im Hirnbereich
- Moxapunkte an den Endgelenken der Großzehe = Gicht
- Moxapunkte ca. drei tsön oberhalb des Beginns des Zwischenraums («Schwimmhaut») von Großzehe und nächster Zehe = Anschwellung im Hodenbereich, Schweregefühl des Körpers
- Moxapunkte ca. 1 ½ tsön (drei Querfinger) oberhalb des Beginns des Zwischenraums («Schwimmhaut») von Großzehe und nächster Zehe = Anschwellungen im Hodenbereich, Rheumatismus der Füße (insbesondere der Fußsohlen)
- Moxapunkte am Rand der Fersenhornhaut am Fersenbein (hinten; mittig)= Sehschwäche, Besessenheit, Kiefersperre, Geisteskrankheiten

Die meisten der genannten Massage- und Moxa-Punkte können bei gleicher Indikation generell auch zur **Akupunktur** angewendet werden. Nur die Punkte, die auf Venen liegen (siehe Mikro-Aderlass), sind hiervon ausgenommen. In der Tibetischen Medizin existieren verschiedene Formen der Akupunktur. Die Akupunktur mittels feiner Nadeln ist zwar bei tibetischen Ärzten verbreitet, scheint jedoch meist eher einen chinesischen Hintergrund zu haben. Eine Zuordnung der Punkte zu Meridianen wie in der Traditionellen Chinesischen Medizin existiert in der Tibetischen Medizin nicht (außer einigen spezifischen Energiekanälen; siehe entsprechendes Kapitel). Die gebräuchlichste Form der in der Tibetischen

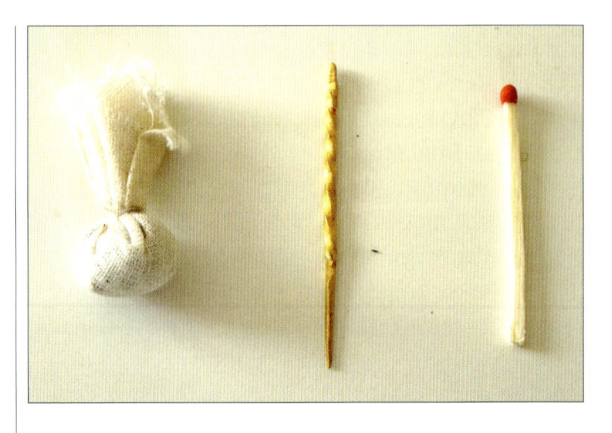

Goldene Nadel und Hor-me-Säckchen

Medizin angewendeten Akupunktur wird «**Goldene Nadel**»-**Therapie** genannt. Hierbei wird eine relativ dicke Nadel (vorzugsweise aus reinem Gold; evtl. ist auch nur der vordere Anteil vergoldet) meist an der großen Fontanelle am Schädeldach (Scheitelpunkt) einige Millimeter tief eingestochen, so dass die Nadel von selbst stehen bleibt. Die Indikationen für die große Fontanelle sind *leichte bis schwere Formen mentaler Störungen, Depressionen, Melancholie, niedriger Blutdruck, Stumpfheit der Sinnesorgane, Halbseitenlähmungen, Störungen der Hirndurchblutung und Epilepsie (in der Tibetischen Medizin eine Störung im Zusammenhang mit den planetaren Konstellationen), d.h. vorwiegend sehr starke Lung- und/oder Peken-Symptomatik*. Die Goldene Nadel wird häufig noch zusätzlich mit einer aufgesetzten Moxe verstärkt («**Goldene-Moxa-Therapie**»). Vorher wird ein dünnes Holzbrettchen mit einem Loch in der Mitte aufgelegt. Jetzt wird eine Moxe direkt an der Nadel befestigt und angezündet. Die Nadel wird erst entfernt, nachdem sie wieder erkaltet ist. Durch die eindringende Hitze wird eine sehr starke Heilwirkung ausgelöst. Diese Therapieform ist sehr drastisch und wird nur bei starker Symptomatik angewendet. Üblicherweise lässt man auch lange Zeiträume zwischen den Behandlungen. Als Initialbehandlung kann die Goldene-Moxa-Therapie vor alle anderen erhitzenden Therapieformen (heiße Wickel und Kompressen, trockenes Schröpfen, Moxa, Hor-Moxa, warme Massagen) gestellt werden. Leider muss auch hier betont werden, dass diese Therapieform für die westliche Praxis eher zu drastisch ist. Eine modifizierte Form könnte mittels einer vergoldeten, dünnen, sterilen Akupunkturnadel (evtl. mit Moxe; dann auch mit einem dünnen Holzbrettchen) erfolgen. Zudem sollte man die Goldene-Nadel (mit und ohne Moxe) ohne direkte Anleitung eines versierten Behandlers auf keinen Fall anwenden.

Die **Akupunktur** kann generell an allen beschriebenen reflektorisch wirksamen Punkten eingesetzt werden. Wenn man die Akupunktur mit feinen Nadeln in **Beziehung zu den drei körperlichen Energien** betrachtet, wird man bezüglich der Intensität etc. folgendermaßen vorgehen:

- Herrscht ein Übermaß der körperlichen Energie Lung (Wind), sollte man die Intensität der Stimulation eher mild wählen. Man wird eher weniger Nadeln verwenden, diese oberflächlich stechen und die Dauer der Behandlung kürzer wählen.
- Herrscht ein Übermaß der körperlichen Energie Tripa (Galle), sollte man die Intensität der Stimulation moderat wählen. Auch die Anzahl der Nadeln sollte moderat sein, und diese sollten in mittlerer Einstichtiefe und bei mittlerer Behandlungsdauer angewendet werden.
- Herrscht ein Übermaß der körperlichen Energie Peken (Schleim), so sollte man eine starke Intensität der Stimulation wählen. Man verwendet dann auch eher viele Nadeln, wählt eine lange Behandlungsdauer und eine tiefe Einstichtiefe.

Tibetischer Mikro-Aderlass

Die tibetische Form der Aderlass-Therapie (tib.: *gTar-ga*) unterscheidet sich vollständig von der in der westlichen Naturheilkunde angewendeten Therapie. In der Tibetischen Medizin werden nur genau festgelegte Körperpunkte mit verschiedenen Instrumenten (mit unterschiedlichen Größen der Spitzen) angestochen. Man kann dies durch die Verwendung einer medizinischen Lanzette modifizieren. Aus der angestochenen Lokalisation sollen dann nur einige Tropfen Blut austreten. Die genaue Menge bestimmt sich aus der Färbung und der Konsistenz des Blutes. Es handelt sich hierbei mehr um eine energetische Aderlass-Therapie, um sowohl über die reflektorischen Verbindungen der Punkte Einfluss auf die Erkrankung zu nehmen als auch insgesamt etwas «Dampf aus dem Kessel» zu lassen.

Auf dem Aderlass-Punkt wird im Anschluss etwas Butter (eventuell leicht gesalzen) aufgetragen. Danach wird eine flache Moxe in der Form und in der Größe von «Schafskot» kurz aufgelegt und abgebrannt. Man kann dies durch die Verwendung einer Moxazigarre modifizieren. Dies dient dazu, den durch die Therapie angefachten Wind (Lung) zu beruhigen und empfiehlt sich durchaus auch nach der westlichen Form des Aderlasses. Die Moxe wird nur im Halsbereich und im Mundraum (innen) nicht angewendet. Im Kopfbereich oder in sensiblen Bereichen kann man die Moxe mit einem dünnen Holzbrettchen unterlegen, um Verbrennungen zu vermeiden. Bevor die tibetische Aderlass-Therapie stattfindet, werden **vorbereitende Maßnahmen** ergriffen. Diese können von längerer oder kürzerer Natur sein. Bei der langen Vorbereitung wird die Krankheit zur Reife gebracht, so dass sich das reine Blut und das unreine Blut der Krankheit voneinander trennen. Die längere Vorbereitung dauert zwischen drei und fünf Tagen. Üblicherweise werden in diesem Zeitraum Abkochungen gegeben, z.B. eine Abkochung aus den drei Myrobalanenfrüchten bei allgemeinen Erkrankungen. Für spezifische Arten unreinen Blutes werden auch folgende Abkochungen angewendet: 1) Tinospora cordifolia (Herzblättriger Mondsame) z.B. bei Gicht; 2) Alant (Inula racemosa) mit Mondsame (Tinospora cordifolia) bei Peken-Fieber; 3) Piper longum (langer Pfeffer) mit Tinospora cordifolia (Herzblättriger Mondsame) und Aristolochia griffithii (Pfeifenwinde) bei Erkrankungen des Blutes. Bei der kurzen Form der Vorbehandlung wird der Patient einfach am Feuer oder in der Sonne erwärmt.

Die **Indikationen** der tibetischen Aderlass-Therapie sind: Fieber und Entzündungen im Allgemeinen; ansteckende Fieber (z.B. Grippe); «aufgewühlte» Fieber; Störungen und Erkrankungen der Körperenergie Tripa (Galle) und / oder des Blutes im Allgemeinen; Schwellungen; Podagra (Gichtanfall der Großzehe); Wunden mit Schwellungen; bestimmte Lympherkrankungen; Ulzerationen (Geschwüre); Erysipel (Wundrose); Lepra; chronische Tripa-Krankheiten (Tripa-Erkrankungen die in einen Kälte- bzw. Stauungszustand umgeshlagen sind); mit Giften überladenes Blut («Serum im Blut»); Stauungszustände in Organen oder im Blut; evtl. muskuläre Verkrampfungen; evtl. Tumore; evtl. Er-

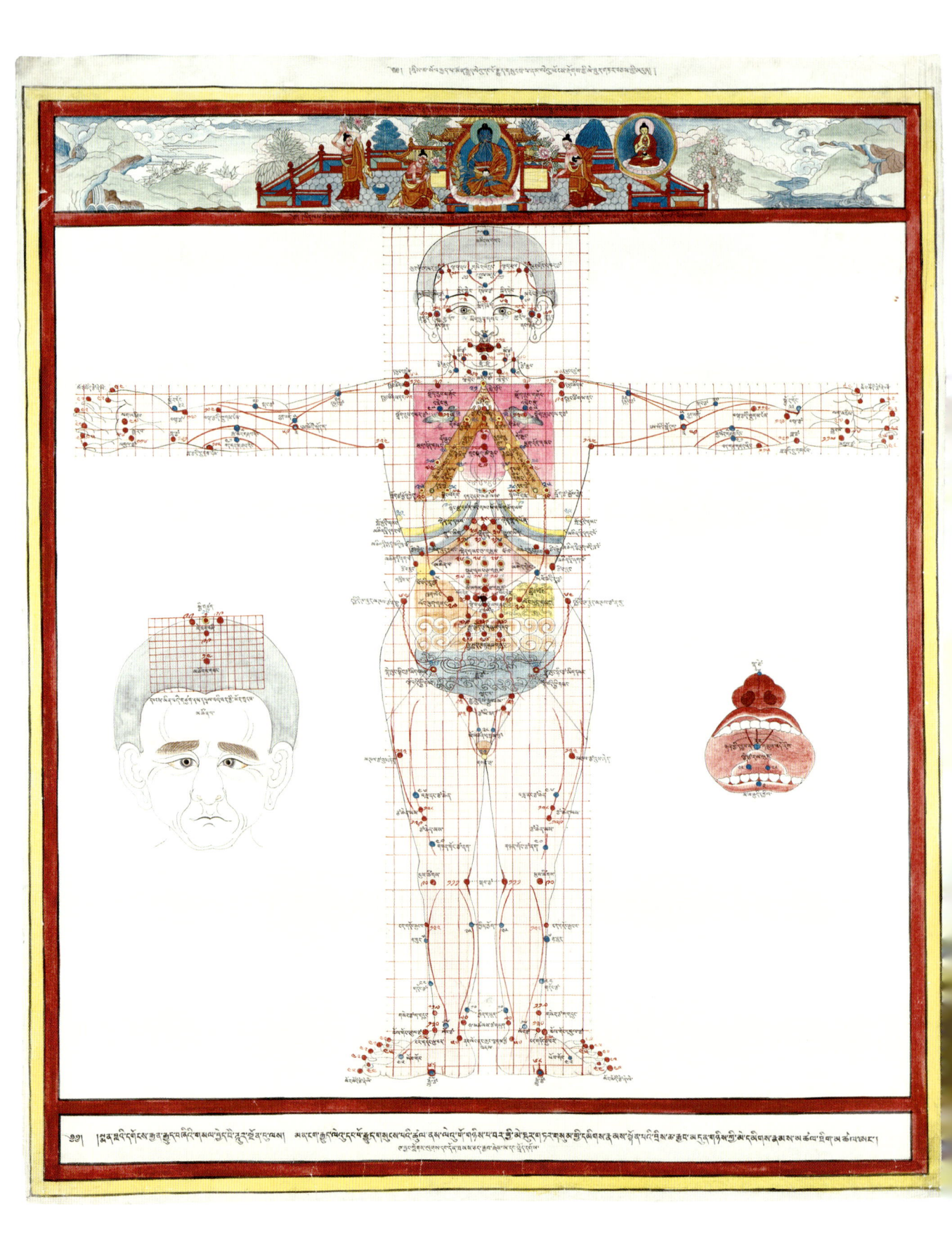

*Thangka 38 «Aderlass, Moxabustion und kleinere Chirurgie» aus dem «Blauen Beryll des Sangye Gyatso»
(Die Punkte für den Aderlass sind in blauer Farbe, die Punkte für Moxabustion in roter Farbe
und die Punkte für die kleinere Chirurgie in gelber Farbe.)*

krankungen der Kanäle (Nerven, Blutgefäße).

Als **Kontraindikationen** gelten: Auszehrung des Körpers (auszehrende Erkrankungen); Schwangerschaft; Zustand nach einer Schwangerschaft; Abnahme der körperlichen Bestandteile (z.B. langandauernde Schwächezustände); Schwäche der Verdauungshitze; Zustände, die durch stark erhöhtes Lung (Wind) erzeugt wurden; bestimmte psychiatrische Erkrankungen; starke Anämien (Blässe, Fahlheit); Kinder unter 16 Jahren; alte Menschen; Zustand, bei dem «unreines» und «reines» Blut noch nicht voneinander getrennt wurden; Zustand nach Einläufen; Zustand nach Ausleitung durch Abführmittel oder Erbrechen; Zustand nach Verabreichung nasaler Medikationen; Zustand, bei dem ansteckende Fieber noch nicht genügend «gereift» sind; «leere» Fieber; nicht neutralisierte Gifte im Körper; Peken-(Schleim)-Erkrankungen oder Lung-(Wind)-Erkrankungen, außer diese Erkrankungen sind mit Erkrankungen des Blutes und/oder Tripa-(Galle)-Erkrankungen kombiniert; die Anwendung direkt am Zusammenfluss zweier Venen, am Perineum sowie an den Punkten an denen sich die Vitalenergie La gerade befindet (siehe entsprechendes Kapitel).

Vor dem eigentlichen Einstechen mit der Lanzette wird das entsprechende Blutgefäß, falls möglich, in etwa drei tsön (sechs Querfinger) Entfernung abgebunden, und der eigentliche Punkt selbst wird zuerst mit dem Daumen einige Male gepresst. Wenn sich die Enstichstellen z.B. an der Stirn befinden, wird der Kopf unterhalb dieser Punkte rundherum kurz mit einer flachen Schnur etwas abgebunden. Die Technik, die Venen unter der Zunge zu stauen, besteht darin, die Zunge an der Basis mit zwei in Seide gehüllten Bambus-Stäbchen kurz nach oben zu biegen und abzuklemmen.

Das Blut sollte sofort gestoppt werden, sobald es eine gesunde Farbe aufweist. Danach wird eine Moxe aufgelegt (wie oben beschrieben). Im Falle eines Übermaßes von Lung (Wind) ist das Blut rau und dunkel und weist einen rötlich-gelben Schaum auf. Bei einem Übermaß von Tripa (Galle) ist das Blut gelblich-orange mit eventuell leicht eitrigem Geruch, und bei einem Übermaß von Peken (Schleim) hat das Blut eine hellrote Färbung und ist dick und weich in seiner Konsistenz. Gesundes Blut wird als zinnoberrot beschrieben. Der tibetische Mikro-Aderlass ist eine tiefgehende Therapieform, die mit viel Bedacht ausgeführt werden sollte.

In der folgenden Aufzählung sind die *Punkte für die Anwendung* der tibetischen Aderlass-Therapie angeführt, die in den klassischen Thangkas angegeben sind. Zudem sind entsprechende Verweise auf die Punkte der in diesem Buch angegebenen Massagepunkte beigefügt.

– Vordere Fontanelle; zwei tsön vor dem Scheitelpunkt (mittig); *Indikationen:* Krankheiten durch Peken und Tripa; Zustand nach übermäßigem Alkoholkonsum (sog. "Kater"); starke Kopfschmerzen; siehe Massagpunkt L 2
– Okziput; Scheitelpunkt; oberster Punkt des Kopfes; Mitte; *Indikationen:* Steifheit des Nackens; Krämpfe im Nackenbereich; Lung-Übermaß; siehe Massagepunkt L 1
– «Goldener Speer» und «Silberner Speer»; von der Mitte der Augenbrauen ein tsön Richtung Haaransatz. *Indikationen:* sog. «Kater» (Zustand nach übermäßigem Alkoholkonsum); starke Kopfschmerzen (insbesondere Stirnkopfschmerzen); Krankheiten von Tripa und Peken; geplatzte Äderchen im Auge; Bindehautentzündung der Augen; siehe Massagepunkte T 3
– Augenpunkte; zwei tsön (vier Querfinger) waagerecht vom Ende der Augenbrauen nach außen; *Indikationen:* Konjunktivitis (Bindehautentzündung); Migräne; Grauer Star; übermässiger Alkoholkonsum (sog. «Kater»); Entzündungen der Augen; siehe Massagepunkte T 4; L 15
– Am hinteren oberen Rand der Ohrmuschel direkt hinter den Ohrspitzen; *Indikationen:* Schilddrüsen-Dysfunktion (insbesondere Kropf) – im wöchentlichen Wechsel links und rechts anstechen (Vorsicht – nicht durchstechen!); Erkrankungen des Ohres
– Nasenspitze; *Indikationen:* Probleme der Nasennebenhöhlen, Nasenschleimhäute etc., Stirnhöhlen
– Punkte direkt auf den Schläfen; *Indikationen:* Irritationen der Zähne, Ohren und Augen; siehe Massagepunkte T 5
– Punkte vier Querfinger links und rechts des mittleren Kinn-Punktes; *Indikationen:* Zahnschmerzen; siehe Massagepunkt L 23

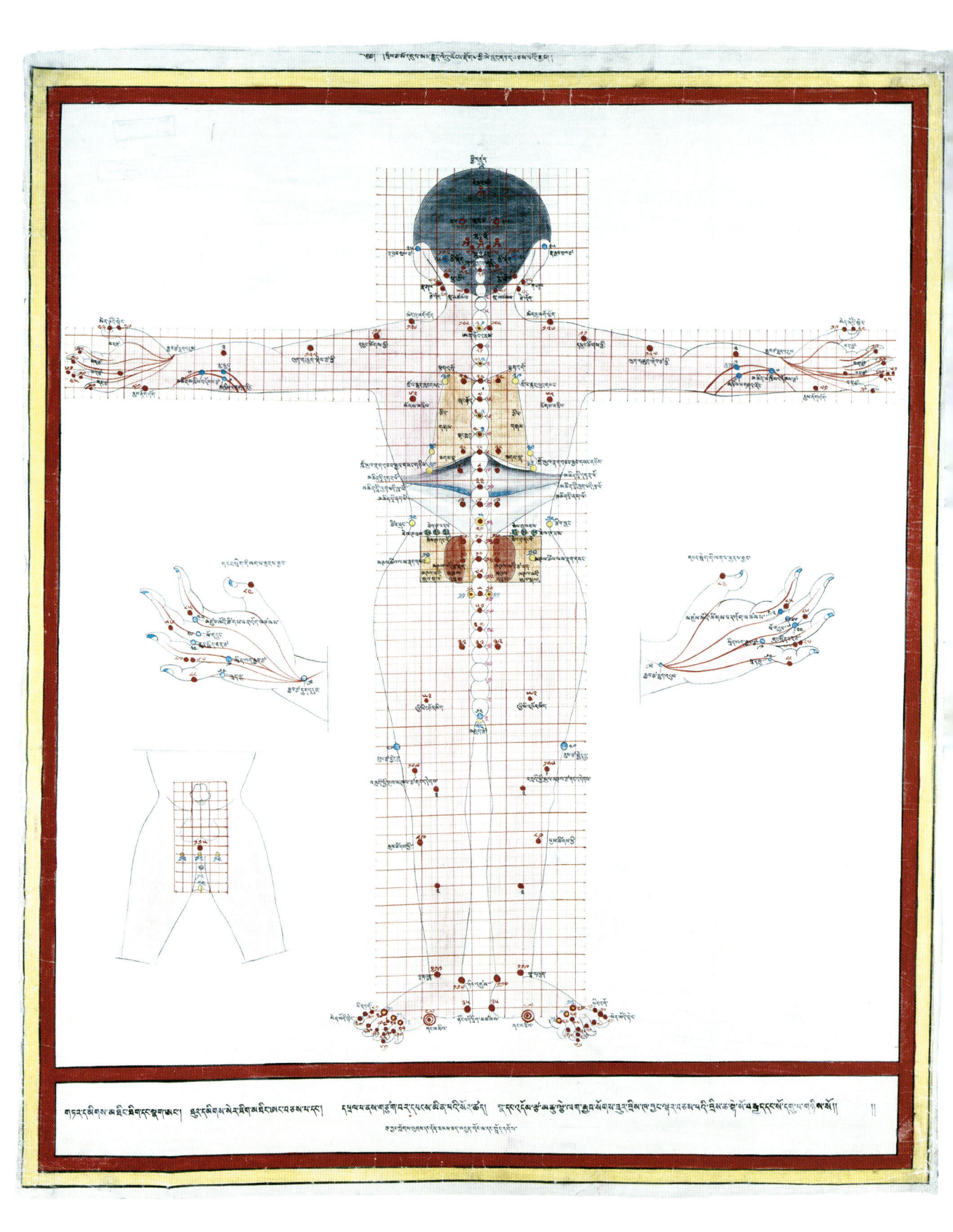

Thangka 39 «Aderlass, Moxabustion und kleinere Chirurgie» aus dem «Blauen Beryll des Sangye Gyatso»
(Die Punkte für den Aderlass sind in blauer Farbe, die Punkte für Moxabustion in roter Farbe
und die Punkte für die kleinere Chirurgie in gelber Farbe.)

- Zwei Zungenpunkte auf der Unterseite der Zunge; links («wie eine Ziege» = linker Punkt; «wie ein Schaf» = rechter Punkt); *Indikationen*: Entzündungen des Herzens; Verlust der Sprache; Trockenheit des Mundraums;
- Ein Punkt direkt in der Mitte des oberen Gaumens; ca. ein-ein-halb tsön (drei Querfinger) hinter den oberen Schneidezähnen
- Ein Punkt in der Mitte der Innenseite der Unterlippe; *Indikation*: Zahnschmerzen; (vergleiche Massagepunkt L 22 Innenseite)
- Punkt am Radiusköpfchen (Unterarm); *Indikationen*: entwickelte Blut-Erkrankungen des Magens und der Leber; siehe Massagepunkt AI 13
- In der Mitte des Unterarms; «tief liegende Kanäle des Serums»; siehe Massagepunkt AR 7
- Zwei Fingerbreiten weiter kleinfingerwärts; «tiefliegende Kanäle des Schleims»; oberflächliche ulnare Vene; *Indikationen*: Appetitlosigkeit; siehe Massagepunkt AI 10
- Diagonal oberhalb Richtung Ellenbeuge (daumenwärts); «der Kamm» – radiale Vene; *Indikationen*: Entzündungen der Lungen, schweres und dumpfes Körpergefühl; Teilnahmslosigkeit; siehe Massagepunkt AI 8, AI 9
- Zwei Punkte nebeneinander direkt in der Mitte der Ellenbeuge; *Indikationen*: arteriell = Erkrankungen der Lungen, der Leber und des Herzens; Teilnahmslosigkeit, dumpfes und schweres Körpergefühl; *Indikationen*: venös = ein Querfinger daumenwärts: Entzündungen der Lungen; Schmerzen bei der Atmung; schweres und dumpfes Körpergefühl; Teilnahmslosigkeit; siehe Massagepunkte AI 2, AI 5
- Am Ellenbogen außen ; daumenwärts; Vena mediocephalica und Radialvenen = *Indikationen*: Lungenentzündungen; Schmerzen der Lungen; Erkrankungen der Lungen (generell), der Leber und des Herzens; schweres und dumpfes Körpergefühl; Teilnahmslosigkeit; siehe Massagepunkt AI 5
- Oberflächliche Radial-Venen; *Indikationen*: «Zusammenfluss von Herz und Lungen»; *Indikationen*: Blutstauungen des Herzens und der Lungen; siehe Massagepunkt AI 11
- Von der Ellenbeuge in Richtung Bizepsrand (Außenseite); *Indikationen*: Zahnschmerzen; akute Schmerzen des Brustraums; akute Kopfschmerzen, siehe Massagepunkt AI 1
- Zwei Punkte in einer Linie waagerecht ca. 2-3 Querfinger links und rechts des «Adamsapfels»; etwa zwei tsön (vier Querfinger) oberhalb des Schlüsselbeins; *Indikationen*: Zahnschmerzen; sekundär bei akuten Schmerzen des Kopfes und des Brustraums;
- Direkt oberhalb des «Adamsapfels»; etwa zwei tsön (vier Querfinger) oberhalb des Schlüsselbeins; Punkt für den Oesophagus; «die Sicht – das Sehen»; *Indikationen*: Verlust der Sprache; Stottern; Husten mit Auswurf; Kurzatmigkeit; Entzündungen des Herzens;
- Vier Querfinger (zwei tsön) unterhalb des Schlüsselbeins in einer Linie mit den Brustwarzen; Punkt für die hinteren Anteile der Lungen; siehe Masssagepunkt VK 2
- Ein-ein-halb tsön (drei Querfinger) oberhalb des Bauchnabels und drei-ein-halb tsön (sieben Querfinger) nach links und rechts; die Punkte werden «Geweih des Magens» genannt; *Indikationen*: Entzündungen des Magens und des oberen Dünndarmbereichs; siehe Massagepunkte VK 15, VK 15a
- Am Rand des Penisschafts zum Bauchraum; links und rechts; *Indikationen*: Entzündungen der Nieren; siehe Massagepunkt TV 4
- Mitte des Oberschenkels; vorne; auf der Oberschenkelvene; *Indikationen*: Hämorrhoiden, Erkrankungen des Uterus; Irritationen durch Entzündungen des Dünndarms; Hoden-Schwellungen; siehe Massagepunkt BV 1
- Oberhalb des Knies (etwas zur Außenseite) – «das verletzliche Blutgefäß»; siehe Massagepunkt BV 4
- «Pferdehalfter»; in der Mitte des Unterschenkels; große Vena saphena; *Indikationen*: Furunkel, Ödeme, Erkrankungen der Milz, der Lymphe und der Gallenblase; Hitze-Erkrankungen; siehe Massagepunkt BR 4
- Mitte der Kniekehlen: Popliteal-Vene; *Indikationen*: Steifheit der Wirbelsäule; akute Lumbalgie; Menorrhagie (verlängerte Menstruation); siehe Massagepunkt BR 3
- Kniekehle von hinten; ca vier Finger diagonal nach oben – außen; «verwundbare Kniescheiben»; neben dem Massagepunkt BR 2

- «Kalbsschwanz» bzw. «Kalbswölbung»; große Vena saphena am Knie; *Indikationen:* Traumata der Nieren, Irritationen der Nieren; akute Hüftschmerzen; stark verlängerte Menstruationsblutung (Menorrhagie) ; Taubheitsgefühle des Beines; siehe Massagepunkt BV 6
- Auf dem Schienbein (etwas nach außen; ca. vier Querfinger oberhalb des Fußgelenks); *Indikationen:* Schwellungen und Ödeme, die mit Fieber und Entzündungen einhergehen; Schwellungen der Füße; Lymphprobleme im Bereich der Beine generell; siehe Massagepunkt BV 5
- Direkt oberhalb des Knöchels, innen; Richtung Achillessehne; Vena saphena; *Indikationen:* Menorrhagie (stark verlängerte Monatsblutung); Harnverhalten; siehe Massagepunkt BV 11
- Vom Fußgelenk auf der Linie Richtung Großzehe auf dem höchsten Punkt; Vena saphena; *Indikationen:* Schwellungen und Ödeme, die mit Fieber und Entzündungen einhergehen; Schwellungen der Füße; Lymphprobleme im Bereich der Beine generell; siehe Massagepunkt F 6
- An der inneren Fußrandwölbung auf der Arterie (A.plantaris); manche Quellen sprechen auch von der Mitte der Fußsohle (auf der Arterie); *Indikationen:* Blutstauungen im Dünndarm und Herzerkrankungen, die auf andere Formen der Behandlung nicht reagieren; eventuell Massagepunkt F 12
- Fingerbeere des kleinen Fingers; *Indikationen:* Appetitlosigkeit, gelbes Augenweiß, siehe Massagepunkt H 2
- Linker Handrücken eines Mannes: *Indikationen:* Herz, Milz, linke Niere (bei einer Frau rechter Handrücken); siehe Massagepunkt H 1
- Rechter Handrücken eines Mannes: *Indikationen:* Lungen, Leber, rechte Niere; (bei einer Frau linker Handrücken); siehe Massagepunkt H 1
- Unterarm; «Zusammenfluss von Leber und Gallenblase»; *Indikationen:* Appetitlosigkeit; gelbes Augenweiß; schwerfällige und dumpfe Bewegungen; Teilnahmslosigkeit; siehe Massagepunkt AI 9
- Zwei Punkte an der Oberseite des Unterarms am äußeren Rand des Ellenboges; *Indikationen:* akute Schmerzen und Irritationen durch Entzündungen der Milz, der Leber und des Zwerchfells; brauner Schleim («Peken mugpo»; eine chronische Verdauungsstörung, bei der sich alle drei körperlichen Energien im Übermaß befinden); Tumoren im Inneren des Körpers; siehe Massagepunkte AR 8, AR 9
- Schulterblätter; *Indikationen:* Schmerzen in den Lungen; Husten, Atemprobleme; siehe Massagepunkte AR 1, AR 2, AR 4

Neben diesen in den klassischen Thangkas aufgezählten Punkten gibt es noch folgende **zusätzliche Punkte** für den tibetischen Mikro-Aderlass; (Indikationen siehe bei den entsprechenden Massagepunkten):

- Lung-Punkte: L 13, L 23
- Tripa-Punkte: T 4
- Hände: H 1, H 4; H 5, H 6 (Lokalisation für Aderlasspunkte von H 4-5-6 jeweils ein tsön = zwei Querfinger oberhalb mittig auf der Vene hinter dem Knöchel),
- Arme Rückseite: AR 10, AR 11, AR 12
- Arme Innenseite: AI 3, AI 7
- Beine Vorderseite: BV 9, BV 13
- Beine Rückseite: BR 2, BR 3, BR 4

Energiebahnen (Kanäle)

Traditionell werden in den tibetischen Medizintexten die verschiedensten **Energiebahnen bzw. Kanäle** im Inneren, im Äußeren sowie auch «geheime» (versteckte) Energiebahnen des Körpers beschrieben. Die geheimen Energiebahnen werden bei bestimmten Meditationen verwendet. Theoretisch gibt es 72.000 subtile Kanäle (jeweils 24.000 für Lung, 24.000 für Tripa und 24.000 für Peken). Da sich diese 72.000 Kanäle jeweils auch noch in die feinsten und allerfeinsten Kanäle aufteilen, gibt es genau genommen unzählbar viele Kanäle. Zusammenfassend werden die Kanäle als Bildungskanäle, Lebenskanäle, Existenzkanäle (zu diesen drei Kategorien siehe auch Kapitel «Energieräder» und Kapitel «Meditation») und als Verbindende Kanäle bezeichnet. Die Verbindenden Kanäle entsprechen teilweise Nervenbahnen (oder Sehnen; tib.: *tsa kar* = weiße Kanäle) und/oder den Verläufen von Sehnen,

Bändern oder Muskeln, manchmal auch Blutgefäßen (tib.: tsa nag = schwarze Kanäle). Innerhalb der Kategorie der Verbindenden Kanäle werden in den medizinischen Schriften auch generell die Blutgefäße sowie die Punkte für die tibetische Form des Mikro-Aderlasses beschrieben.

Generell werden in der Tibetischen Medizin alle Verbindungen als Kanäle (tsa) bezeichnet, in denen entweder Lung (Wind) und/oder Blut fließt. Die «schwarzen Kanäle» entstammen ursprünglich dem rechten Kanal (tsa roma) und die Nervenbahnen und (teilweise) Sehnen dem linken Kanal (tsa kyangma). Diese beiden Kanäle werden im Kapitel «Energieräder» näher beschrieben. Die «weißen Kanäle» werden auch als «Kanäle des Wassers» (chu-rtsa) bezeichnet. Diese Bezeichnung kommt sowohl aus der ursprünglichen Herkunft aus dem linken Kanal (mit der Körperenergie Peken assoziiert) als auch daher, dass sie aus dem Gehirn («der Ozean-gleichen Quelle aller Wasserkanäle») entspringen und dafür Sorge tragen, dass das Element Wasser im Körper verteilt wird. Die beiden Kanäle Roma und Kyangma tragen (im Zusammenspiel mit dem Zentralkanal = tsa buma) bei der Entstehung des Menschen zur Bildung des Gehirns bei. Aus der Hirnbasis führt dann der «weiße Lebenskanal» (tib.: srog tsa kar po) wie eine Wurzel entlang des Spinalkanals bis zum Kreuzbein nach unten Er wird als «Lebenskanal» bezeichnet, weil er die Quelle aller weißen Kanäle bildet und sehr verletzlich ist.

Des Weiteren können innerhalb der Kategorie der Verbindenden Kanälen die unten beschriebenen «inneren» und «äußeren» Energiebahnen durch die Massagebehandlung (oder evtl. Moxa bzw. Akupunktur) therapeutisch direkt beeinflusst werden. Hierdurch können sowohl lokale Probleme (z.B. Steifigkeit, Lähmungserscheinungen, Durchblutungsstörungen) als auch im Verlauf dieser Bahnen vorkommende Problematiken (z.B. Durchblutung des Gehirns, Gedächtnisprobleme, Tinnitus, Schwindelgefühle, Symptome im Verlaufe der Nerven der Arme und der Beine, in energetischen Zusammenhang stehende Organe) positiv beeinflusst werden. Das Gyü-shi weist auf diese Energiebahnen mit folgenden Worten hin: «Wie Wurzeln ziehen sie aus dem großen Ozean der Kanäle im Gehirn nach unten. Dreizehn versteckte Kanäle hängen herab wie Quasten (bzw. wie silberne Fäden) und verbinden sich mit den Voll- und Hohlorganen. Sechs sichtbare Kanäle verbinden sich äußerlich mit den Gliedmaßen. Von diesen sechs Kanälen verzweigen sich sechzehn weitere Kanäle sowie weitere noch kleinere Kanäle.» Diese Energiebahnen entsprechen also teilweise dem Verlauf des zehnten Hirnnerves (N. vagus).

Die inneren Energiekanäle werden als «hängende Seidenfäden» (tib.: *dpyangs thag-phyi*) bezeichnet. Die insgesamt dreizehn inneren Bahnen haben ihren Ursprung im Lebenskanal (im Hirnstamm), verlaufen dann in Richtung des Nackens (in der Mitte am Hinterhaupt direkt in der Grube) und von dort in Richtung des entsprechenden Organs. Sie regulieren die jeweiligen Organe sowie die entsprechende körperliche Energie am entsprechenden Organ. Von den Organen führt der Weg dann jeweils weiter in die Energiebahn der Keimdrüsen, welche für die Regulierung und Harmonisierung aller drei körperlichen Energien (Lung – Tripa – Peken) zuständig sind. Man unterscheidet:
- Herz und Dünndarm (vier Lung-Kanäle)
- Lungen, Dickdarm, Leber und Gallenblase (vier Tripa-Kanäle)
- Magen, Milz, Nieren, Harnblase (vier Peken-Kanäle), und
- ein Kanal, der die Energie dieser zwölf Kanäle aufnimmt und in das «Reservoir der reproduktiven Flüssigkeiten» weiterleitet (Eierstock-Kanal bei Frauen bzw. Hoden-Kanal bei Männern)

Diese Energiekanäle (und hierdurch das jeweilige Organ bzw. die jeweilige übergeordnete Körperenergie) kann man durch leichte Massage (evtl. Moxa oder Akupunktur) in der Grube unterhalb des Hinterhaupts (mittig direkt am Schädelknochen) sowie den jeweiligen reflektorisch wirksamen Punkten des Organs an der Wirbelsäule bzw. am Rücken direkt beeinflussen. Man massiert die jeweiligen Punkte abwechselnd in leichter bis mittlerer Stärke.

Die äußeren, weißen Energiekanäle haben ihren Ursprung ebenfalls im Hirnstamm. Es bestehen hierzu unterschiedliche medizinische Kommentare mit abweichenden Auffassungen. In der «Mündlichen Unterweisung der Vorfahren» wird der Verlauf von jeweils zwei Kanälen vom Hirnstamm zur

Energiebahnen (Kanäle)

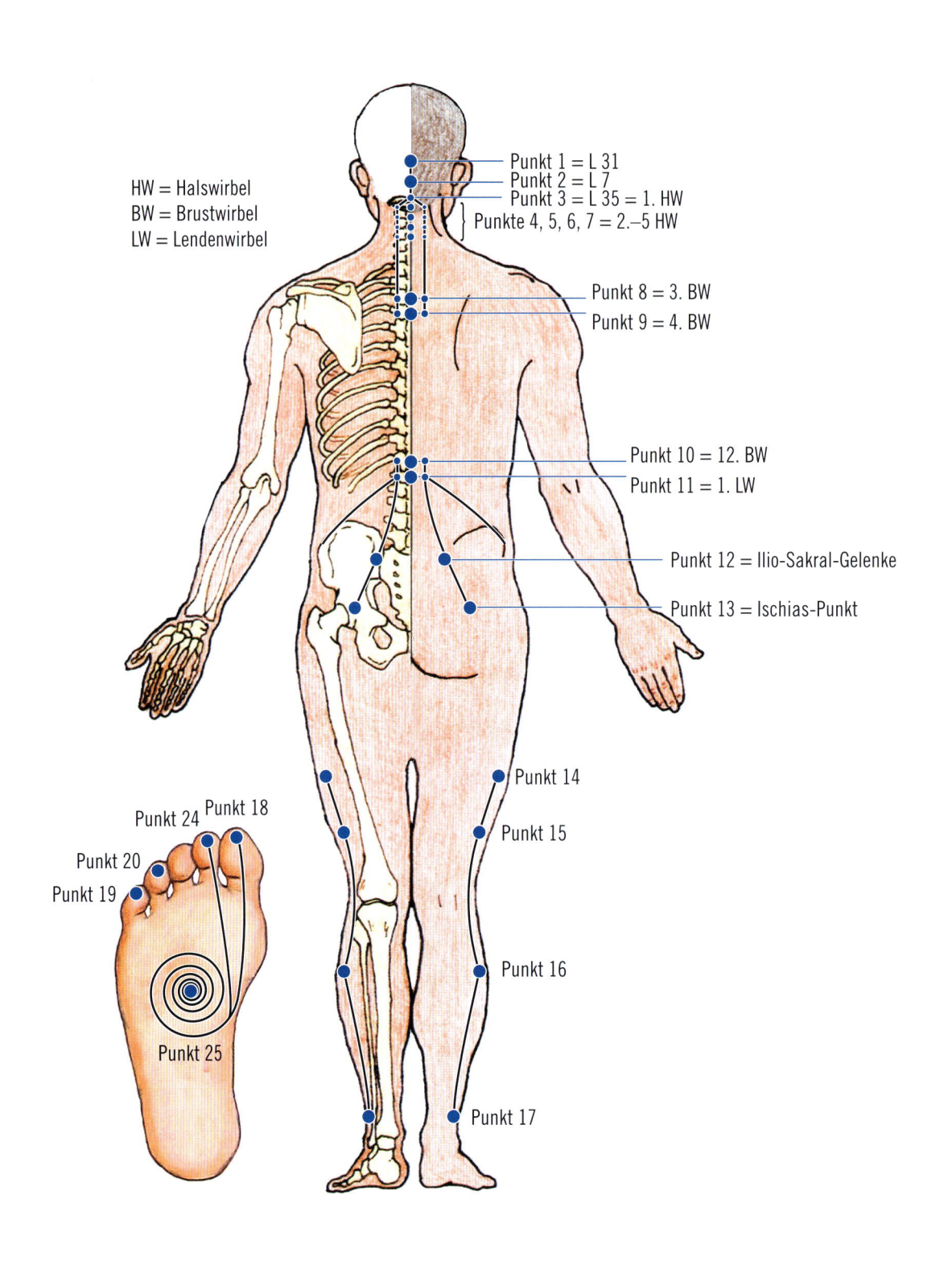

HW = Halswirbel
BW = Brustwirbel
LW = Lendenwirbel

Punkt 1 = L 31
Punkt 2 = L 7
Punkt 3 = L 35 = 1. HW
Punkte 4, 5, 6, 7 = 2.–5 HW
Punkt 8 = 3. BW
Punkt 9 = 4. BW
Punkt 10 = 12. BW
Punkt 11 = 1. LW
Punkt 12 = Ilio-Sakral-Gelenke
Punkt 13 = Ischias-Punkt
Punkt 14
Punkt 15
Punkt 16
Punkt 17
Punkt 24
Punkt 18
Punkt 20
Punkt 19
Punkt 25

Puguchen-Kanal

Nasenspitze, vom Hirnstamm über die Schultern sowie zwei im Nacken verlaufenden flachen Sehnen beschrieben, die als äußere Energiekanäle bezeichnet werden. Generell besteht die übereinstimmende Meinung, dass diese Kanäle vom Gehirn zu den Gliedmaßen führen und eine Verletzung der Kanäle zu einer Funktionseinschränkung der Gliedmaßen führt, weshalb in den meisten Traditionen die röhrenförmigen Kanäle (tib.: = *spu gu chen*; sprich: *pugutschen*), die Bahnen der Lähmung (tib.: *ja-byed*; sprich: *tscha-dsched*) sowie die «edlen» bzw. wertvollen Kanäle (tib.: *ratna*) als die «äußeren, weißen Kanäle» identifiziert werden.

Sowohl die **Puguchen-Kanäle** als auch die Ja-ched-Kanäle entspringen dem Gehirnstamm und verlaufen von dort in Richtung des Hinterhauptes. Der Puguchen-Kanal verläuft dann parallel der Wirbelsäule bis zum 5. Halswirbel und mündet von hier nach innen zur Wirbelsäule. Danach verläuft er im Bereich des 12. Brustwirbels (und des 1. Lendenwirbels) in das Reservoir der reproduktiven Flüssigkeiten und in die Nieren. Er entspricht teilweise dem Verlauf des zentralen Nervensystems (Rückenmark; bzw. parallel der Wirbelsäule bis zum Ilio-Sakral-Gelenk = Kreuzbein-Darmbein-Gelenk; Grübchen links und rechts des Kreuzbeins), der äußere Ast im unteren Anteil teilweise dem Verlauf des Nervus ischiadicus (Ischiasnerv; von der Lendenwirbelsäule über die Mitte des Gesäßes, am äußeren Oberschenkel entlang nach unten zum Außenknöchel und weiter zum Großzeh bzw. zur zweiten Zehe sowie dann weiter zur Mitte der Fußsohle, wo er spiralförmig endet). Ein zweiter Ast des Puguchen-Kanals verläuft von der Lendenwirbelsäule über den Beckenkamm zum vorderen, oberen Darmbeinstachel (sehr leicht tastbar in der Mitte am vorderen, oberen Anteil des Hüftbeins). Von dort auf dem Oberschenkel (mehr zur Innenseite hin) bis zum Knie (innen neben der Kniescheibe) und von dort auf dem Schienbein bis zum Großzeh. Dieser Ast entspricht teilweise dem Verlauf des Nervus femoralis (Oberschenkel-Nerv) sowie dem Verlaufs des Schienbein-Nervs (N. tibialis). Auch dieser Ast läuft dann über den Großzeh hinweg zur Mitte der Fußsohlen und endet hier spiralförmig.

Wenn man die Übereinstimungen mit den oben beschriebenen Nervenverläufen betrachtet, verwundern auch die **Indikationen** für die Behandlung dieser Energiebahnen nicht. Insbesondere kann durch die *Behandlung der Puguchen-Punkte* das Gehirn (z.B. Gedächtnisprobleme, Koordinationsprobleme, Durchblutung), die Nerven der Arme und Beine (z.B. Ischiasnerv) sowie die Sinnesorgane im Allgemeinen positiv beeinflusst werden. Da der Kopf und die Gliedmaßen des Menschen auch Organen zugeordnet werden, kann durch die Behandlung des Puguchen-Kanals auch das Herz (Korrelation zum Kopf) sowie die Nieren (linkes Bein) und die Lungen (rechtes Bein) beeinflusst werden. Man behandelt hierfür üblicherweise die Austrittsstellen der verschiedenen Äste dieser Energiebahn oder auch die zustimmenden Punkte auf der Wirbelsäule (Nierenpunkte, Lungenpunkte) durch leichten Druck; (bei Übereinstimmung mit eventuellen Moxapunkten auch durch Moxabustion; in eher seltenen Fällen kann evtl. auch Akupunktur angewendet werden). Eventuell kann man die Punkte auch durch sehr leichtes Beklopfen mit dem Zeige- oder Mittelfinger stimulieren. Zudem kann man den gesamten Verlauf der Energiebahnen durch fortlaufende, leichte Druckmassage oder durch Streichen mit einem Finger entlang der Energiebahn behandeln:

Beide Äste:

– zwei Querfinger (ein tsön) oberhalb der nachfolgenden «Hinterhaupts-Grube»;
– L 31 = Punkt 1
– Grube am Übergang Schädelknochen/Wirbelsäule (mittig) sowie an der Kante des Hinterhauptes jeweils ein tsön links und rechts hiervon; L 7 = Punkt 2
– auf dem Dornfortsatz des ersten Halswirbels sowie jeweils ein tsön links und rechts hiervon (L 35) = Punkt 3
– auf den Dornfortsätzen des 2., 3., 4. und 5. Halswirbels sowie jeweils ein tsön links und rechts hiervon; = Punkte 4, 5, 6, 7
– sekundär: Dornfortsatz des 3. Brustwirbels sowie ein tsön links und rechts hiervon = Punkt 8
– sekundär: Dornfortsatz des 4. Brustwirbels sowie ein tsön links und rechts hiervon = Punkt 9
– Dornfortsatz des 12. Brustwirbels sowie ein tsön links und rechts hiervon = Punkt 10
– Dornfortsatz des 1. Lendenwirbels sowie ein tsön links und rechts hiervon = Punkt 11

Energiebahnen (Kanäle)

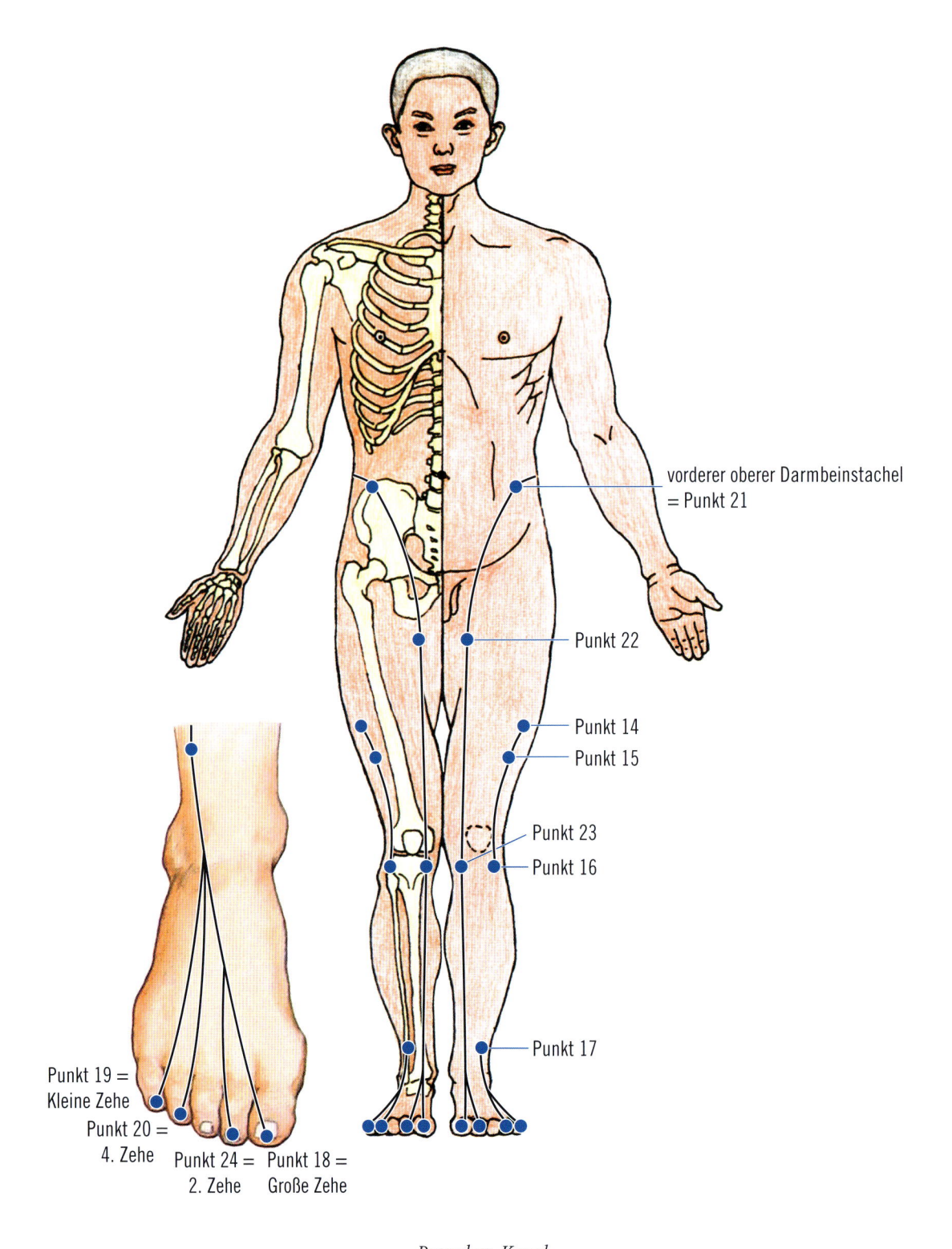

vorderer oberer Darmbeinstachel = Punkt 21

Punkt 22

Punkt 14
Punkt 15

Punkt 23
Punkt 16

Punkt 17

Punkt 19 = Kleine Zehe
Punkt 20 = 4. Zehe
Punkt 24 = 2. Zehe
Punkt 18 = Große Zehe

Puguchen-Kanal

Äußerer Ast:

- direkt auf den Kreuzbein-Darmbein-Gelenken (auf den Grübchen) = Punkt 12
- mittig auf dem großen Gesäßmuskel (Ischiaspunkt) = Punkt 13
- Außenseite Oberschenkel: drei tsön oberhalb des oberen Randes der Kniescheibe (genau am äußeren Rand des großen Oberschenkel-Muskels = M. femoralis) = Punkt 14
- Außenseite Oberschenkel: zwei tsön oberhalb des oberen Randes der Kniescheibe (genau am äußeren Rand des großen Oberschenkel-Muskels = M. femoralis) = Punkt 15
- Außenseite Unterschenkel: zwei tsön unterhalb des unteren Randes der Kniescheibe (am Wadenbeinköpfchen) = Punkt 16
- Außenseite Bein: am oberen Rand des Knöchels am Innenrand des Sehnenansatzes = Punkt 17
- Ende der Großzehe sowie Ende der kleinen Zehe und der vierten Zehe (vom Großzeh aus betrachtet) = Punkte 18, 19, 20

Innerer Ast:

- auf dem vorderen, oberen Darmbeinstachel = Punkt 21
- sechs tsön unterhalb des vorderen, oberen Darmbeinstachels am Innenrand des großen Oberschenkel-Muskels (M.femoralis) auf einer gedachten Linie in Richtung der Innenkante der Kniescheibe = Punkt 22
- zwei tsön unterhalb des äußeren, unteren Randes der Kniescheibe (direkt im Grübchen am äußeren Schienbeinrand) = Punkt 23
- am Ende der Großzehe (Punkt 18) und der zweiten Zehe (Punkt 24)

Beide Äste:

- am Ende der Großzehe = Punkt 18
- in der Mitte der Fußsohlen = Punkt 25

Die **Kanäle der Lähmung (Ja-ched)** werden, wie der Name schon sagt, vorwiegend bei Lähmungserscheinungen der Halswirbelsäule und der oberen Extremitäten (Schultern, Arme, Hände, Finger) und der unteren Extremitäten behandelt. Als Korrelationen werden zudem bei beiden Anteilen das Herz (durch die Behandlung des Kopfes) und beim oberen Anteil die Milz (durch die Behandlung des linken Armes) sowie die Leber (rechter Arm) energetisch mit beeinflusst. Beim unteren Anteil des Ja-ched werden durch die Behandlung des linken Beins die Nieren und durch die Behandlung des rechten Beins die Lungen energetisch mit beeinflusst. Zudem wird bei der Behandlung des dritten Lendenwirbels auch der Dickdarm energetisch mitbehandelt. Auch diese Energiebahnen entstammen dem Gehirnstamm und münden in die Grube unterhalb des Hinterhauptes. Der weitere Verlauf des des Ja ched Kanals führt zum siebten Halswirbel, wo sich der obere und der untere Anteil dann trennen. Der untere Anteil wird meist als weniger wichtig zur Behandlung betrachtet, da viele Punkte bereits über den Puguchen-Kanal abgedeckt werden.

Der obere Anteil verläuft zum äußeren Schulterrand, quer über die Schulterblätter zur hinteren Achselfalte. Von hier führt der weitere Verlauf über die Rückseiten der Oberarme zu den Ellenbogen, wo sich wiederum zwei Äste formieren. Ein Ast des oberen Ja-ched-Kanals führt nun außen um den äußeren Ellenbogen (Olecranon) herum, und ein weiterer Ast führt innen um den äußeren Ellenbogen (Epikondylus humerii) herum. Direkt unterhalb des äußeren Ellenbogens vereinigen sich die beiden Äste wieder. Der Ja-ched-Kanal verläuft nun auf der Rückseite (Oberseite) des Unterarms in Richtung des kleinen Fingers und kreuzt dann schräg über die Handrückseite zum Daumenendglied. Von hier aus führt er über die Vorderseite des Daumens zur Mitte der Handfläche und endet hier in einer Spiralform.

Der untere Anteil zweigt in die Wirbelsäule ab und kommt erst im Bereich des dritten Lendenwirbels nach außen. Von hier verläuft er entlang des oberen Hüftknochens und weiter im Inneren des Oberschenkels, bis er im Bereich der Kniekehle wieder hervortritt und dann über die Wade bis zum äußeren Knöchel zieht. Hier vereinigt er sich mit dem äußeren Anteil des Puguchen-Kanals und endet mit diesem in der Mitte der Fußsohlen.

Die Punkte zur Behandlung des ungeteilten Ja-ched-Kanals:

- in der Mitte des Hinterhauptes an der Schädelkante in der Grube; «Äußeres Tor» (L 7) = Punkt 1

Energiebahnen (Kanäle)

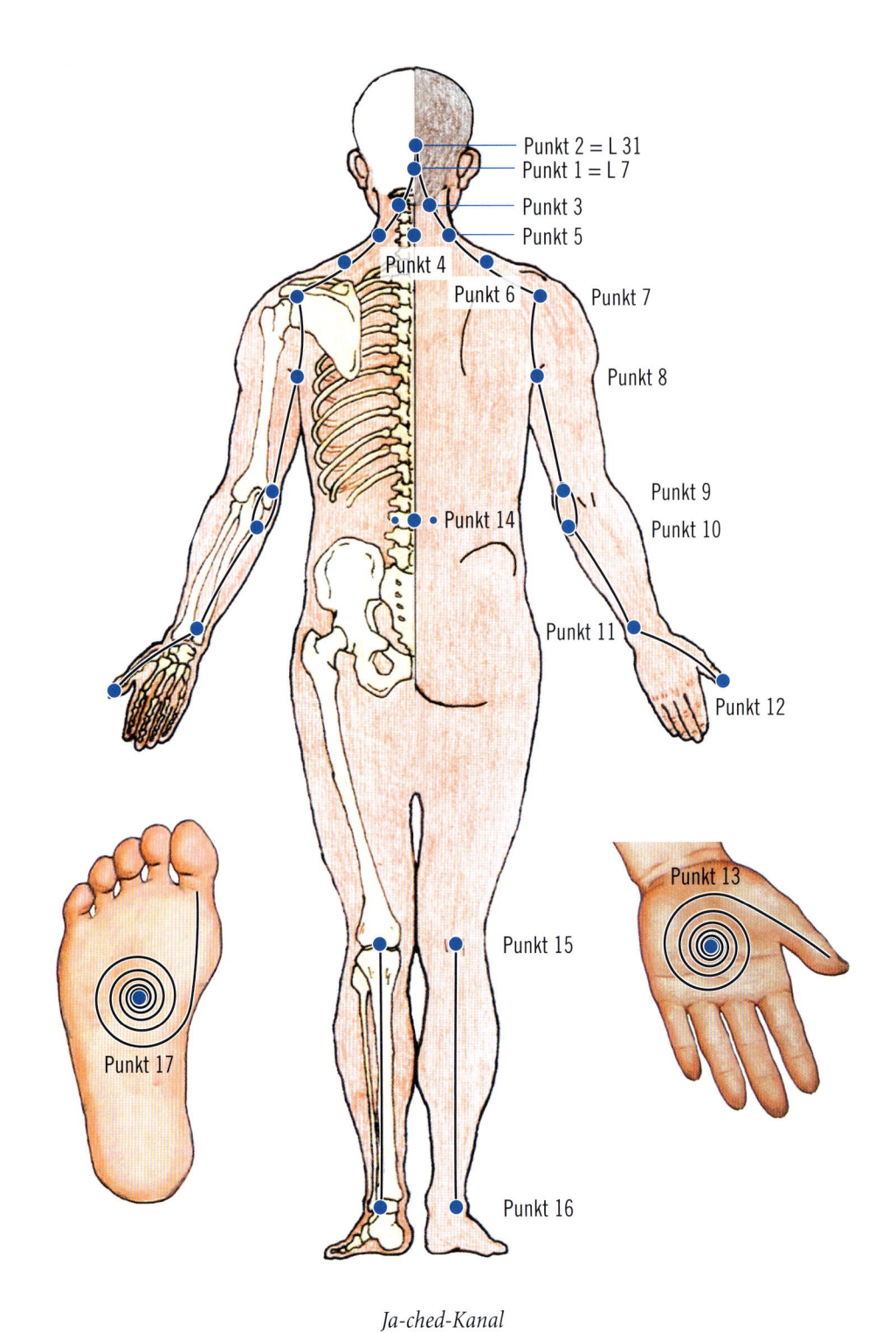

Punkt 2 = L 31
Punkt 1 = L 7
Punkt 3
Punkt 5
Punkt 4
Punkt 6
Punkt 7
Punkt 8
Punkt 9
Punkt 10
Punkt 14
Punkt 11
Punkt 12
Punkt 13
Punkt 15
Punkt 17
Punkt 16

Ja-ched-Kanal

- zwei tsön (vier Querfinger) oberhalb der Hinterhaupt-Grube (L 31) = Punkt 2
- ein tsön unterhalb der Hinterhaupt-Grube links und rechts der Wirbelsäule an der Innenseite der Sehne = Punkt 3
- auf dem Dornfortsatz des 7. Halswirbels sowie ein tsön links und rechts hiervon = Punkt 4
- ein tsön (zwei Querfinger) links und rechts des siebten Halswirbels = Punkt 5

Die Punkte zur Behandlung des oberen Anteils des Ja-ched-Kanals:

- direkt auf dem Trapez-Muskel (Mitte) = Punkt 6
- in der Mitte des äußersten Schulterrandes (am Rand des Acromions) = Punkt 7
- am Oberarm – am oberen Ende der hinteren Achselfalte – (am Rand des Delta-Muskels) = Punkt 8
- am oberen Rand des äußeren Ellenbogens am Oberarmknochen in der Grube (Fossa olecrani); kleinfingerwärts; = Punkt 9
- am unteren Rand des äußeren Ellenbogens (kleinfingerwärts) in der Grube direkt an der Elle = Punkt 10
- zwei tsön (vier Querfinger) senkrecht oberhalb des Handgelenkspaltes in einer Linie mit dem Ringfinger = Punkt 11
- auf dem Daumenendglied bis zum Ende des Daumens = Punkt 12
- Mitte der Handfläche = Punkt 13

Die Punkte zur Behandlung des unteren Anteils des Ja-ched-Kanals:

- Dornfortsatz des 3. Lendenwirbels sowie ein tsön links und rechts hiervon = Punkt 14
- Mitte der Kniekehle (nur sanft und flächig massieren!) = Punkt 15
- Außenseite Bein: am oberen Rand des Knöchels am Innenrand des Sehnenansatzes = Punkt 16
- in der Mitte der Fußsohlen = Punkt 17

Die **edle und kostbaren Kanäle (Ratna)** beginnen am Kopf links und rechts an der Stelle, an der die Ohrspitze den Hals berührt (knapp hinter dem Kiefergelenk am Hals direkt neben dem Muskel). In manchen Traditionen teilt sich der Ratna-Kanal hier. Der obere Ast führt zum Gesicht und ist für den Kauvorgang zuständig; (in anderen Traditionen wird dieser Ast als eigenständiger «kleiner Wasserkanal» angesehen). Der untere Ast führt von der Austrittsstelle in Richtung der äußeren Schulterhöhe. Von hier verläuft er dann vom Schlüsselbein-Schulter-Gelenk weiter im Inneren des Körpers zur vorderen Achselfalte, von dort auf der Innenseite des Oberarms zum inneren Ellenbogen und dann auf der Oberseite des Unterarms weiter in Richtung zur Hand. Auf der Oberseite des Unterarms teilt sich, nach manchen Traditionen, der Ratna-Kanal. Ein Ast verläuft über dem Daumen zur Mitte der Handfläche, und der zweite Ast verläuft über den Ringfinger zur Mitte der Handfläche, wo er spiralförmig endet. Die Verlaufsbahn über den Daumen wird nicht in jeder Tradition wiedergegeben. In den Ratna-Energiebahnen strömt eine sehr leichte und feine Energie (deshalb auch die Bezeichnung «edel» bzw. «kostbar») und zudem resultieren bei einer Störung dieser Kanäle «erstaunliche» Störungen und Krankheiten. Durch die sanfte Massage (bzw. das sanfte Beklopfen oder Ziehen des Gewebes; evtl. auch Moxa) der unten angegebenen Austrittpunkte können sowohl lokale Fehlfunktionen wie z.B. Steifigkeit oder Bewegungseinschränkungen, Muskel- und Nervenschmerzen als auch die generelle Funktion von Lung (Wind) sowie das Herz (Kopf), die Milz (linker Arm) und die Leber (rechter Arm) positiv beeinflusst werden. Zudem steht der Ringfinger in Beziehung zur Vitalenergie La (siehe entsprechendes Kapitel). Um die Energie der Ratna-Kanäle zu harmonisieren, kann der gesamte Verlauf auch mit einem Finger entlang gezogen werden (vorher eventuell einen Tropfen Öl auf den Finger geben):

- Punkt, an dem die Ohrspitze den Hals berührt (direkt; dorsal = knapp unterhalb und hinter dem Kiefergelenk am Hals; zwischen dem Muskel und dem Hinterhaupt unterhalb des Kiefergelenks) = Punkt 1
- im «Schultergrübchen»; hinter dem Schlüsselbein-Schulterhöhen-Gelenk = Punkt 2
- am oberen Ende der vorderen Achselfalte = Punkt 3
- in der Mitte des hinteren Grübchens der Elle = Punkt 4
- sechs tsön in Richtung des Handgelenks (bzw. Mittelfingers) auf der Oberarm-Seite; mittig; Punkt 5

Energiebahnen (Kanäle)

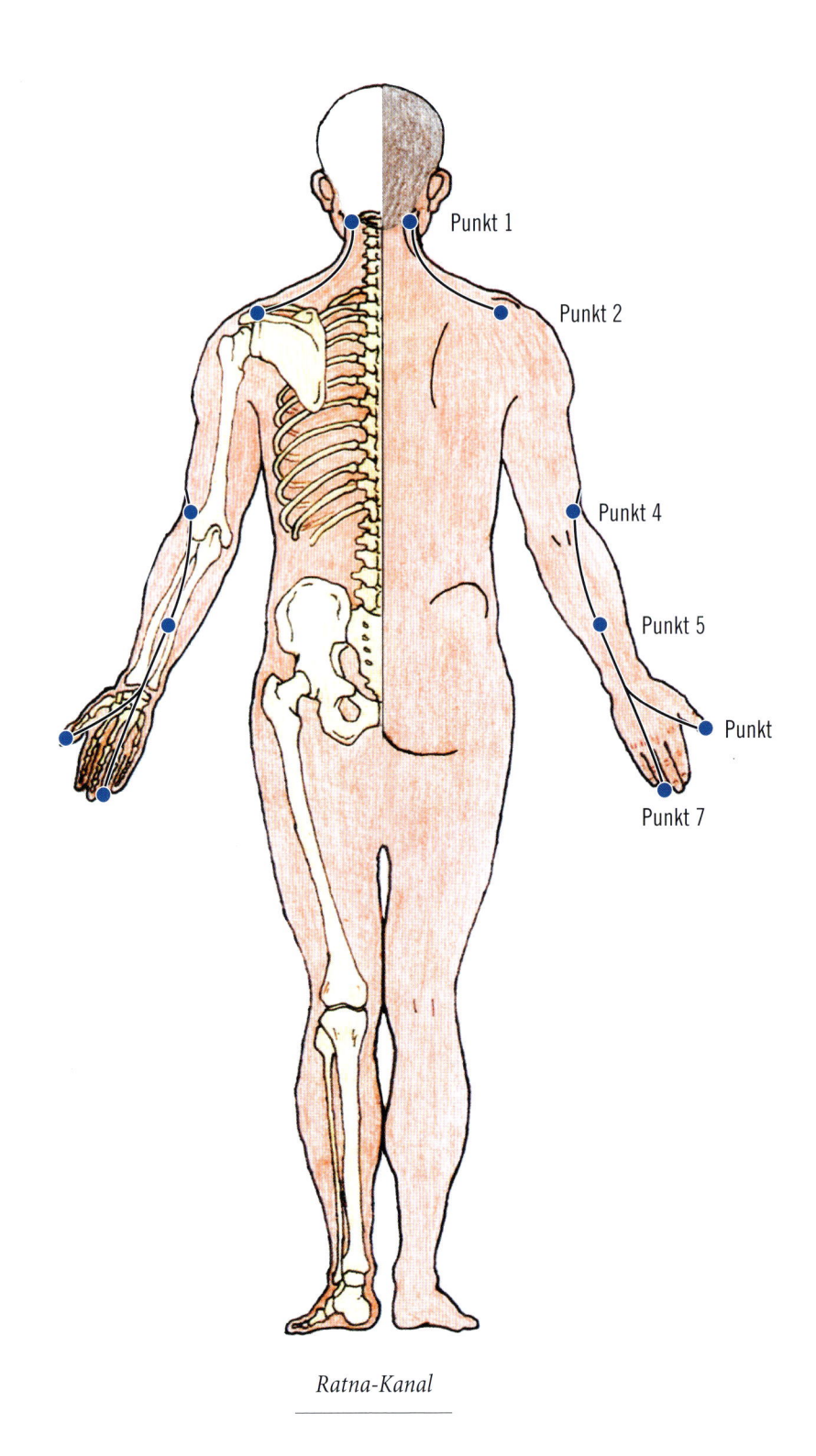

Punkt 1

Punkt 2

Punkt 4

Punkt 5

Punkt

Punkt 7

Ratna-Kanal

Ratna-Kanal

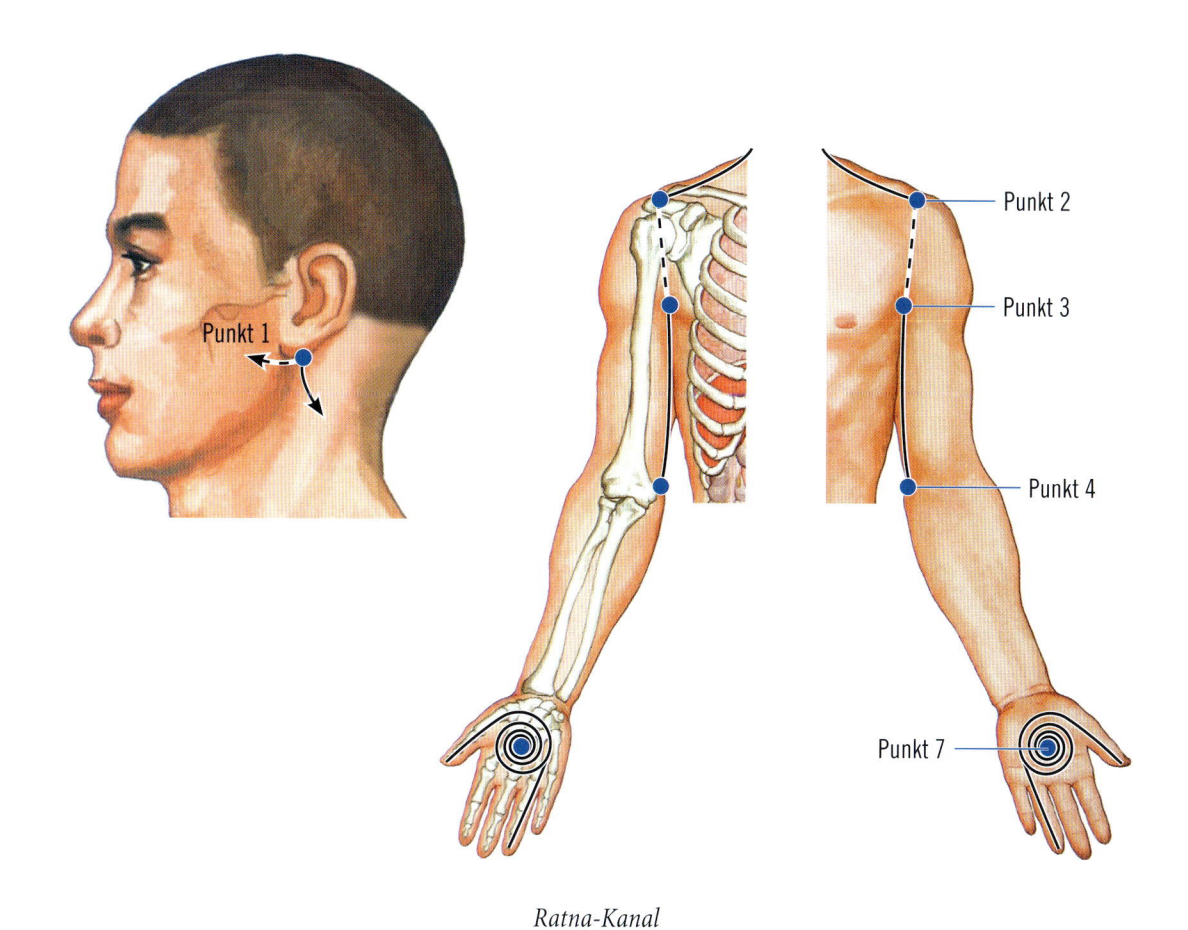

- innerer Ast: am Ende des Daumens = Punkt 6
- äußerer Ast: am Ende des Ringfingers = Punkt 7
- beide Äste: in der Mitte der Handfläche = Punkt 8

Die im oben angeführten Text des Gyüshi erwähnten sechzehn weiteren Kanäle, die aus den sechs äußeren, weißen Kanälen abzweigen, werden als «**kleinere Wasser-Kanäle**» bezeichnet. Sie verlaufen jeweils in Paaren auf der linken und rechten Körperseite:
- zum Oberkiefer und den Zähnen; zuständig für den Kauvorgang. Diese Kanäle werden in manchen Traditionen auch als Ast des Ratna-Kanals betrachtet.
- zu den Ellenbogen
- zu den Handgelenken
- zu den Kniegelenken (Sehnen)
- zu den rückwärtigen Oberschenkeln (Sehnen; werden als «Froschköpfe» bezeichnet)
- zu den Fersenbeinen und den äußeren Fußknöcheln (an der Berührungsstelle)
- zu den Achillessehnen
- zu den Großzehen (Sehnen; werden als «Pinselspitze» bezeichnet)

Diese Kanäle werden für die Massage nicht direkt berücksichtigt.

Die **verwundbaren Punkte** bzw. Körperstellen bilden in der Tibetischen Medizin einen weiteren Bestandteil der Zusammenhänge des Körpers. Da sich viele der verwundbaren Punkte auf Massage-, Moxa-, oder Aderlass-Punkten befinden, soll hier nur ein allgemeiner Überblick gegeben werden. Man versteht hierunter alle Stellen des Körpers, an denen eine Verletzung sehr schmerzhaft, schwierig zu kurieren, langfristige Probleme nach sich ziehen (z.B. Lähmungen), lebensbedrohlich oder sogar tödlich sein kann. In diese Kategorie fallen 45 Punkte auf

Muskeln, acht Lokalisationen von verwundbarem Fettgewebe und Drüsen, 32 Punkte auf Knochen, 14 Punkte auf Sehnen und Ligamenten (bzw. Viszerae), 190 Punkte auf Kanälen (Nerven und Blutgefäße) sowie die fünf Vollorgane und die sechs Hohlorgane. Insgesamt ergibt diese Aufzählung eine Summe von 302 verwundbaren Punkten. Diese Summe wird in die drei Gruppen äußerst verwundbar, moderat verwundbar und weniger stark verwundbar eingeteilt.

In der Gruppe der äußerst verwundbaren Körperstellen werden 96 Lokalisationen angegeben. Diese beinhalten die fünf Vollorgane, die sechs Hohlorgane, acht Drüsen, die dreizehn Kanäle («hängende Seidenfäden», Beschreibung siehe weiter vorne), die acht Blutgefäße, die von der Aorta zu den Organen führen sowie einige weitere Kanäle (Blutgefäße und Nerven). Eine Verletzung dieser Körperstellen kann direkt zum Tode führen, und laut dem Gyü-shi kann selbst ein außerordentlich versierten Arzt hier eventuell machtlos sein.

Die Gruppe der moderat verwundbaren Körperstellen umfasst 49 Lokalisationen. Hier werden die Schädelknochen, die Wirbel, Rippen, Hüftgelenke, die Sehnen der Schultern und der Ellenbogen sowie die sechs wichtigsten Nervenbahnen und einige Blutgefäße aufgeführt. Im Falle einer Verletzung dieser Körperstellen «kann nur ein ausgesprochen versierter Arzt Hilfe gewährleisten» (gyü-shi). Die restlichen 157 verwundbaren Punkte können von jedem Arzt geheilt werden.

Die Lebensenergie La (tib.: bLa)

In der Tibetischen Astrologie werden die fünf Elemente mit fünf verschiedenen subtilen Energien assoziiert, von denen die Energie des Menschen abhängt. Diese feinstofflichen Energien gehören zum subtilen Körper und bilden die nicht sichtbare Basis des Lebens. Man bezeichnet diese Elementefaktoren als La (Vitalitätsessenz), Sok (tib.: *srog*; potentielle Lebenskraft; residiert im Herzen; sehr eng verbunden mit La), Wang thang (individuelle Kraft; bedingt durch karmische Gegebenheiten), Lü («Körper»; Energie der körperlichen Gesundheit) und Lung tha («Windpferd»; Träger der vitalen Winde; verantwortlich für Glück und Wohlstand).

Einen ausgesprochen hohen Stellenwert nehmen hierbei die Vitalitätsessenz (bLa) sowie die Lebensenergie im Körper als Ausdruck des Bewusstseins (Vitalenergie; srog) ein. Zudem wird noch die Lebensdauer-regelnde-Energie (tshe) differenziert. Die tshe-Energie durchflutet den gesamten Menschen und stellt das Vehikel für die kreativen Essenzen (thigle) dar. Die kreativen Essenzen entspringen dem Sitz des Bewusstseins im Herzzentrum. Das Herzzentrum entspricht hierbei sowohl dem Erleuchtungsbewusstsein als auch der Quelle der mentalen und körperlichen Kraft und Stärke. Die Lebensenergie La entspricht der elementaren Lebenskraft des Individuums bzw. der reinen Energie der fünf Elemente. Sie wirkt schützend und energetisierend. In den klassischen Medizintexten wird sie als dem Prinzip der Lebensspanne zugehörig betrachtet. Das Prinzip der Lebensspanne hat einen eigenen Puls an der ulnaren Innenseite des Unterarms (der Elle bzw. dem kleinen Finger zugewandte Seite).

Um einen optimalen Behandlungstag und eine optimale Lokalisation zu gewährleisten, kann es hilfreich sein, die folgenden Tabellen zu beachten. In den Tabellen 1 – 3 wird der Fluss der La-Energie während des Mondzyklus' (der tibetische Mondkalender umfasst 30 Tage; daher entspricht der La-Verlauf einem Monatsverlauf; zur Anpassung an die Mondphasen werden bestimmte Tage verdoppelt), während des Wochenverlaufs und während des Tagesverlaufs beschrieben. Die Körperareale, an denen sich die Vitalenergie aufhält, sollten nicht invasiv behandelt werden. Jede Blutung, Verletzung, Quetschung, sehr starke Massage oder Operation sollte in diesen Bereichen am entsprechenden Tag (sowie möglichst einen Tag vorher und nachher) vermieden werden. Da es verschiedene Traditionen innerhalb der Tibetischen Medizin gibt, werden auch etwas unterschiedliche Monatsverläufe des Lebensprinzips La beschrieben. Die bevorzugte Version wird in der Tradition von Troru Tsenam Rinpoche gelehrt (Tabelle 1 – Version 1). Der Vollständigkeit halber sind auch die Versionen von Thartang Thulku (Tabelle 1 – Version 2) sowie die Version von Zurkhar Lodro (Tabelle 1 – Version 3) angegeben. Seit einigen Jahren widmet

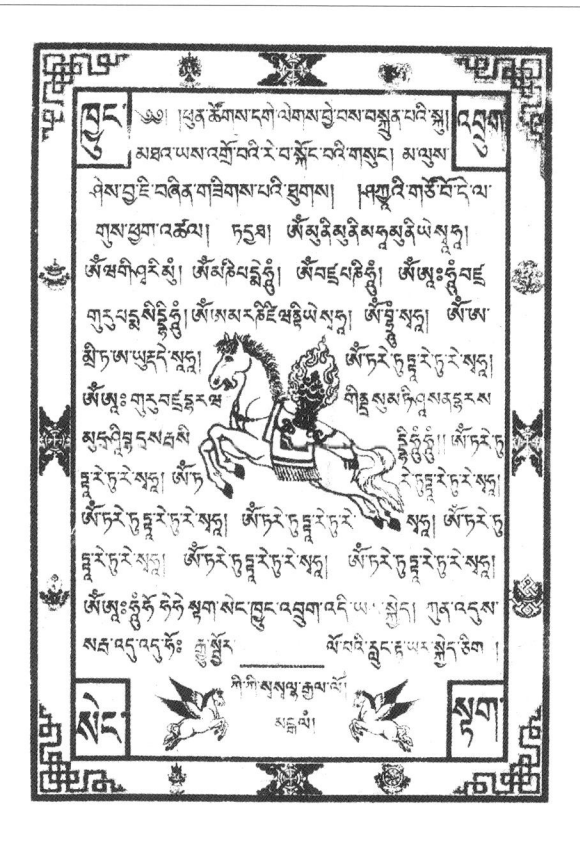

Das tibetische Glückssymbol Lung-tha (Windpferd)

sich vor allem der in Rom lebende tibetische Arzt Nida Chenagtsang der Verbreitung dieses Wissens im Westen (Adresse siehe Anhang).

Die Bewegung dieser Körperenergie entspricht während des Mondverlaufes ungefähr einer Kreisbewegung, wobei die Bewegung bei Frauen auf der rechten Seite und bei Männern auf der linken Seite beginnt. Generell befindet sich die La-Energie bei Vollmond im Kopfbereich und bei Neumond in den Sohlen bzw. Großzehen (bei Frauen im rechten Fuß; bei Männern im linken Fuß). Die Bewegung zwischen Neumond und Vollmond ist nicht gleichmäßig. Die elementare Körperenergie La hält sich z.B an mehreren Tagen im Kopfbereich auf. Generell unterscheidet man eine Entstehungsphase, eine Aktionsphase und eine Auflösungsphase. Die Aktionsphase wirkt immer am gerade aktiven Körperpunkt (bzw. Körperbereich) – sie hat die stärkste Energie. Zur gleichen Zeit befindet sich noch ein Teil der schützenden Lebensenergie am vorherigen Platz (Auflösungsphase) und entfaltet dort noch einen Teil ihrer Energie, und gleichzeitig entfaltet sich ein Anteil der La-Energie bereits im nachfolgenden Körperbereich (Entstehungsphase). Die La-Energie wird in der Traditionellen Tibetischen Medizin entsprechend der jeweiligen Lokalisation mit der Form und dem Ton eines tibetischer Buchstaben assoziiert (siehe Tabelle).

Es sei hier erwähnt, dass die La-Energie zwar in den Texten der «Vier Tantras» (gyü shi) ausführlich dargelegt wird, die La-Massage geht allerdings eher auf Familientraditionen innerhalb verschiedener Ärztefamilien zurück. Auch wenn der La-Verlauf im allgemeinen Praxisbetrieb der Tibetischen Medizin eher im Hintergrund steht, wird er dennoch in schweren Krankheitsfällen herangezogen, um zusätzliche Hilfestellungen zu leisten. Das generelle Prinzip, die entsprechende La-Lokalisation nicht invasiv (d.h. keine Moxatherapie, kein Aderlass etc.) zu bearbeiten, wird allerdings immer beachtet.

Die La-Energie dient dem Schutz des körperlichen, emotionalen und mentalen Feldes eines Individuums. Man sagt, dass sie am Energiekörper haftet wie ein feiner Geschmack. Sie dient der Ausstrahlung, der allgemeinen und der sexuellen Kraft und Ausdauer, der psychischen Gesundheit und der allgemeinen Lebensdauer. Durch Verletzung der Punkte, an denen sich die La-Energie aufhält, kann diese eventuell aus dem Körper entweichen; meist geschieht dies dann entweder direkt an den jeweiligen Lokalisationspunkten des Traumas oder

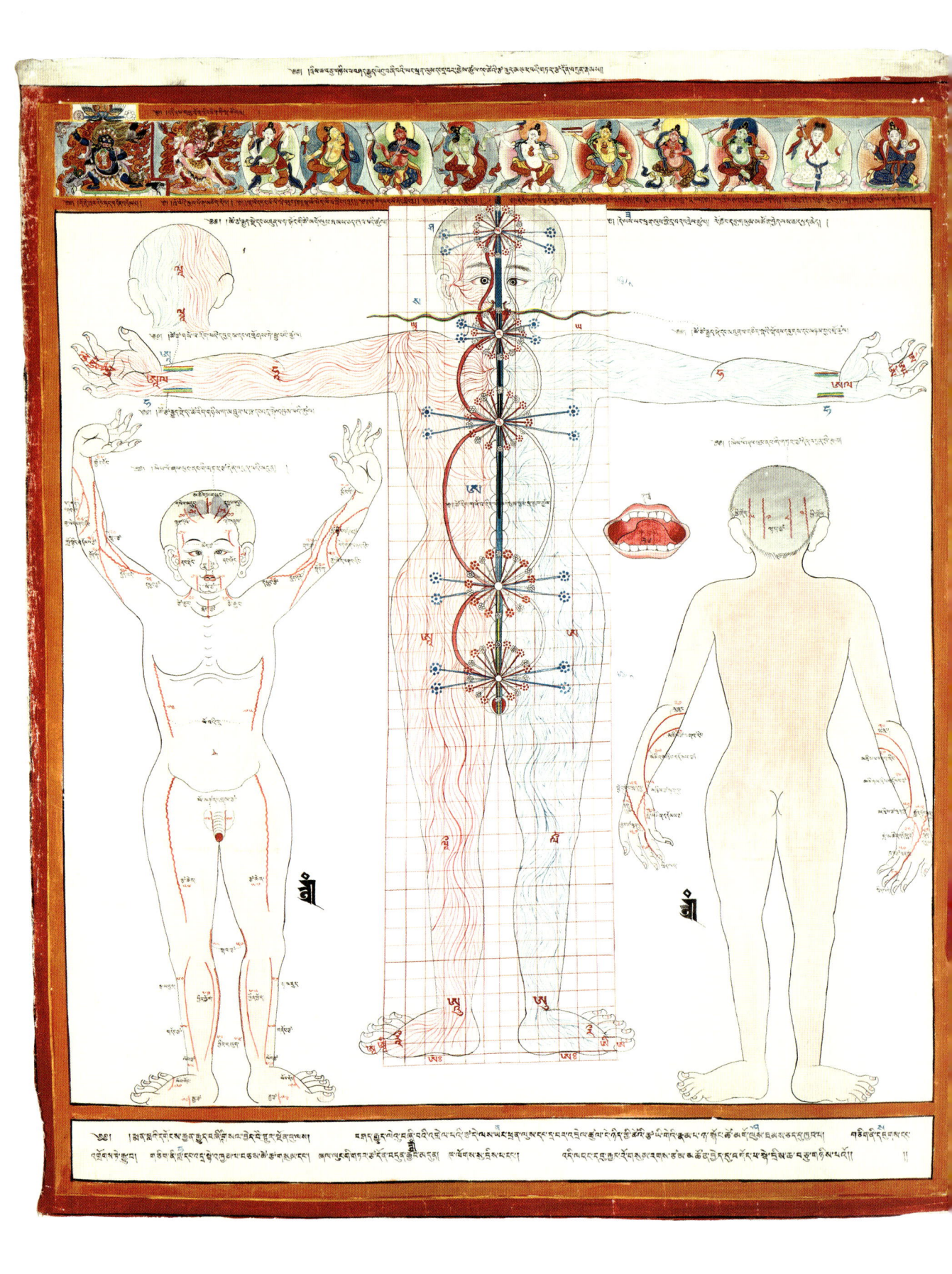

Thangka Nr. 12 «Das Prinzip der Lebensspanne» aus dem «Blauen Beryll des Sangye Gyatso»

durch die Ringfinger und die vierten Zehen (vom Großzeh aus betrachtet, in Richtung des kleinen Zehs) – um sich zu schützen, kann man einen roten Bindfaden um die jeweiligen Finger- und Zehen-Grundgelenke binden. Die schützende La-Energie kann auch Störungen durch Wasseradern, Sonnenwinde, Elektrosmog, entsprechende astrologische Konstellationen, schwächende Gedanken (auch anderer Menschen) usw. erfahren. Dies äußert sich vor allem in Störungen der körperlichen Energie Lung (Wind) und den entsprechenden Symptomen (Unruhe, Schlaflosigkeit bzw. Hochschrecken aus dem Schlaf, Verwirrtheit, Trauer, ständige Müdigkeit, Gedächtnisschwäche, Ängstlichkeit, fahle Hautfarbe usw.). Diese Störungen können letzlich auch lebensbedrohlich werden. Bei kleineren Störungen der La-Energie reichen die Maßnahmen, um die körperliche Energie Lung (Wind) zu beruhigen (z.B. Ruhe, Entspannung, gutes Essen, Massage); bei schweren Störungen werden in der tibetischen Kultur entsprechende Rituale und eine entsprechende La-Massage angewendet.

Bei **weniger schweren Störungen der Lebensenergie La** reicht es, mit warmem Sesamöl oder mit Ghee (geklärte Butter; möglichst erwärmt – eventuell mit Honig oder pulverisierter Muskatnuss verstärken) auf den entsprechenden Lokalisationen, an denen sich die La-Energie gerade befindet, sowie die Punkte, an denen sich die schützende La-Energie einen Tag vorher befunden hat, sowie einen Tag später aufhalten wird, sanft zu massieren. Wenn man die Wirkung dieser Massage verstärken möchte, kann man dem Öl bzw. Ghee noch Kräuter zur Beruhigung von Lung (Wind) beimischen, z.B.: Salomonsiegel (Polygonatum cirrhifolium), Lerchensporn (z.B. Corydalis montana), Blüten der Orchideensorte Gymnadenia orchidis, Muskatnuss (pulverisiert), Blüten des Brandkrauts (Phlomis betonicoides), Wurzeln von Engelwurz (Angelika sinensis) sowie bei zusätzlicher Hitze getrocknetes Pulver des Sandelholzbaumes (rot oder weiß).

Zur **Stärkung der La-Energie** kann man ganz **allgemein** an Neumond eine sanfte und warme Massage der Füße (insbesondere der Fußsohlen) vornehmen. Hierzu kann erwärmtes Ghee, erwärmtes Sesamöl oder auch warmes Olivenöl verwendet werden. Auch ein warmes Fußbad zu dieser Zeit wirkt stärkend und wohltuend auf den Elementekörper.

An Vollmond kann zur Stärkung des La der Scheitel sanft mit warmem Öl massiert werden.

Die **Massage der La-Punkte bzw. La-Bereiche** kann noch durch gleichzeitige *Visualisation des entsprechenden tibetischen Buchstabens* (siehe Tabelle) verstärkt werden. Die Visualisation sollte hierzu vom Behandler vorgenommen werden; um den Effekt zu verstärken, kann zudem der Patient die Visualisation gleichzeitig vornehmen. Die La-Massage ist auch als Selbstmassage zu empfehlen. Man stellt sich während der Massage die schützende La-Energie des Patienten im Geiste als den entsprechenden tibetischen Buchstaben vor und visualisiert diesen Buchstaben zusätzlich bei Hitzekrankheiten in weißer Farbe und bei Kältekrankheiten in roter Farbe. Das gesamte Visualisationsbild wird von einer generellen Sphäre umgeben, die nach innen hin weißes und nach außen rotes Licht abstrahlt. Die Essenz der Elemente der äußeren Erscheinungswelt wird nun in Form der fünf Farben der Elemente (Erde = gelb; Wasser = weiß; Feuer = rot; Luft = grün; Raum = blau) vom visualisierten La (in Form des tibetischen Buchstabens) aufgenommen. Dies wirkt aufbauend, stärkend und energetisierend und sammelt das mentale Bewusstsein. Auch die Sexualkraft wird hierdurch verstärkt, die drei körperlichen Energien werden ausgeglichen und die allgemeine Lebensdauer wird verlängert. Während dieser Visualisation massiert man flächig und sanft auf den entsprechenden Arealen. Der entsprechende tibetische Buchstabe kann dann noch zusätzlich mit dem Daumen oder Zeigefinger auf die entsprechende Körperstelle entweder sieben Mal oder 21 Mal «geschrieben» werden. Dies dient der Wirkungsverstärkung der Massage. Der Patient sollte an einem ruhigen, warmen Ort nachruhen.

In der tibetischen Tradition werden die Jahresumläufe in Mond-Monaten gezählt, wobei ein Mond-Monat dreißig Tage hat. Am Jahresende werden dann «Schalttage» zur Angleichung eingefügt. Generell gilt für die nachstehenden Tabellen, dass der Neumond dem ersten bzw. dreißigsten Tag und der Vollmond dem fünfzehnten Tag entspricht. Wie oben bereits beschrieben, wird aufgrund der unterschiedlichen Traditionen der monatliche Verlauf der Lebensenergie La in etwas variierter Abfolge beschrieben:

ཨོཾ

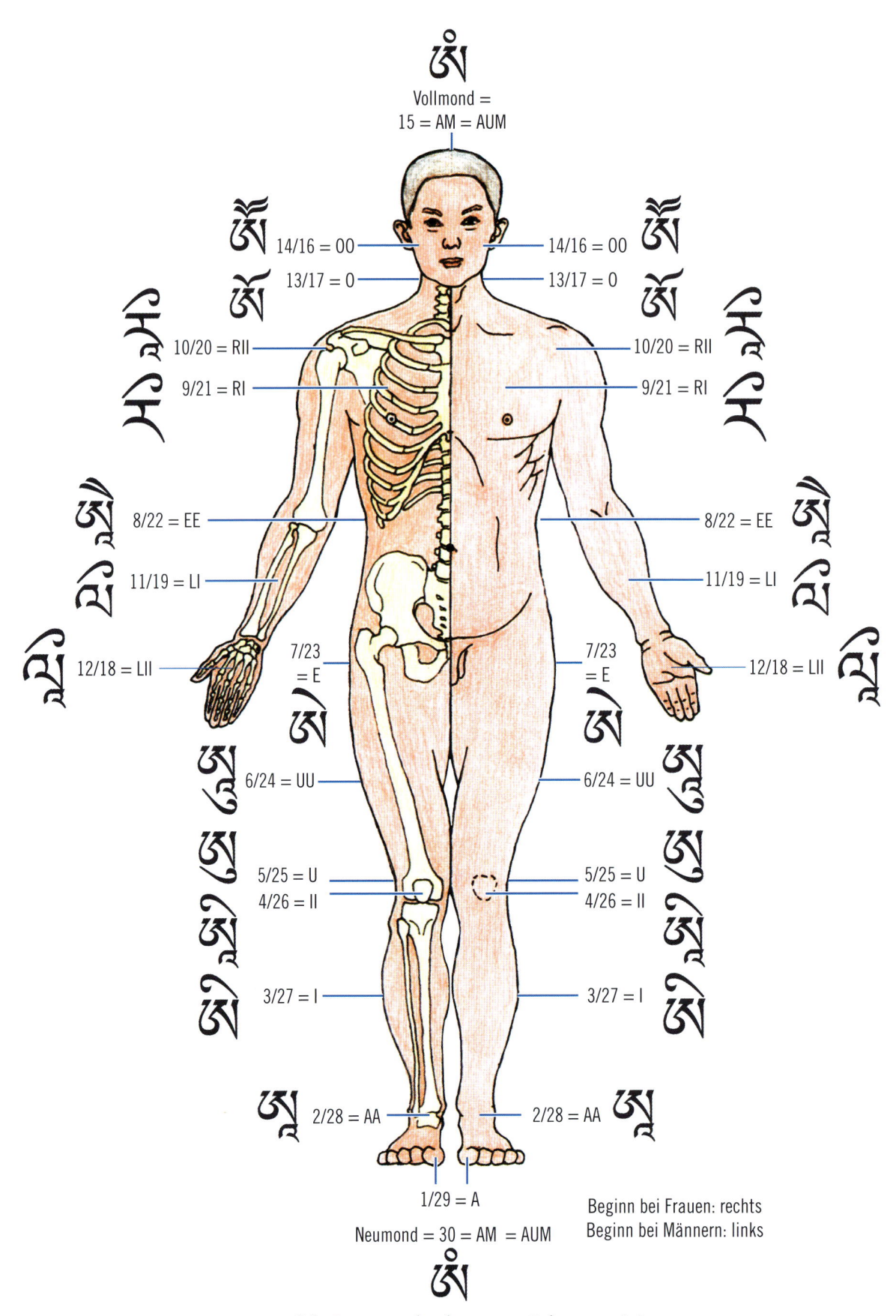

Vollmond =
15 = AM = AUM

ཨཱུཾ 14/16 = OO	14/16 = OO ཨཱུཾ
ཨོཾ 13/17 = O	13/17 = O ཨོཾ
ཨཱཿ 10/20 = RII	10/20 = RII ཨཱཿ
ཨཿ 9/21 = RI	9/21 = RI ཨཿ
ཨཻ 8/22 = EE	8/22 = EE ཨཻ
ཨླཱི 11/19 = LI	11/19 = LI ཨླཱི
ཨླི 12/18 = LII	12/18 = LII ཨླི
ཨེ 7/23 = E	7/23 = E ཨེ
ཨཱུ 6/24 = UU	6/24 = UU ཨཱུ
ཨུ 5/25 = U	5/25 = U ཨུ
ཨཱི 4/26 = II	4/26 = II ཨཱི
ཨི 3/27 = I	3/27 = I ཨི
ཨཱ 2/28 = AA	2/28 = AA ཨཱ

1/29 = A

Neumond = 30 = AM = AUM

ཨོཾ

Beginn bei Frauen: rechts
Beginn bei Männern: links

Monatliche Bewegung der elementaren Lebensenergie La

Tabelle 1, Version 1 **Monatliche Bewegung der elementaren Lebensenergie La** in der Tradition nach Troru Tsenam Rinpoche		
Mondphase	Lokalisation	Ton
1. Tag (Neumond)	Großer Zeh	A
	(bei Männern links, bei Frauen rechts beginnend und auf dieser Körperseite entsprechend fortlaufend)	
2. Tag	Fußknöchel	AA
3. Tag	Wade	I
4. Tag	Kniescheibe	II
5. Tag	Kniekehle	U
6. Tag	äußerer Oberschenkel	UU
7. Tag	Hüfte	E
8. Tag	im Bereich über der Niere	EE
9. Tag	Brustkorb und Rippen	RI
10. Tag	Schulterblatt (auch Schulter und Arm)	RII
11. Tag	Innenseite des Unterarms	LI
12. Tag	Handfläche	LII
13. Tag	Hals und Nacken	O
14. Tag	seitlicher Wangenbereich	OO
15. Tag (Vollmond)	Scheitel (und gesamter Körper)	AM = AUM
16. Tag	seitlicher Wangenbereich	OO
17. Tag	Hals und Nacken	O
18. Tag	Handfläche	LII
19. Tag	Innenseite des Unterarms	LI
20. Tag	Schulterblatt (auch Schulter und Arm)	RII
21. Tag	Brustkorb und Rippen	RI
22. Tag	im Bereich über der Niere	EE
23. Tag	Hüfte	E
24. Tag	äußerer Oberschenkel	UU
25. Tag	Kniekehle	U
26. Tag	Kniescheibe	II
27. Tag	Wade	I
28. Tag	Fußknöchel	AA
29. Tag	Großer Zeh	A
30. Tag (Neumond)	Fußsohlen (und gesamter Körper)	AM = AUM

Tabelle 1, Version 2: Monatliche Bewegung der elementaren Lebensenergie La in der Tradtion wiedergegeben von Namkhai Norbu	
Mondphase	**Lokalisation**
1. Tag (Neumond)	Fußsohlen (bei Frauen rechts; bei Männern links – und auf dieser Körperseite entsprechend fortlaufend)
2. Tag	Unterschenkel/Waden
3. Tag	Oberschenkel
4. Tag	Taillenbereich
5. Tag	innerer Mundraum
6. Tag	Handflächen
7. Tag	Fußknöchel
8. Tag	Ellbogen (innen)
9. Tag	Geschlechtsorgane
10. Tag	Taillenbereich
11. Tag	Ohren
12. Tag	Stirn
13. Tag	Zähne
14. Tag	Herz
15. Tag (Vollmond)	Scheitel
16. Tag	Brustbein
17. Tag	linker Nackenbereich
18. Tag	Magen + Innenseite Oberschenkel
19. Tag	Außenseite Oberschenkel
20. Tag	Gesichtsbereich
21. Tag	Fußsohlen
22. Tag	Hüften
23. Tag	Unterschenkel/Waden
24. Tag	Handflächen
25. Tag	Zunge
26. Tag	Nackenbereich
27. Tag	Schultern beidseits
28. Tag	Geschlechtsorgane
29. Tag	Augäpfel
30. Tag (Neumond)	Fußsohlen

Die Lebensenergie La (tib.: bLa)

Tabelle 1, Version 3: Monatliche Bewegung der elementaren Lebensenergie La in der Tradtion des GyüShi nach Zurkhar Lhodro		
Mondphase	**Lokalisation**	**tibetischer Buchstabe**
1. Tag (Neumond)	erstes Gelenk der Großzehe + Fußsohle	AH
(Männer links; Frauen rechts – und auf dieser Körperseite entsprechend fortlaufend)		
2. Tag	zweites Gelenk der Großzehe	I
3. Tag	drittes Gelenk der Großzehe	R
4. Tag	Knöchel	U
5. Tag	Knie	L
6. Tag	Hüftgelenk	A
7. Tag	erstes Gelenk des Mittelfingers	E
8. Tag	zweites Gelenk des Mittelfingers	AR
9. Tag	drittes Gelenk des Mittelfingers	O
10. Tag	Handgelenk	AL
11. Tag	Ellenbogen	HA
12. Tag	Schulter	YA
13. Tag	Kehlbereich	RA
14. Tag	Fontanelle	VA
15. Tag	Stirnbereich	LA
15. Tag (Vollmond)	Scheitel	OM
16. Tag	Scheitel	OM
16. Tag	Hinterhaupt (Okziput)	LA
17. Tag	Nackenbereich	VA
18. Tag	Herz	RA
19. Tag	Schulter	YA
20. Tag	Ellenbogen	HA
21. Tag	Handgelenk	AL
22. Tag	drittes Gelenk des Mittelfingers	AU
23. Tag	zweites Gelenk des Mittelfingers	AR
24. Tag	erstes Gelenk des Mittelfingers	AI
25. Tag	Hüftgelenk	A
26. Tag	Knie	L
27. Tag	Fußgelenk	U
28. Tag	drittes Gelenk der Großzehe	R
29. Tag	zweites Gelenk der Großzehe	I
30. Tag (Neumond)	erstes Gelenk der Großzehe + Fußsohle	AH

Tabelle 2: Wöchentliche Bewegung der elementaren Energie La	
Sonntag	Kopfbereich
Montag	rechte Brustseite und Leber
Dienstag	Leber und Lungen
Mittwoch	Taillenbereich und Lendenbereich
Donnerstag	Nieren
Freitag	oberer Rückenbereich
Samstag	Unterarme

Tabelle 3: Tagesverlauf der elementaren Energie La	
Morgen-Dämmerung	Genitalbereich und Harnblase
Sonnenaufgang	Hals- und Nackenbereich
Vormittag	Hinterkopf und Lippen
Mittag	Brustbereich (inklusive Rippen)
Nachmittag	Magen
Sonnenuntergang	Herz
Abend-Dämmerung	Rückenbereich
später Abend bis zur Morgendämmerung	gesamter Körper

Energieräder: Energieausgleich und Massage der Chakras

In den verschiedenen philosophischen Traditionen Indiens und Tibets finden sich übereinstimmende Aufzeichnungen über die sogenannten «Energieräder» des Körpers, den Chakras (Sanskrit; tib.: *tza khor / khor lo*; wörtlich: «Rad»). Je nach Tradition werden entweder fünf, sechs oder sieben Chakras beschrieben, wobei das siebte Energiezentrum am Scheitel (als «Tausendblättriger Lotos» bekannt) als Übergang der stofflichen in die nicht-stoffliche Sphäre betrachtet wird und daher in manchen Traditionen nicht als direktes Chakra bezeichnet wird. Die Einteilung in sechs Chakras stellt eine weitere Differenzierung der fünf Energieräder dar. Die Grundeinteilung (Lokalisationen) sowie die generelle Beschreibung der Chakras stimmen jedoch in allen Traditionen überein. Die Energieräder werden grundsätzlich mit den Elementen assoziiert, und dies ist auch der Grund, warum man in den verschiedenen Traditionen unterschiedliche Farben etc. an den Chakra-Lokalisationen findet. Die unterschiedlichen Meditationspraktiken der Höchsten Yoga-Tantra-Meditationen bilden jeweils eine unterschiedliche Facette ab, um auf verschiedenen Wegen das gleiche Ziel zu erreichen. Deshalb werden die Elemente in den verschiedenen Systemen an verschiedene Plätze (Bereiche) des Meditations-Mandalas gestellt. Da auch der Körper, sowohl im Gesamten als auch in den verschiedenen Teilbereichen, immer in mandalische Strukturen gegliedert ist, variieren gemäß den verschiedenen philosophischen Herangehensweisen auch die entsprechenden Elemente-Zuordnungen. Je nachdem, welcher Tradition bzw. Meditation man folgt, sollte man auch die entsprechenden Elemente, Farben usw. visualisieren. Dies gilt auch für den weiter unten beschriebenen Ausgleich bzw. für die Stabilisierung der Energieräder.

Die Energieräder werden bildhaft in der Form von Speichen eines Schirmes oder Lotosblüten mit unterschiedlich vielen Blütenblättern und unterschiedlichen Farben dargestellt. Genau genommen strahlen die Blütenblätter nicht nur nach vorne aus, sondern je nach Chakra entweder nach unten, nach oben oder in alle Richtungen. In der modernen medizinischen Anatomie würde man die Chakras nicht direkt identifizieren können, man findet aber an diesen Körperregionen entsprechende Nervengeflechte und/oder Hormondrüsen. Diese materielle Sicht wird dem subtilen, feinstofflichen Anteil der Chakras natürlich nicht gerecht.

Die medizinische Abhandlungen Tibets über die Bildung des Körpers sowie die Texte der tantrischen feinstofflichen Anatomie zur Meditation beschreiben sowohl Kanäle (tib.: *tsa*) als auch deren Kreuzungsstellen (Chakras). Die Kanäle bilden sich bereits während der Embryonalentwicklung heran. Zusammen mit den Chakras sind sie für die Bildung der Organe, der Körperfunktionen und der geistigen Funktionen zuständig. Sie sind auch der Ort, an dem sich die drei körperlichen Energien Lung, Tripa und Peken zuerst manifestieren. Der Zentralkanal (tza buma) beherbergt die körperliche Energie Wind (Lung) und stellt hierdurch die Energie zur Bildung der Knochen, Zähne, Nägel, Haare, Körperhaare, Haut, Milz, Herz und Nieren zur Verfügung. Der rechte Kanal (tza roma) beherbergt die Körperenergie Galle (Tripa) und stellt die Energie zur Bildung der Elemente der rechten Körperseite zur Verfügung. Zudem liefert er die Energie für die Vagina und regelt den Monatszyklus der Frau sowie die Heranbildung des Samens beim Mann. Der linke Kanal (tza kyangma) beherbergt die Körperenergie Schleim (Peken) und ist zuständig für die Bildung der Elemente der linken Körperseite. Zudem liefert er die Energie für die Bildung von Sehnen, Muskeln und Lymphflüssigkeit. Auch die Energie für den Harnfluss wird durch ihn kontrolliert.

In der Höhe des späteren dritten Lendenwirbels bildet sich in der fünften Woche der Embryonalzeit zuerst das *Nabelchakra (Chakra der Manifestation und Ausströmung)* und hieraus in der sechsten Woche dann der Zentralkanal sowie die beiden Seitenkanäle. Der Zentralkanal bildet die generelle Grundlage des universellen Bewusstseins. Durch die Bewegung des Zentralkanals (Lebenskanal = Neuralrohr) sowie der beiden Seitenkanäle nach oben und nach unten erfolgt dann die Bildung der weiteren Chakras. Den tibetischen Schriften zufolge bilden sich eine Woche nach der Bildung des Nabelchakras gleichzeitig etwa zwölfeinhalb Fingerbreiten (eine

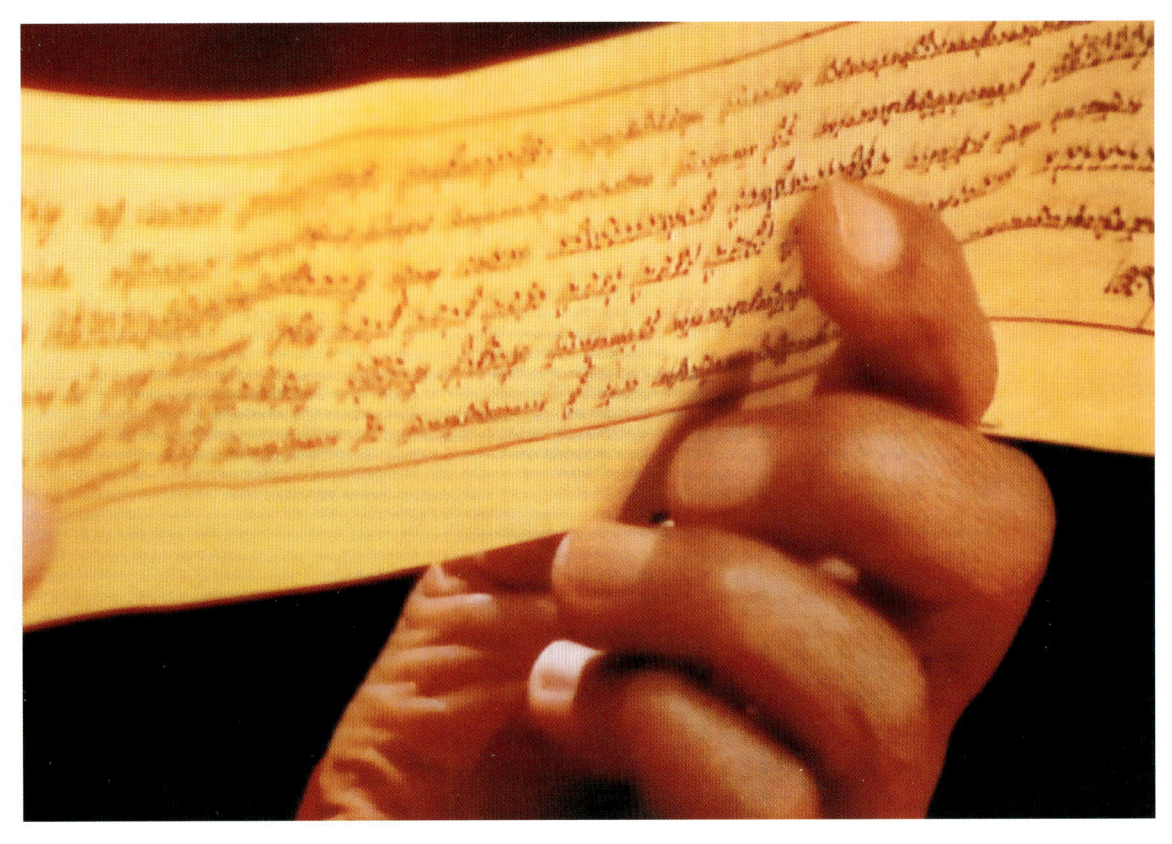

Der Dalai Lama beim Lesen des Kalachakra-Tantras

Fingerbreite entspricht einem Querfinger; zwei Querfinger = ein tsön) unterhalb des Nabelchakras das *Sexualchakra (Chakra zur Aufrechterhaltung der reinen Freude und Glücksseligkeit)* und sechzehn Fingerbreiten oberhalb des Nabelchakras das *Herzchakra (Dharmachakra; Chakra der Phänomene bzw. Erscheinungen)*. Der Zentralkanal sowie die beiden äußeren Kanäle überkreuzen sich jeweils an den Lokalisationen der Chakras in einer Art offenem Knoten, ohne sich miteinander zu vermischen, und bilden hierdurch einen verdichteten Raum von Energie («Energierad»). In der Guhyasamaja-Tradition sind die Chakras am «dritten Auge» und am «geheimen Platz» (Sexualchakra) dadurch versiegelt, dass die Kanäle hier einen Knoten bilden (der dem Schutz des Individuums dient und später meditativ gelöst wird). Wie weiter oben bereits ausgeführt, wird der mittlere Kanal mit Wind (Lung) assoziiert, der rechte Kanal mit Feuer bzw. der Körperenergie Galle (Tripa) und der linke Kanal mit Wasser bzw. der Körperenergie Schleim (Peken). Das *Halschakra (Chakra der Freude)* bildet sich ebenfalls in der siebten Schwangerschaftswoche etwa zwölfeinhalb Fingerbreiten oberhalb des Herzchakras in der Höhe des späteren siebten Halswirbels, und wiederum etwa zwölfeinhalb Fingerbreiten höher bildet sich danach das *Kopfchakra (Chakra der großen Glücksseligkeit)*.

Das *Kopfchakra* hat seinen Sitz in der Höhe des Gehirns zwischen den Augenbrauen («Drittes Auge»). Es wird mit der Farbe weiß und mit 32 Blütenblättern assoziiert, die nach unten ausstrahlen. Ein wichtiger Punkt dieses Chakras ist der oberste Scheitelpunkt, das «Tor von Brahma». Dieser Punkt bildet den Übergang der körperlichen zur geistigen (formlosen) Sphäre. In der modernen Anatomie würde man hier in etwa die Zirbeldrüse (Epiphyse) assoziieren. Der Punkt zwischen den Augenbrauen würde am ehesten mit der Hirnanhangdrüse (Hypophyse) übereinstimmen. Das Kopfchakra ist für die Funktion des Bewusstseins zuständig und verbindet Lebensenergie und Geist. Außerdem produziert das

Kopfchakra die weiße Lebensessenz, die ebenfalls für das Erscheinen des Bewusstseins zuständig ist. In manchen Traditionen wird hier zusätzlich auch die rote Lebensessenz gebildet. Die Lebensessenzen (thigles = Essenztropfen des Körpers) sind vom stofflichen Aspekt her am ehesten mit den Neurotransmittern assoziierbar, was aber den subtilen geistigen Charakter nicht ausdrückt.

Das *Halschakra* hat seinen Sitz zwölfeinhalb Fingerbreiten unterhalb des Kopfchakras in der Höhe des siebten Halswirbels. Es wird mit der Farbe rot und mit 16 Blütenblättern assoziiert, die nach oben ausstrahlen. Dieses Energierad ist zuständig für die Sprache sowie für die verschiedenen Geschmacksempfindungen. Anatomisch betrachtet, finden sich hier sowohl die Schilddrüse als auch das Nervengeflecht (Plexus) des Halsbereiches. Im Halschakra wird der Essenztropfen des Traumes und der Rede gebildet, und das Bewusstsein befindet sich während der Traumstadien in diesem Energierad.

Das *Herzchakra* befindet sich wiederum zwölfeinhalb Fingerbreiten unterhalb des Halschakras. Seine Farbe ist blau und hat acht Blütenblätter, die ihre Energie in acht verschiedene Richtungen ausstrahlen. Die Aufgabe dieses Chakras ist es, dem Bewusstsein Kraft, Klarheit und Stärke zu geben und das Erinnerungsvermögen zu klären. In der Mitte dieses Energierades ist ein dreifach verknoteter Bereich, in welchem sich der «unzerstörbare Tropfen» (mentales Kontinuum) befindet. Zudem befindet sich hier der Essenztropfen des tiefen Schlafes, und das Bewusstsein befindet sich während des Tiefschlafs in diesem Energierad.

Das *Nabelchakra* befindet sich sechzehneinhalb Fingerbreiten unterhalb des Herzchakras. Es hat die Farbe orange-rot und weist 64 Blütenblätter auf, die nach oben strahlen. Es bildet die Basis für die Bildung des Körpers. In manchen Traditionen wird die rote Lebensessenz hier gebildet. Zudem wird hier laut dem Kalachakra-Tantra der Essenztropfen der tiefen Wahrnehmung gebildet, der für die sexuelle Ekstase zuständig ist. Alle thigles (kreative Essenztropfen) befinden sich in ihrer gröberen Natur in den Chakras bzw. in den Kanälen und werden durch die unterschiedlichen, differenzierten Formen von Lung (Wind) bewegt. In ihrer subtilsten Natur befinden sich die thigles im unzerstörbaren Tropfen im Herzzentrum. Beim Ableben des Menschen löst sich der dreifache Knoten am Herzen auf, und der unzerstörbare Tropfen verlässt den Körper (idealerweise durch den Scheitelpunkt bzw. das dritte Auge oder zumindest einem der drei oberen Chakras, um in einer günstigen Form weitere Erfahrungen zu machen, oder aber durch die unteren Chakras, was eher leidvolle Erfahrungen nach sich zieht), um in den Bardo-Bereichen (wörtlich: «Lücke»; nicht-stoffliche, subtile Bereiche der Bewusstseins-Erfahrung zwischen den verschiedenen Manifestationsformen) weitere Erfahrungen bis zur nächsten Manifestation zu machen. Beim Geschlechtsakt wird der nach-unten-treibende Wind stark angeregt, was zu sexueller Freude führt. Wenn diese Freude stark angeregt wird, kommt es zum Entzünden des «gewöhnlichen Feuers», welches in der Folge wiederum die gröberen thigles im unteren Anteil des Körpers zum Schmelzen bringt, was sich wiederum u.a. als Orgasmus bzw. als das Herausfließen der Sexualsekrete beim Orgasmus zeigt. Diese Form der Glückseligkeit ist jedoch temporär und geschieht nicht im Zentralkanal. Dennoch kann es als Metapher für die «große Glückseligkeit», d.h. das Schmelzen des weißen Tropfens im Kopfchakra und des roten Tropfens im Nabelchakra sowie der hierauf erfolgenden Verschmelzung der beiden und des Aufsteigens im Zentralkanal bis zum Kopfchakra gesehen werden. Viele fortgeschrittenen Meditationspraktiken des Vajrayana-Buddhismus bringen die Meditierenden behutsam und sicher zum Stadium des Verschmelzens der beiden Bodhicitta-thigles (Herz-Essenzen der ursprünglichen Buddhanatur). Bei einem spontanen Verschmelzen ohne die vorbereitenden Öffnungen der Chakras und ohne die entsprechende Vorbereitung des Bewusstseins kommt es zwar zu Erleuchtungserlebnissen, da man dieses Erleben aber üblicherweise nicht einordnen kann, besteht dann eventuell die Gefahr von Verwirrung oder Störungen der geistigen Ruhe.

Das *Chakra des geheimen Ortes (Sexualchakra = Wurzelchakra)* befindet sich auch wiederum zwölfeinhalb Fingerbreiten unterhalb des Nabelchakras (etwas oberhalb des Perineums). Es wird im Kalachakra-Tantra mit der Farbe grün sowie mit 32 Blütenblättern assoziiert, die nach oben strahlen.

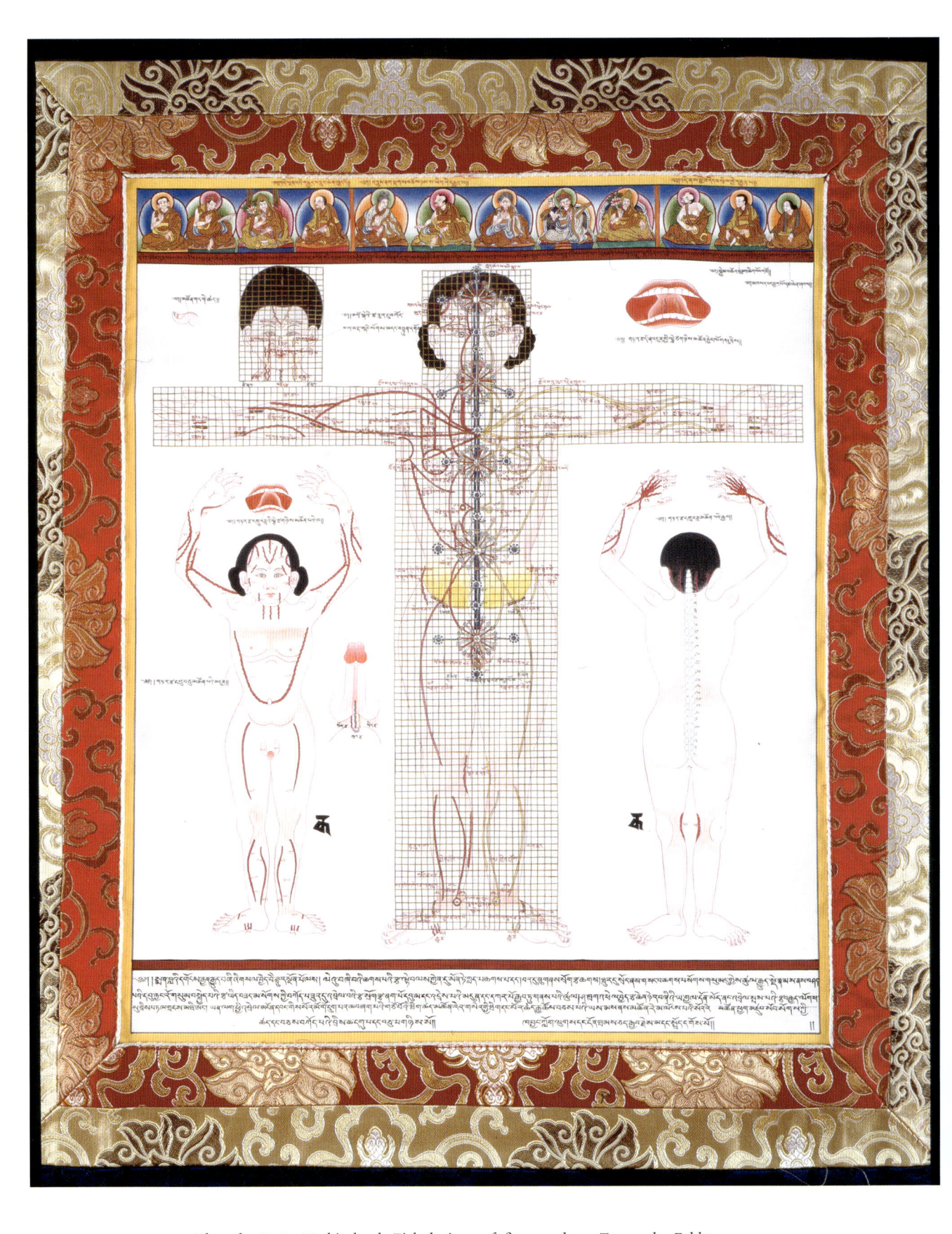

Thangka Nr. 9: «Verbindende Zirkulationsgefäße» aus dem «Tantra der Erklärung»

Einer anderen Vajrayana-Tradition zufolge hat es die Farbe rot. Zudem kann das Energierad in manchen Meditations-Traditionen noch weiter differenziert werden und ein zweites Zentrum an der Spitze des Penis bzw. der Klitoris haben. Seine Aufgabe ist es, die Kraft der reproduktiven Organe sicher zu stellen.

Es gibt noch zahlreiche weitere kleinere Energiekonzentrationen im Körper, wobei in der Tibetischen Medizin hauptsächlich die Ellenbogen (Chakra der Luft), die Handflächen (Chakra des Feuers), die Knie (Chakra des Wassers) und die Fußsohlen (Chakra des Blutes) als vier weitere Neben-Chakras beschrieben werden. Das Zusammenspiel der Chakras und der Kanäle stellt die Energie zur Bildung und Heranreifung der verschiedenen körperlichen und geistigen Funktionen zur Verfügung und ist zudem verantwortlich dafür, diese Energie später auch aufrecht zu erhalten.

Wie bereits teilweise beschrieben findet man in den verschiedenen Systemen der Höchsten Yoga Tantras des Vajrayana-Buddhismus durchaus unterschiedliche Darstellungen der Kanäle, Knoten, Essenzen, Farbzuordnungen etc.; es sei deshalb hier auch erwähnt, dass z.B. Tulku Lobsang die Ansicht vertritt, dass im ersten Monat zuerst das Herzchakra gebildet wird und sich dann erst hieraus im zweiten Monat das Bauchnabelchakra und das Geschlechtschakra entwickeln. Im dritten Monat wird nach dieser Version dann das Kehlkopfchakra und das Scheitelchakra gebildet. Auch in der Einteilung der zugehörigen Elemente und Farben unterscheidet sich dieses System von den medizinisch-tantrischen Texten. So werden hier die Farben blau und das Element Raum für das Herzchakra, die Farbe gelb und das Element Erde für das Nabelchakra, die Farbe weiß und das Element Wasser für das Geschlechtschakra, die Farbe rot und das Element Feuer für das Kehlkopfchakra sowie die Farbe grün und das Element Luft für das Kopfchakra angegeben. Wie bereits dargelegt, ist davon auszugehen, dass die unterschiedlichen Darstellungen ihren Ursprung im unterschiedlichen philosophischen Betrachtungsansatz begründet finden. Auch die medizinischen Schriften stimmen bezüglich der Farb- und Elementezuordnungen nicht immer mit den tantrischen Schriften überein. In der indischen Yoga-Sichtweise, mit insgesamt sieben Chakras, korrespondieren die Energieräder mit den Farben des Regenbogens. Das Wurzelchakra hat hier die Farbe dunkelrot, das Nabelchakra orangerot, das Chakra in der Höhe des Solarplexus gelb, das Herzchakra grün, das Kehlkopfchakra ist türkisblau, das Chakra des dritten Auges königsblau und das Scheitelchakra hat die Farbe violett.

In den allgemeinen medizinischen Schriften der Tibetischen Medizin werden die Massagen der Vitalenergie La und die Massage der Chakren nicht dargestellt. Allerdings gibt es in der tantrischen Literatur viele Hinweise, die den Schluss zulassen, die Behandlungen in den weiter unten beschriebenen Formen anzuwenden. Eine **generelle Harmonisierung der Energieräder** ist für jeden Menschen wohltuend, stärkend und ausgleichend und kann jederzeit durchgeführt werden. Bei *allgemeinen Symptomen,* wie etwa einem insgesamt niedrigen Energieniveau, dumpfer Ausstrahlung (kein «Strahlen» bzw. «Glanz»), glanzlosen Augen, matten Finger- und Zehennägeln, sollte immer auch an eine Beseitigung von Hindernissen und Blockierungen auch im feinstofflichen Bereich mittels einer Harmonisierung der Chakras gedacht werden. Diese Harmonierung kann sowohl als Selbst-Meditation ausgeführt als auch an einer anderen Person durchgeführt werden. In letzteren Fall sollte mindestens der Behandler die Visualisationen sowie das Ertönen der Laute vornehmen. Natürlich kommt es zu einer zusätzlichen Verstärkung der Wirkung, wenn beide Personen (sowohl Behandler als auch die zu behandelnde Person) die Visualisationen und das Ertönen der Laute durchführen. Jedes Energierad steht in Verbindung mit einem spezifischen Element, einem spezifischen Ton sowie einer spezifischen Farbe.

Die **einfachste Form der Harmonisierung der Chakras** besteht in der Konzentration auf die jeweiligen Energieräder und dem gleichzeitigen Inneren und/oder äußeren Ertönen der oben genannten Keimsilben OM, AH, HUM, SO, HA. Diese Harmonisierung kann jederzeit und an jedem Ort in meditativer Haltung vorgenommen werden und ist frei von weiteren Zuordnungen nach bestimmten Systemen. Man sollte diese Harmonisierung drei Mal oder sieben Mal wiederholen.

Eine **Vertiefung dieser Harmonisierung** geschieht

Energierad	Element	Farbe	Ton	tib.Zeichen
Kopfchakra	Wasser	weiß	OM	ༀ
Halschakra	Feuer	rot	AH	ཨ
Herzchakra	Raum	blau	HUM	ཧཱུྃ
Nabelchakra	Erde	gelb	SO	སུ
Wurzelchakra	Luft	grün	HA	ཧ

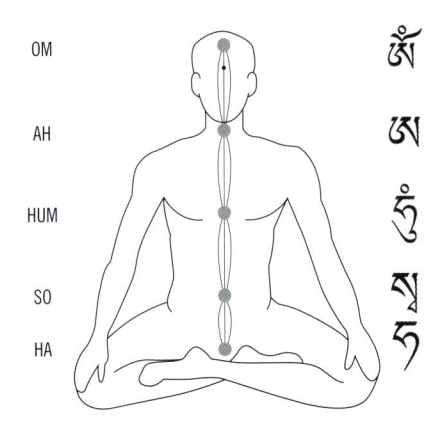

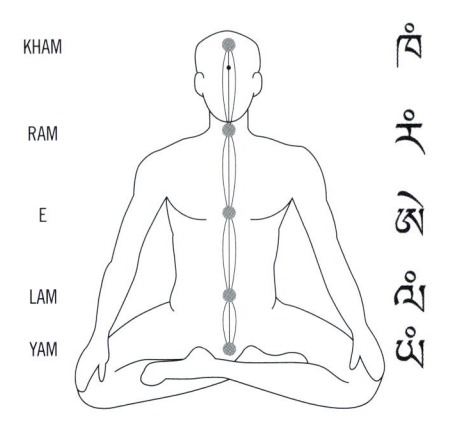

durch die Konzentration auf das entsprechende Chakra, das Ertönen der Keimsilbe (eventuell mit Konzentration auf das tibetische Schriftzeichen) und der zusätzlichen Vorstellung der jeweils entsprechenden (lichtvollen) Farbe.

Eine **weitere Vertiefung** kann durch das Auflegen eines (möglichst mit Pflanzen gefärbten) Seidentuches in der entsprechenden Farbe auf das jeweilige Chakra erfolgen. Man kann dies variieren, indem man anstatt des Tuches eine Heilpflanze bzw. einen Heilstein in der entsprechenden Farbe oder auch eine Abkochung der entsprechenden Heilpflanze bzw. warmes Sesamöl mit dem Zusatz dieser Pflanze verwendet. Um die Wirkung zu vertiefen, kann man sich auch noch die entsprechende tibetische Silbe an der Lokalisation des Chakras vorstellen. Bei einer Harmonisierung durch einen Behandler kann dieser das tibetische Schriftzeichen mit dem Daumen oder dem Zeigefinger auf die entsprechende Körperstelle «zeichnen». **Alternativ** zu den oben genannten Tönen können die tibetischen Töne KHAM (Kopf), RAM (Hals), EH (Herz), LAM (Nabel) und YAM (Wurzel) verwendet werden.

Eine **weitere Alternative** stellt die Betrachtung des Körpers bzw. der Chakras entsprechend des elementaren Aufbaus einer Stupa dar. In diesem Fall bilden das Viereck mit dem Element Erde die Basis, die zugehörige tibetische Silbe bzw. der zugehörige tibetische Laut ist LAM. Hierauf befindet sich der Kreis des Wasser-Elementes mit dem Laut VAM, darüber das nach oben weisende Dreieck des Feuer-Elementes mit dem Laut RAM, und darüber die nach oben offene Halbschale des Luft-Elementes mit dem Laut YAM. Ganz oben befindet sich der flammende Tropfen des Raum-Elementes mit dem zugehörigen Laut KHAM.

Zur **Stabilisierung der Chakras bei zusätzlicher Symptomatik** können (nach der allgemeinen Harmonisierung) die unten aufgeführten energetisch wirksamen Reflexpunkte zusätzlich behandelt werden. Bei der Auswahl der Heilpflanzen bzw. der

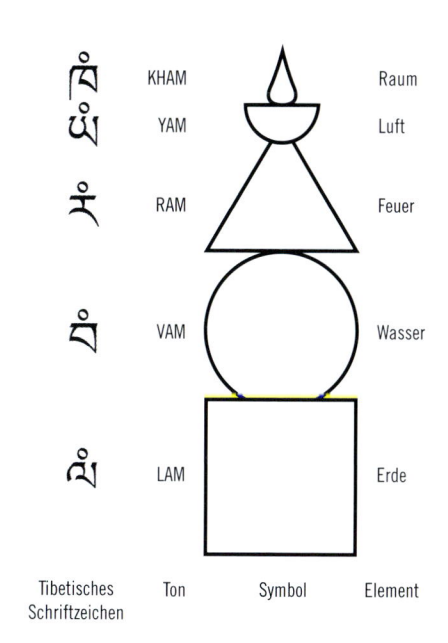

Tibetisches Schriftzeichen	Ton	Symbol	Element
ཁཾ	KHAM		Raum
ཡཾ	YAM		Luft
རཾ	RAM		Feuer
ཝཾ	VAM		Wasser
ལཾ	LAM		Erde

Verwendung von warmem Öl sollte man darauf achten, ob es sich um einen «heißen» (Tripa) oder «kalten» (Peken – Lung) Zustand handelt. Wenn keine Sicherheit hierüber besteht, ist es am besten, die Massagepunkte nur in sanfter Weise «trocken» zu massieren. Zum Beispiel weisen die meisten Entzündungen, Schwellungen, Röte, starker Schmerz etc. auf einen heißen Zustand hin – hier sollte man kein erwärmtes Öl verwenden, sondern ausschließlich Öl in Zimmertemperatur (eventuell mit kühlenden Heilpflanzen-Zusätzen). Die unten aufgeführten Heilpflanzen sind nur Beispiele und können durch andere ungiftige Pflanzen erweitert bzw. ausgetauscht werden. Wie oben beschrieben, legt man die Pflanzen entweder direkt auf die Punkte oder massiert sie als Abkochung bzw. Auszug (eventuell in Öl) sanft ein. Nach der Massage sollte man fünf bis zehn Minuten ruhen.

Für die **Stabilisierung des Kopfchakras** bei Symptomen der geistigen Verwirrung, starken Nervenschmerzen im Kopfbereich, schwachem Erinnerungsvermögen, Migräne oder ständigen, starken Kopfschmerzen sowie anderen Erkrankungen des Gehirns oder des Nervensystems im Kopfbereich massiert man die Punkte auf der Schädelmitte («Tor von Brahma») sowie die vier «Äußeren Tore» = zwischen den Augenbrauen («Drittes Auge»), genau

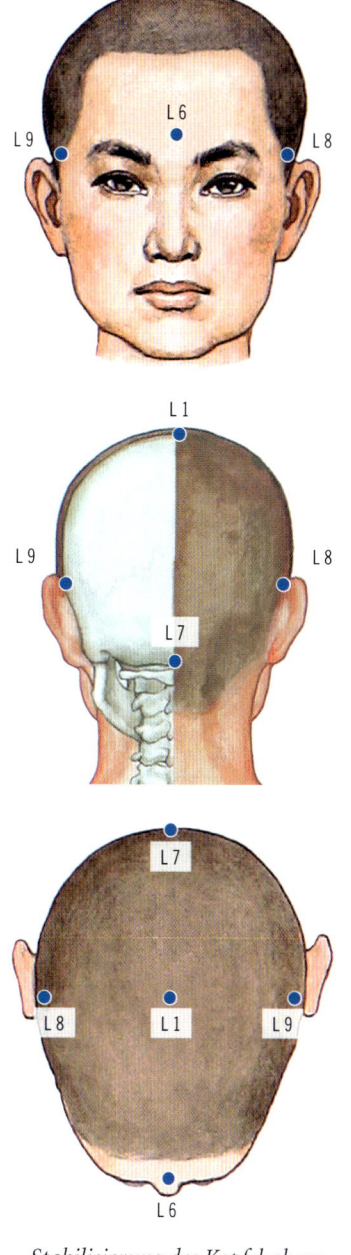

Stabilisierung des Kopfchakras

gegenüberliegend am Hinterkopf sowie links und rechts direkt oberhalb der Ohrspitzen mit warmem Sesamöl oder warmem Sesamöl mit dem Auszug einer weißen Heilpflanze (z.B. weiße Blüten der wilden Erdbeere = Fragaria nubiola; weiße Enzianblüten = Gentiana algida; weiße Blüten von Anaphalis triplinervis = Perlpfötchen; Hopfenblüten = Humulus lupulus).

Die **Stabilisierung des Halschakras** kann bei jedwe-

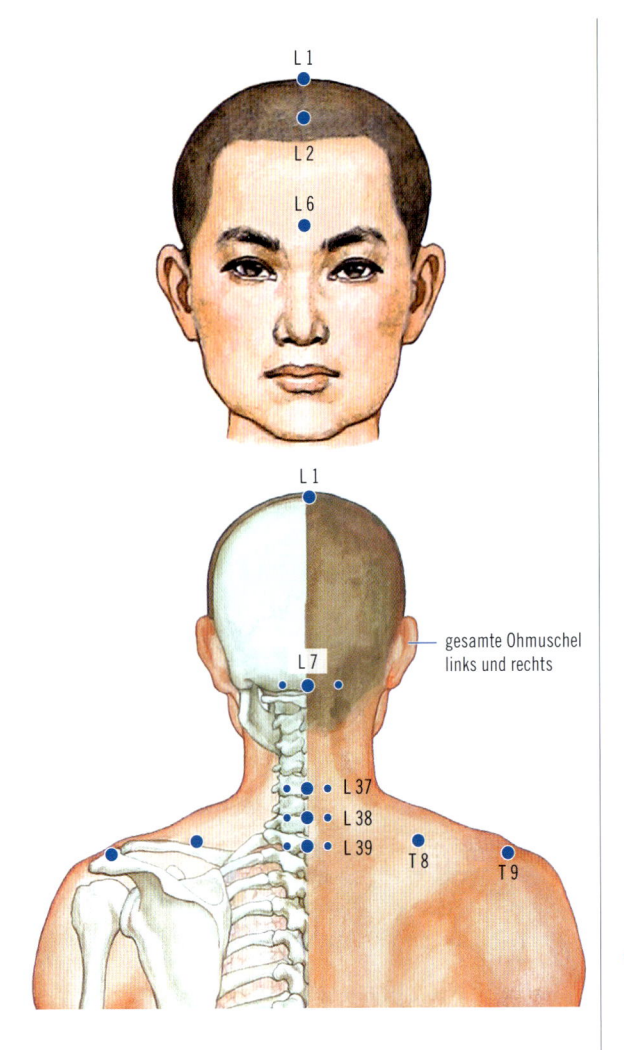

Energieräder: Energieausgleich und Massage der Chakras

Stabilisierung des Halschakras

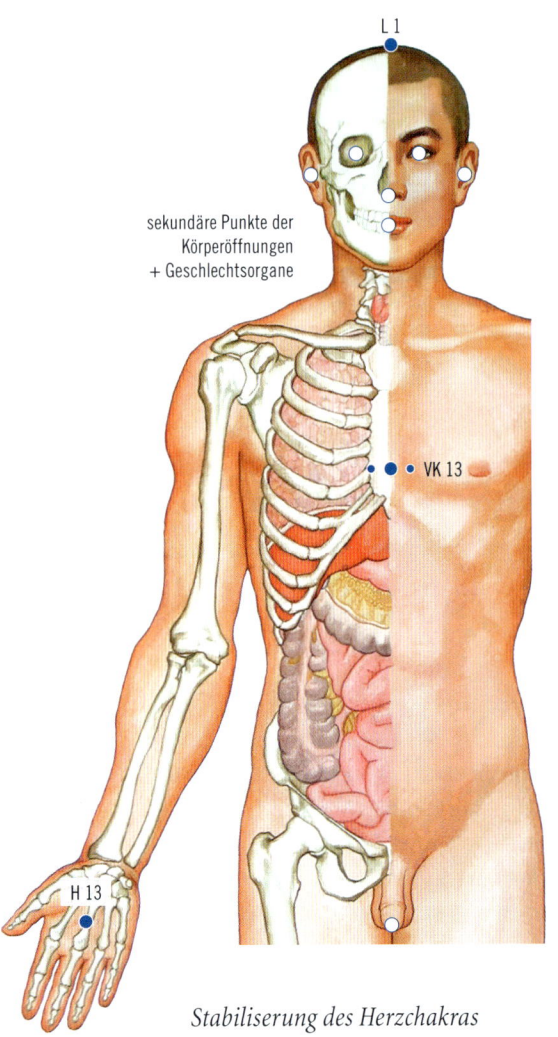

Stabilisierung des Herzchakras

der Symptomatik im Hals-Nasen-Ohren-Rachen-Bereich (auch Zahnbereich) erfolgen. Als Massagepunkte werden die linke und die rechte Ohrmuschel, die Mitte der Stirn, der Punkt auf der Scheitelhöhe (Mitte) sowie der Punkt zwei tsön (vier Querfinger) gesichtswärts hiervon (Mitte), die Punkte am Hinterhaupt (Mitte) sowie je zwei tsön links und rechts hiervon, der 5. / 6. / 7. Halswirbel (wie jeweils ein tsön links und rechts hiervon) und die Punkte in der Mitte des Trapez-Muskels (Pars descendes) und am Rand der Schulterhöhe (in der Grube neben dem Acromio-Clavicular-Gelenk) mit sanfter Massage (mit warmem Sesamöl oder warmem Sesamöl mit einem Auszug einer Heilpflanze mit rötlichen Blüten (z.B. Pedicularis oliveriana = rotes Läusekraut; Rhodiola sp. = Fetthenne; Carthamus tinctorius = Blüten der roten Färberdistel) oder einer entsprechenden Heilsalbe bearbeitet.

Die **Stabilisierung des Herzchakras** bei zusätzlicher Symptomatik wie z.B. Verwirrung, Trauer, unbegründeten Ängsten, Panikattacken, übermäßige Sorgen, Störungen der Gedächtnisleistung, Beklemmungsgefühlen, evtl. Herzrasen erfolgt über die sanfte Behandlung der allgemeinen Lung-Punkte (siehe entsprechendes Kapitel), insbesondere der Punkte auf dem Scheitel, auf dem 7. Halswirbel und in der Mitte des Brustbeins. Zudem werden die Punkte in der Mitte der Fußsohlen sowie in der Mitte der Handflächen sanft massiert. Auch die Körperöffnungen können durch sanfte Berührung

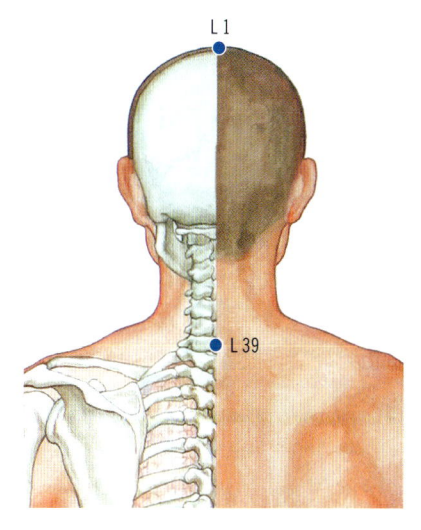

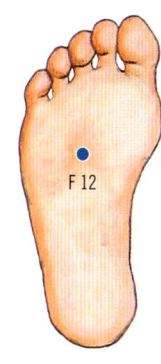

Zeigefinger sanft angetippt («verschlossen») werden. Auch allein die Vorstellung, diese Körperpunkte zu «verschließen», kann hier schon ausreichen.

Zur **Stabilisierung des Nabelchakras** bei Kälte-Symptomen wie ungenügender Verdauungsleistung, Verstopfung, allgemeiner Kälte, wenig Appetit oder Hitze-Symptomen wie Krämpfe im Nabelbereich, Durchfall etc. werden zusätzlich zum Nabelpunkt die Punkte des Bauchbereichs sanft massiert: ein tsön (zwei Querfinger) unterhalb des Nabels sowie je ein tsön und zwei tsön links und rechts hiervon; zudem kann man einige Tropfen des Öls (eventuell mit dem Absud der gelb-orangenen Blüten einer Heilpflanze wie etwa Ringelblume = Calendula off. / Löwenzahn = Taraxacum sp. / Steinbrech = Saxifraga sp. / gelbblühende Wildrose = Rosa brunonii / Safran = Crocus sativus / oder die in der Tibetischen Medizin nicht verwendeten Pflanzen Johanniskraut = Hypericum perforatum und Arnika = Arnica montana) sanft in den Nabel einmassieren. Eventuelle zusätzliche Punkte finden Sie im Kapitel «Allgemeine Punkte».

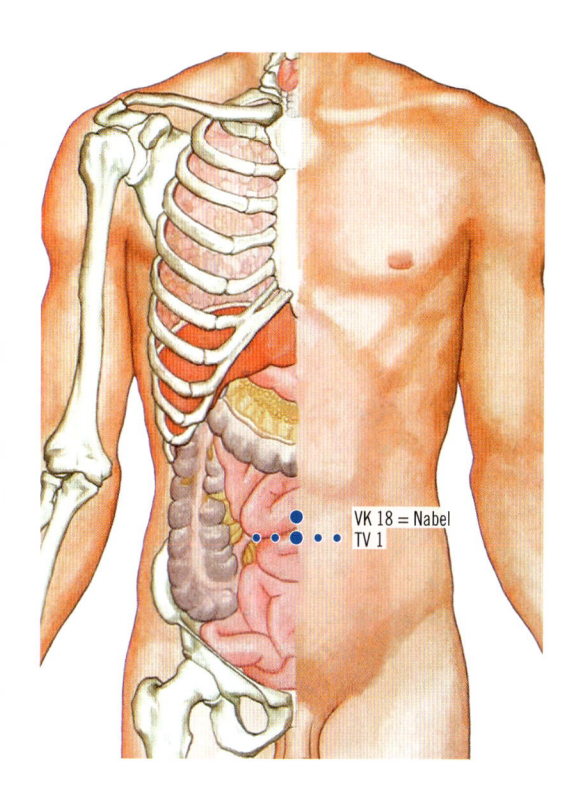

«geschlossen» werden (Beruhigung von spezifischen Wind-Punkten); d.h. die Augen, die Ohren, der Mund (und die Zunge), die Nasenlöcher, der Anus, die Öffnung der Harnröhre sowie bei Frauen zusätzlich die beiden Brustwarzen. Die Augen sollten nur mit den sanft aufgelegten, vorher erwärmten Handflächen (vorher die Hände aneinander reiben) gewärmt werden. Die Ohrmuscheln sowie das Innere des Ohres und die Nasenlöcher (außen und innen) können mit warmem Sesamöl (eventuell mit zusätzlichem Absud der entsprechenden blauen Blüten wie etwa Meconopsis sp. = blauer Scheinmohn, Gentiana sp. = blauer Enzian oder die in der Tibetischen Medizin nicht bekannte Wegwarte = Cichorium intybus u.a.) sanft massiert werden. Man massiert nur den äußeren Mundbereich (Lippen) und lässt die Zunge von der behandelten Person selbst massieren. Auch die Brustwarzen, der Anus und die Öffnung der Harnröhre sollten nicht vom Behandler massiert werden. Eventuell kann die behandelte Person diese Punkte zu Hause behandeln, wobei die letztgenannten Punkte nur mit dem vorher in Öl getauchten

Stabilisierung des Nabelchakras

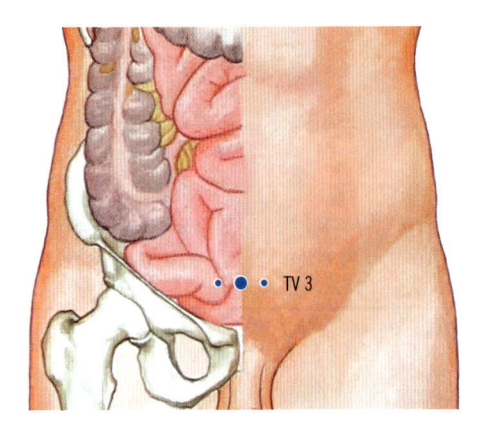

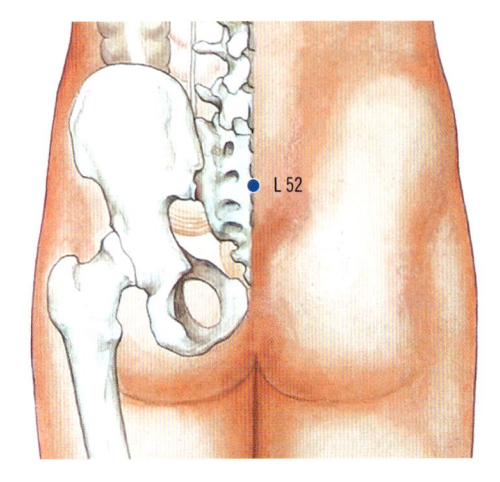

Stabiliserung des Wurzelchakras

Die zusätzliche **Stabilisierung des Wurzelchakras** (Geschlechtschakras) erfolgt bei Symptomen wie Menstruations-Problemen, Harnverhalten, ständiges Harnlassen, Inkontinenz, Potenzproblemen etc.; es werden hierzu die Punkte genau an der Kante des Schambeins (Mitte) sowie ein tsön links und rechts hiervon sowie der Punkt in der Mitte des Kreuzbeins behandelt. Weitere Punkte für den «nach-unten-treibenden Wind (Lung)» können Sie im Kapitel über Lung-Punkte nachlesen. Zusätzlich können die grünen Blätter von Heilpflanzen wie etwa Podophyllum hexandrum = Maiapfel oder dem Frauenmantel = Alchemilla sp. (ist in der Tibetischen Medizin allerdings nicht bekannt) direkt oder als Abkochung bzw. Auszug verwendet werden.

Als stabilisierende Körperübung kann das Perineum (Damm) mit der Einatmung sanft muskulär angespannt und nach oben gezogen werden. Mit der Ausatmung wieder entspannen. Die muskuläre Anspannung des Perineums kann auch einige Sekunden bei angehaltenem Atem beibehalten werden. Gleichzeitig visualisiert man den Energieraum im Dreieck zwischen dem Perineum sowie den oben beschriebenen Punkten an der Schambeinkante und der Mitte des Kreuzbeins, und füllt ihn mit Energie.

Da von den Chakras laut den Schriften jeweils bis zu fünfhundert weitere, feinere Kanäle («Speichen») ausgehen, gibt es zusätzlich zur allgemeinen Harmonisierung noch *spezifische Indikationen* an den zugehörigen energetisch wirksamen Reflexpunkten bzw. Körperarealen. Diese Punkte liegen auf den jeweils acht (von den Chakras ausgehenden) Kanälen, die zur Behandlung herangezogen werden können. Teilweise sind diese Areale bzw. Punkte bereits bei der Beschreibung zur Stabilisierung der Energieräder eingearbeitet. Zur allgemeinen Übersicht hier die Zusammenhänge der Energieräder mit den acht Kanälen (in Klammern die Indikationen bzw. die Körperanteile mit Störungen oder Dysfunktionen):

- Die acht Kanäle des Kopfchakras stehen in Zusammenhang mit der vorderen Fontanelle (Indikation: Zähne, Finger- und Zehennägel), dem Scheitelpunkt (Indikation: Haare, Körperhaare, Poren der Haut), der Mitte der Stirn (Indikation: Knochen), den Augen (Indikation: Nieren, Milz), der rechten und linken Ohrmuschel (Indikation: Haut = rechts, Sehnen = links), dem Punkt direkt am Übergang vom Hinterhaupt zur Halswirbelsäule (Indikation: Muskeln, Sehnen), den Schultern (Indikation: Herz).
- Die acht Kanäle des Halschakras stehen im Zusammenhang mit dem Schamhügel (Indikation: Penis/Vagina), dem Bauchnabel (Indikation: Lungen), der Herzgegend (Indikation: Durchfall und Verstopfung), den Brüsten (Indikation: Leber, Galle), dem Adamsapfel (Indikation: Magen), dem Gaumen (Indikation: Lungen, Sehnen und Bänder) und der Nasenspitze (Indikation: Dünndarm, Dickdarm).
- Die acht Kanäle des Herzchakras stehen im Zusammenhang mit den neun (bzw. bei Frauen elf) Körperöffnungen (Indikation: mentale Verwirrung, Geisteskrankheiten, trüber Geist), den Hautporen (Indikation: Taubheitsgefühle), der Zunge (Indikation: Zunge) und den Ohren (Indikation: Ohren).

- Die acht Kanäle des Nabelchakras stehen im Zusammenhang mit den Knien (Indikation: Schleim in Nase und Lungen), den Großzehen und den Daumen (Indikation: verminderter Speichelfluss), den Handrücken und den Fußrücken (Indikation: verminderte Tränenflüssigkeit), den Fingern und den Zehen (Indikation: Knochenmark, Fettgewebe allgemein), den Waden (Indikation: Schweißbildung), den Oberschenkeln (Indikation: Blut), dem Rektum (Indikation: Beschwerden beim Stuhlgang) und den Geschlechtsorganen (Indikation: Übermaß der körperlichen Energie Peken).
- Die acht Kanäle des Wurzelchakras stehen im Zusammenhang mit dem Kreuzbein (fünf Punkte), den Ilio-Sakral-Gelenken, dem Punkt auf der Körpervorderseite an der Kante des Schambeins (mittig). Die Indikationen ergeben sich aus den Punkten: Übermaß der Körperenergie Lung (Wind) – insbesondere des nach-unten-treibenden Windes (thur-sel lung), jegliche Problematik im Bereich des Uro-Genital-Traktes (z.B. Unregelmäßigkeiten der Menstruation, zu starkes oder zu wenig Harnlassen, Probleme der Libido, Ejakulationsprobleme, Probleme, schwanger zu werden etc.).

Babymassage und Embryologie

In den traditionellen tibetischen Medizintexten wird die Bildung und Heranreifung der Leibesfrucht während der neun Monate der Schwangerschaft in ausführlichen wöchentlichen Entwicklungsschritten beschrieben. Dies ist innerhalb der drei großen asiatischen Heilsysteme als einmalig herauszustellen. Genauso explizit beschreibt die Tibetische Medizin die Phase der Geburt sowie das Baby- und Kindesalter. Auch hier gibt es sowohl in der Sichtweise bzw. Klassifizierung der Krankheiten als auch in der entsprechenden Behandlungsweise deutliche Unterschiede zu den beiden anderen großen Medizinsystemen Asiens, also der Traditionellen Chinesischen Medizin sowie dem indischen Ayurveda. Hier ein kurzer Überblick über die Bildung des Körpers sowie die Handlungen bei der Geburt und im Säuglingsalter:

Das mentale Kontinuum des Menschen durchwandert nach dem Ableben bzw. der Loslösung aus diesem Körper bestimmte subtile Zwischenstufen (bardo), die hauptsächlich durch die angehäuften Erfahrungszustände geprägt sind. Üblicherweise wird dieser Bewusstseinsstrom nach einer gewissen Zeit wieder in einen stofflichen Körper eintreten. Das mentale Kontinuum wird während dieser Bardo-Zeit beim Geschlechtsverkehr von Mann und Frau in seiner subtilen Form zugegen sein. Sollte das mentale Kontinuum eine Abneigung gegenüber dem Mann und Zuneigung gegenüber der Frau, hegen so wird es als Junge geboren. Das Bewusstsein tritt dann mit dem Atem in den Körper des Vaters ein und trägt zu einer leichten Vorherrschaft des Spermas bei. Sollte der subtile Bewusstseinsstrom, als Mädchen geboren werden, ist es genau umgekehrt. Zur Konzeption sind die Faktoren der nicht-schadhaften Eizelle der Mutter, des nicht-schadhaften Samens des Vaters sowie das mentale Bewusstsein notwendig. Die gleichzeitige Anwesenheit der subtilen Form der fünf Elemente sorgt für die zugrunde liegenden Bedingungen (Raum für Ausbreitung, Entwicklung und generelles Wachstum), die Festigkeit (Erde), die Bindung (Kohärenz; Wasser), die Reifung (Feuer) und das Wachstum (Luft). Ohne diese subtilen Energien der fünf Elemente ist keine Konzeption und kein Wachstum des Embryos möglich. Der Vater trägt u.a. die Knochen, das Gehirn und das Rückenmark (sowie evtl. die Hoden) bei und die Mutter die Muskulatur, das Blut, die Haut sowie die Organe. Vom mentalen Kontinuum selbst kommen das eigentliche Bewusstsein sowie (im Zusammnehang mit den fünf Elementen) die fünf Sinnesorgane. Die subtile Energie des Elements Erde ist hierbei zuständig für die Nase und den Geruchssinn, die Muskulatur sowie die Knochen, das Wasser-Element für Blut, die Feuchtigkeits-Aspekte sowie die Zunge (Geschmackssinn), das Feuer-Element für die Wärmeaspekte und die Ausstrahlung (Haut; taktiler Sinn = Fühlen), das Luft-Element für die Atmung und das Sehen und das Raum-Element für die Körperöffnungen (z.B. die Ohren; Hörsinn).

Von diesem Zeitpunkt an sorgen die subtilen Energien der Elemente im Zusammenspiel mit

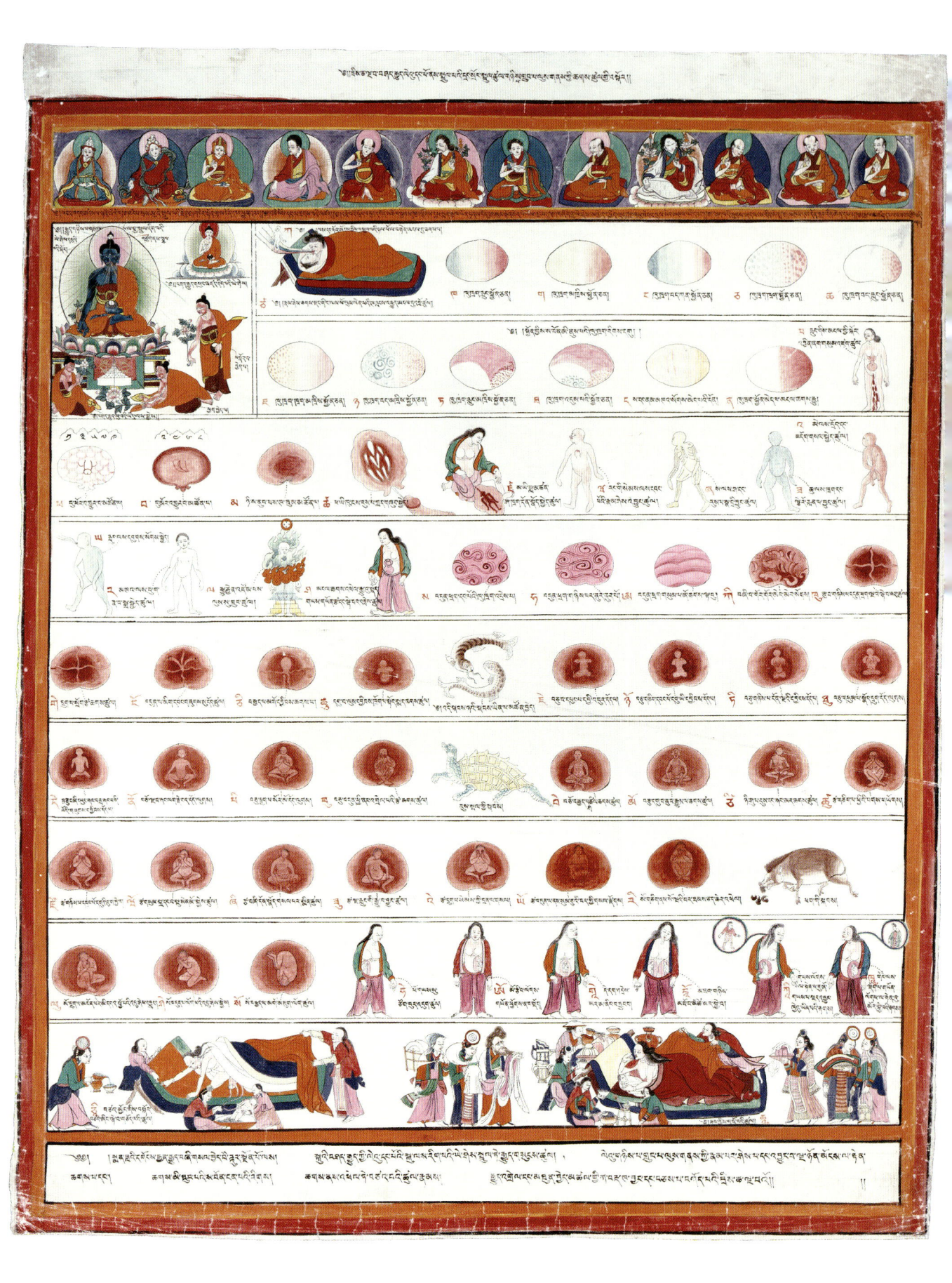

Thangka Nr. 5 «Embryologie» aus dem «Blauen Beryll des Sangye Gyatso»

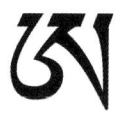

Tibetische Silbe A

verschiedenen Formen von Lung (Wind) für die Bildung des Embryos. Die erste, fundamentale Form von Lung (Wind) in der ersten Woche nach der Konzeption wird als «die vitale Energie des verblendeten Bewusstseins in der Form der Silbe A bezeichnet»; (manchmal auch als AH bezeichnet). Dieser spezifische Wind bringt die mentale Aktivität in Gang und sorgt für die Vermischung der subtilen Energien des Samens, der subtilen Energien des Ovums und der subtilen Energien des Bewusstseinsstroms. Zu diesem Zeitpunkt gleichen diese vermischten Energien der Konsistenz von Yoghurt.

In der zweiten Woche sorgt der spezifische Wind, der als «alles-umfassende Vitalenergie» bekannt ist, für mehr Festigkeit, so dass die Konsistenz eher Frischkäse gleicht. In der dritten und vierten Woche kommt noch mehr Festigkeit durch die «kostbare, einem Schatz gleichende Vitalenergie» (wieder eine Form von Lung/Wind) hinzu. Durch das kräftigere Arbeiten dieser Wind-Energie nimmt die Härte in der fünften Woche deutlich zu. Die Konsistenz gleicht nun Weichkäse. Diese ersten drei Formen von Lung (Wind) sind grundlegend für die Bildung des Embryos.

Obwohl der Embryo noch kein Geschlechtsteil besitzt, ist zu diesem Zeitpunkt bereits die Energie des Geschlechts vorhanden. In dieser Phase beginnt die Bildung der verschiedenen Kanäle (Blutgefäße, Nerven) sowie der jeweils fünf differenzierten Unterabteilungen von Lung (Wind), Tripa (Galle) und Peken (Schleim); (zu den Differenzierungen siehe Kapitel «Die drei körperlichen Energien»). Wie bereits im Kapitel «Energieräder» eingehend beschrieben, bilden sich zuerst das Energierad am Nabel und von hier ausgehend dann jeweils die anderen Chakras. In der siebten Woche beginnt die Bildung der Augen. In der achten Woche nehmen der Kopf und fünf Sinnesorgane mehr Gestalt an. In der neunten Woche findet eine gewisse Differenzierung des Oberkörpers und des Unterkörpers statt. In dieser Phase gleicht der Fötus der Gestalt eines Fisches (Fischphase). In der zehnten Woche bilden sich die Schultern und die Hüften heraus. In der elften Woche haben sich die Öffnungen in den Organen herausgebildet, und in der zwölften Woche beginnen sich die fünf Voll-Organe (in der Reihenfolge Herz – Lungen – Leber – Milz – Nieren) zu bilden. In der dreizehnten Woche beginnt die Bildung der sechs Hohl-Organe (Magen – Dünndarm – Dickdarm – Gallenblase – Gebärmutter bzw. Hoden – Harnblase). In der vierzehnten Woche bilden sich die Arme und Beine heran, die Differenzierung der Unterarme und der Waden erfolgt dann in der fünfzehnten Woche. In der sechzehnten Woche erfolgt die weitere Differenzierung der Finger und der Zehen. In der siebzehnten Woche ist die Bildung der Kanäle (Nerven und Blutgefäße) zur Verbindung des äußeren Anteils und des inneren Anteils des Embryos bereits weit fortgeschritten. Da sich in der Zeitspanne von der zehnten bis zur siebzehnten Woche der Kopf und die Gliedmaßen bilden, wird diese Phase als Schildkröten-Phase bezeichnet. Jetzt erscheint eine weitere Differenzierung von Lung (ge-gong gi lung) und sorgt dafür, dass sich ein Blutgefäß vom Dünndarm zur Leber bildet. Hierdurch ist es dem Embryo möglich, die Nährstoffe besser aufzunehmen. Im Laufe dieses Prozesses kommt es dann zur Bildung der blutreinigenden Gefäße und Organe (insbesondere der Milz). Erst am Ende der siebzehnten Woche hat das mentale Kontinuum (Bewusstseinsstrom) ein *individuelles Körperbewusstsein*.

Ab der achtzehnten Woche kommt eine weitere Differenzierung von Lung (Wind), die «makellose Vitalkraft der Lebensenergie» hinzu. Dieser Wind ist absolut rein und mit keinerlei Makel behaftet. Die Mutter sollte zu dieser Zeit keine scharfen und erhitzenden Gewürze sowie keine Buttermilch und keine Molke zu sich nehmen. Auch jegliche synthetischen Nahrungsmittel bzw. künstliche Farbstoffe sollten (wenigstens) in dieser Zeit absolut gemieden werden. Am besten meidet man künstliche Nahrung etc. generell immer. In dieser Zeitspanne werden die Muskulatur und das Fettgewebe (auch in der Unterhaut) gebildet. Durch die Vermeidung der oben genannten Nahrungsmittel wird sowohl deren Konsistenz als auch die Färbung günstig beeinflusst.

In der neunzehnten Woche erscheint der Wind, der als «außerordentlich subtile Vitalenergie» bekannt ist. Diese Form von Lung (Wind) ist nicht stofflich vorhanden. Er sorgt für die Bildung von Passagewegen für die verschiedenen Wind-Energien, die Bildung bestimmter Sehnen und Ligamente (bzw. Viszerae) und sorgt dafür, dass die verschiedenen Körperteile ihre Funktionen wahrnehmen können (z.B. dass die Zunge Speichel bilden kann usw.). Die zwanzigste Woche bringt durch die «außerordentlich feste Wind-Energie» die Verhärtung der Knochen und die Bildung des Knochenmarks. Die Knochen waren zwar bereits vorhanden, aber bis zu diesem Zeitpunkt noch sehr weich. In der einundzwanzigsten Woche sorgt der Wind, der als die «perfekt gebildete Vitalenergie» bekannt ist, für die Bildung der äußeren Haut. Bis zu diesem Zeitpunkt waren lediglich die inneren Schleimhäute vorhanden. Ab der zweiundzwanzigsten Woche erfüllen die verschiedenen Kanäle (insbesondere die Blutgefäße) ihre Funktion vollständig, und die Öffnungen der Sinnesorgane werden differenziert herausgebildet (z.B. das Auge). Dies geschieht durch den «unsichtbaren Wind». Die dreiundzwanzigste Woche bringt die Bildung der Körperhaare und der Kopfhaare sowie die Aushärtung der Finger- und Fußnägel. Dies geschieht durch den «vollständig ergreifenden Wind». Häufig wird in dieser Phase durch das Wachstum des Kindes Sodbrennen bei der Mutter ausgelöst. Und obwohl eventuell ein Peken-Zustand im Puls der Mutter festgestellt wird, sollte man ihr zu diesem Zeitpunkt keine stark erwärmenden Medikamente geben, da sich dies auf das Haarwachstum des Fötus negativ auswirken kann.

In der vierundzwanzigsten Woche erleben die inneren Organe eine deutliche Reifung durch den «beständig sich bewegenden Wind». Das Kind erlebt nun zum ersten Mal ein klares Gefühl bezüglich der inneren Organe. Dies geschieht hauptsächlich durch äußere Einwirkungen in Beziehung zu den Aktivitäten der Mutter, d.h. wenn sich die Mutter direkt auf den Bauch legt, fühlt der Fötus ein bestimmtes Engegefühl oder einen Schmerz in den inneren Organen. Sollte die Mutter starke Auf-und-Ab-Bewegungen wie Hüpfen etc. vornehmen, so kann dies beim heranreifenden Kind eventuell als Furcht und hieraus folgend als Schmerzen des Herzens wahrgenommen werden. Die Mutter sollte also in dieser Zeitphase zurückhaltend agieren, und sie sollte auf bestimmte Speisen verzichten, um (vor allem) die Leber und das Sehen des Kindes nicht zu schädigen. Insbesondere sollte die Mutter jetzt auf Alkohol verzichten, was eigentlich während der gesamten Schwangerschaft angebracht ist, und sie sollte schweres, fettiges Essen meiden. Zudem ist es ratsam, in dieser Zeit keine Innereien, keine Wurst und kein Schweinefleisch zu essen.

In der fünfundzwanzigsten Woche erscheint der «sich-innerhalb-der-Ortsbegrenzung-aufhaltende Wind». Dieser Wind (Lung) sorgt dafür, dass der Fötus direkt durch die Nase atmen kann. In dieser Phase ist es sehr wichtig, dass die Mutter sich nicht direkt auf den Bauch legt, da hierdurch Druck auf den Mund und die Nase des Kindes ausgeübt wird. Wenn sich die Mutter z.B. aus einer knienden Stellung heraus nach vorne auf den Bauch legt, kann es sein, dass die Sinne des Fötus hierdurch beeinträchtigt werden.

In der sechsundzwanzigsten Woche erscheint «der Wind-der-an-frühere-Leben-erinnern-lässt», d.h. in dieser Zeitphase kann sich das heranreifende Wesen genau an die verschiedenen früheren Geburten und Leben erinnern. Das Bewusstsein des Kindes ist in dieser Zeit ausgesprochen klar. Die Zeitspanne der siebenundzwanzigsten bis zur dreißigten Woche wird durch drei Formen von Wind geprägt, die gemeinsam agieren: der «Wind-des-eisernen-Tores», der «Blumengirlanden-Wind» und der «Men-yon-Wind» (sman-yon lung). In dieser Phase entwickeln sich die Kanäle des Körpers (Blutgefäße, Nerven, Sehnen) zu völliger Reife. Insbesondere die fünf großen Herzarterien bilden sich in dieser Zeit zu ihrem vollständigen Reifestatus heran. Die einunddreißigste bis fünfunddreißigste Woche der Schwangerschaft bringt die vollständige Ausreifung des Embryos. Der Embryo nimmt die Nährstoffe etc. zwar weiterhin über die Placenta und das Blut der Mutter zu sich, hat aber jetzt die Erfahrung der Aufnahme von Nahrung über den Mund. Das Kind bewegt den Mund jetzt auch und nimmt unter Umständen verunreinigte Substanzen aus der Umgebung auf. Deswegen wird diese Zeitspanne die Phase des Schweinchens genannt. Eine Frühgeburt wäre in dieser Zeitphase eventuell möglich, wenn die Mutter nicht darauf achtet, wirklich nahrhafte Nahrung zu sich zu nehmen (bzw. Nahrung ohne jeglichen Nährwert), regelmäßig und ausreichend zu schlafen und sich nicht zu überanstrengen.

Ab der sechsunddreißigsten Woche macht das Kind Erfahrungen, die dazu führen, dass es aus dem Mutterleib heraus möchte. Hierzu gehören das Gefühl von Dunkelheit, das Gefühl von Enge, das Gefühl von schlechtem Geruch, das Gefühl von unreinlicher Umgebung und das Gefühl, eingesperrt zu sein. Dies drückt das Kind dadurch aus, dass es sich viel und heftig bewegt und den Drang verspürt, sich zu drehen. In der achtunddreißigsten Woche sorgt der «ursprüngliche Kausal-Wind» zur Drehung des Kindes mit dem Kopf nach unten.

In der tibetischen Kultur kniet die Mutter bei der Geburt. Die Geburt kann durch Hor-me-Behandlungen (Hor-Moxabustion) unterstützt werden. Nach der Geburt wird die Nabelschnur mit drei Knoten abgebunden, bevor sie komplett durchtrennt wird. Jeder Knoten wird hierbei näher in Richtung des Kindes geknotet. Dies geschieht, um einen unnöitgen Blutverlust für das Kind zu vermeiden. Die Nase des Kindes sollte sofort gereingt werden, und danach sollte man es auf den Bauch legen, den Kopf etwas anheben und auch den Mund säubern. Es ist nicht ratsam, das Kind an den Beinen mit dem Kopf nach unten zu halten, da die Organe in diesem Stadium noch sehr zart sind und verletzt werden könnten. Die Mutter sollte mit einem leichten Tuch bedeckt ruhen und eine kräftigende Suppe aus Knochenmark (mit Fett oder warmer Butter) zu sich nehmen. Etwas später sollte sie mit warmem Wasser gewaschen und mit warmem Sesamöl oder erwärmtem Ghee in der Gegend des unteren Rückens und der Hüften massiert werden. Die Placenta kommt sofort in ein Gefäß und wird, den astrologischen Berechnungen entsprechend, in der jeweils günstigsten Himmelsrichtung vergraben. Ein eventueller Dammriss wird in der tibetischen Tradition nicht genäht, sondern man geht davon aus, dass die Kraft der Heilung durch adäquate Massagen, gute Ernährung und Zuwendung gegeben ist.

Nach der Geburt wird das Kind mit lauwarmem Duftwasser abgewaschen. Dieses Wasser enthält vor allem Safran (sowie eventuell etwas Milch, Kampfer, Weihrauch und segensreiche Substanzen, d.h. alle von Heiligen, Heilern, Yogis, großen Lamas usw. mit Segen ausgestattete Substanzen). Dann wird das Baby mit einem Tuch, dessen Farbe mit dem jeweils vorherrschenden Element des entsprechenden Jahres in Übereinstimmung steht, umhüllt (siehe astrologische Tabelle). Man mischt nun eine Paste aus Ghee, Moschus (oder Safran) und Honig und formt damit die Keimsilbe HRIH (die Essenzsilbe von Manjushri, dem Bodhisattva der Weisheit und der unterscheidenden Gewahrsamkeit). Diese drei Substanzen sollen für ein klares, großes und stabiles Geistesvermögen sorgen. Entweder wird nun diese Keimsilbe spiegelverkehrt (vom Betrachter aus) auf die Zunge des Neugeborenen geschrieben oder man taucht einen Finger in die mit der Paste geschriebene Keimsilbe und tupft diesen dann auf die Zunge des Babys. Zudem wird dem Baby noch vor der ersten Milchmahlzeit einige Tropfen Wasser, die mit Ghee (geklärte Butter), Moschus (oder Safran) und Honig vermischt wurden, zu trinken gegeben. Die Tibeter sagen, dass dies für ihren öligen Teint verantwortlich ist und für segensreiche Umstände sorgt.

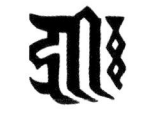

Tibetische Silbe HRIH

Das Baby wird nun mit einer Paste aus Ghee, Moschus, Honig sowie unter Umständen zusätzlich noch etwas Safran und Rohrzucker zuerst am Nabelgebiet, dann am Kehlkopfgebiet und dann auf dem Scheitel langsam und sehr sanft massiert. Dies geschieht gleich in der allerersten Lebensphase, um die drei ursächlichen Emotionsstrukturen Leidenschaft, Aggression und Ignoranz für das gesamte nun kommende Leben positiv zu beeinflussen. Diese Massage sollte die nächsten sieben Tage ausgeführt werden. Dann wird das Kind der Mutter zum Stillen gegeben. Danach sollte das Baby in einem ruhigen, warmen, nicht zu hellen Raum, auf dem Rücken liegend, ruhen.

In der tibetischen Sichtweise sollte die Hauptenährung des Kindes mindestens drei Monate lang die Muttermilch sein. Danach (aber frühestens nach einem Monat) kann man etwas Pulver aus gerösteter Gerste und/oder Reispulver, mit etwas Ghee vermischt, zusätzlich geben. Das Baby sollte jeden Tag mit warmer Butter bzw. erwärmtem Ghee sanft massiert werden. Dies geschieht vor allem in der Nabelgegend sowie an den Armen und Beinen. Letzteres dient hauptsächlich dem kraftvollen und geraden Heranwachsen der Gliedmaßen. Es kann natürlich zusätzlich auch der ganze Körper des Kindes massiert werden. Wichtig ist vor allem, dass die Massage mit sehr weichen, langsamen, fließenden und liebevollen Bewegungen in einer ruhigen und warmen Umgebung mit vorgewärmter Butter oder Ghee ausgeführt wird.

Wie bereits ausgeführt, sollte man auch der Mutter nach der Geburt vor allem im Bereich des unteren Rückens, des Kreuzbeins und der Hüften eine sanfte Massage mit vorgewärmtem Öl oder Ghee zukommen lassen und dies in der nachfolgenden Zeit zum Aufbau der Körperenergien sowie zum allgemeinen Wohlbefinden möglichst einmal täglich wiederholen (auch Hor-me-Behandlungen [Hor-Moxabustion] mit gleichen Anteilen von Sesamsamen, getrocknetem Knoblauch, getrocknetem Ingwer und pulverisierten Nelken können hier in spezifischer Weise angewendet werden). Zudem sollte den Nieren der Mutter Kraft und Wärme zukommen (z.B. mit Granatapfelsamen, Kardamom, Zimt, langem Pfeffer, Honig, Malven). Falls der Säugling nach der Geburt eine Leber-Entzündung bekommt, sollte die Mutter weniger stark erwärmende Substanzen einnehmen, da dies sonst über die Muttermilch die Entzündung «anheizt». In diesem Fall empfiehlt sich die Einnahme von Safran (in der Nahrung und/oder als wässriger Auszug = Safranwasser; hierzu etwa zehn bis fünfzehn Safranfäden über Nacht in einem halben Liter zimmerwarmem Wasser ziehen lassen und das Wasser dann während des nachfolgenden Tages trinken), den drei Früchten der Myrobalanen (Terminalia chebula, Terminalia bellerica, Emblica officinalis), Sandelholz, Gewürznelken, Kardamom und ähnlichen, sowohl die Leber als auch die Nieren stabilisierenden Substanzen.

Die am Anfang des Stillens auftretenden gelben Tropfen der Muttermilch sollten dem Kind nicht gefüttert werden, da dies zu Verdauungsproblemen oder eventuell Problemen des Magens führen kann. Die Brust sollte also vor dem Stillen immer zuerst solange sanft massiert werden, bis die weiße Muttermilch erscheint. Es herrscht auch die Meinung bei tibetischen Ärztinnen, dass dies sonst eventuell zu Verhärtungen, Zysten oder Krankheiten der Brust führen kann. Es gibt auch eine tibetische Tradition, in welcher die ersten weißen Tropfen der Muttermilch in die Augen des Kindes gegeben werden, um das Sehen zu verbessern. Zudem existieren divinatorische Analysen unter Einbeziehung der Muttermilch. Generell sollte die Mutter einen Monat nach der Geburt keinen Geschlechtsverkehr ausüben, da dies sonst zu Problemen des Monatszyklus, zu Ausfluss oder zu Rückenproblemen führen kann. Üblicherweise wird drei Tage nach der Geburt eine spezifische Zeremonie durch einen Lama zelebriert, bei der mit aromatischen Substanzen (z.B. Wacholder) geräuchert wird. Bis zum Alter von neun Monaten werden jeden Monat am gleichen Tag, an dem die Geburt stattgefunden hat, Süßigkeiten mit Safran an alle Kinder verteilt, die an diesem Tag ins Haus kommen.

Elemente und korrespondierende Farben	
Feuer	rot
Erde	gelb
Metall	weiß
Wasser	blau
Holz	grün

Da die tibetische Astrologie Anteile sowohl der chinesischen als auch der indischen Astrologie in sich birgt, differieren die Elemente der Jahre mit den Zuordnungen der fünf Elemente in der Medizin. Die Elemente der Jahre korrespondieren in diesem Fall mit den fünf Wandlungsphasen der chinesischen Tradition. In der folgenden Tabelle sind die Elemente-Entsprechungen dargelegt:

Elemente-Entsprechungen			
tibetisch	Farbe		chinesisch
Wind (Luft)	grün	entspricht	Holz
Feuer	rot	entspricht	Feuer
Erde	gelb	entspricht	Erde + Eisen (Metall)
Wasser	weiß	entspricht	Wasser
Raum	blau	keine Entsprechung	

In der tibetischen Medizin und Astrologie werden die Elemente Luft, Feuer, Erde, Wasser und Raum auch als äußere Elemente betrachtet und die Elemente Holz, Feuer, Erde, Metall und Wasser als korrespondierende innere Elemente.

Im Kapitel über Moxabustion (bzw. die Vitalenergie La) finden Sie zudem eine Tabelle zur Ermittlung günstiger und ungünstiger Wochentage in Beziehung zum persönlichen Tierkreiszeichen (bzw. in Beziehung zum La-Verlauf).

Tabelle der vorherrschenden Jahreselemente (mit persönlichem Tierkreiszeichen)

Ebenso wie die Tierkreiszeichen ändern sich auch die vorherrschenden Elemente entsprechend der astrologischen Berechnungszyklen (12-Jahres-Zyklus und 60-Jahres-Zyklus) jeweils am Jahresbeginn. Allerdings müssen Sie hierbei beachten, dass das Tibetische Neujahr (Losar) jeweils an einer der Neumondphasen zwischen Ende Januar und Ende März beginnt. Der tibetische Jahresbeginn entspricht auch nicht immer dem chinesischen Jahresbeginn!

Etwa alle drei Jahre beginnt das chinesische Jahr einen Monat früher als das tibetische Jahr. Dies liegt an der Einteilung des Jahres in Mond-Monaten (jeweils 29 ½ Tage) und dem «Schaltmonat», der hierdurch manchmal eingelegt werden muss (wie in der westlichen Jahreskalkulation das «Schaltjahr»). Die Kalkulation dieser Übergangszeit ist in der chinesischen und in der tibetischen Astrologie etwas unterschiedlich.

Vorherrschende Jahreselemente (mit persönlichem Tierkreiszeichen)			
Feuer – Hase	1867	1927	1987
Erde – Drache	1868	1928	1988
Erde – Schlange	1869	1929	1989
Metall – Pferd	1870	1930	1990
Metall – Schaf	1871	1931	1991
Wasser – Affe	1872	1932	1992
Wasser- Vogel	1873	1933	1993
Holz – Hund	1874	1934	1994
Holz – Schwein	1875	1935	1995
Feuer – Ratte	1876	1936	1996
Feuer – Ochse	1877	1937	1997
Erde-Tiger	1878	1938	1998
Erde – Hase	1879	1939	1999
Metall – Drache	1880	1940	2000
Metall – Schlange	1881	1941	2001
Wasser – Pferd	1882	1942	2002
Wasser – Schaf	1883	1943	2003
Holz – Affe	1884	1944	2004
Holz – Vogel	1885	1945	2005
Feuer – Hund	1886	1946	2006
Feuer – Schwein	1887	1947	2007
Erde – Ratte	1888	1948	2008
Erde – Ochse	1889	1949	2009

Vorherrschende Jahreselemente (mit persönlichem Tierkreiszeichen)			
Metall – Tiger	1890	1950	2010
Metall – Hase	1891	1951	2011
Wasser – Drache	1892	1952	2012
Wasser – Schlange	1893	1953	2013
Holz – Pferd	1894	1954	2014
Holz – Schaf	1895	1955	2015
Feuer – Affe	1896	1956	2016
Feuer – Vogel	1897	1957	2017
Erde – Hund	1898	1958	2018
Erde- Schwein	1899	1959	2019
Metall – Ratte	1900	1960	2020
Metall – Ochse	1901	1961	2021
Wasser – Tiger	1902	1962	2022
Wasser – Hase	1903	1963	2023
Holz – Drache	1904	1964	2024
Holz – Schlange	1905	1965	2025
Feuer – Pferd	1906	1966	2026
Feuer – Schaf	1907	1967	2027
Erde – Affe	1908	1968	2028
Erde – Vogel	1909	1969	2029
Metall – Hund	1910	1970	2030
Metall – Schwein	1911	1971	2031
Wasser – Ratte	1912	1972	2032

Vorherrschende Jahreselemente (mit persönlichem Tierkreiszeichen)			
Wasser – Ochse	1913	1973	2033
Holz – Tiger	1914	1974	2034
Holz – Hase	1915	1975	2035
Feuer – Drache	1916	1976	2036
Feuer – Schlange	1917	1977	2037
Erde – Pferd	1918	1978	2038
Erde – Schaf	1919	1979	2039

Vorherrschende Jahreselemente (mit persönlichem Tierkreiszeichen)			
Metall – Affe	1920	1980	2040
Metall – Vogel	1921	1981	2041
Wasser – Hund	1922	1982	2042
Wasser – Schwein	1923	1983	2043
Holz – Ratte	1924	1984	2044
Holz – Ochse	1925	1985	2045
Feuer – Tiger	1926	1986	2046

Reinigende Atemübungen

Das «Reinigende Atmen» wird am besten morgens und abends ausgeführt, aber generell ist dies auch zu allen anderen Tageszeiten möglich. Traditionell wird es angewendet, um sich von den Unreinheiten der plagenden Emotionen (Leidenschaften, Aggressionen, Ignoranz) zu befreien und hiermit sowohl im körperlichen als auch im seelisch-mentalen Bereich günstige Voraussetzungen für eine freie und offene Energiezirkulation zu schaffen. Deshalb dient diese einfache Atemübung auch der Stärkung der allgemeinen Körperenergien.

Generell gilt, dass aus dem linken Nasenloch alle ablehnenden Geisteshaltungen wie Abneigung, Unzufriedenheit, Furcht etc. und aus dem rechten Nasenloch die fixierenden, festhaltenden Geisteshaltungen (Wünsche, Anhaftungen, Zorn) ausgeatmet werden. Die dumpfen Geistesenergien (Ignoranz, Stumpfheit usw.) werden aus beiden Nasenlöchern gleichzeitig ausgeatmet.

Setzen Sie sich zu dieser Atemübung bequem entweder in den Lotossitz oder in den sogenannten Schneidersitz. Sie können sich auch auf einen Stuhl setzen, solange Sie sich dabei nicht anlehnen. Wichtig ist vor allem eine aufrechte Wirbelsäule. Schließen Sie die Augen leicht, entspannen Sie sich und legen Sie Ihre linke Hand mit der Handfläche nach unten auf ihr linkes Knie. Die Zunge sollte am oberen Gaumen anliegen. Das Kinn sollte etwas in Richtung des Halses herangezogen werden, so dass sich die Halswirbelsäule leicht streckt. Atmen Sie durch beide Nasenflügel tief und vollständig ein (bis in den Bauchraum), machen eine kurze Atempause, schließen Sie den Mund vollständig und legen gleichzeitig den Zeigefinger der rechten Hand an das rechte Nasenloch, um dieses ganz zu verschließen. Stellen Sie sich vor, alle ablehnenden Geisteshaltungen wie etwa Furcht oder Abneigungen durch das linke Nasenloch auszuatmen. Atmen Sie vollständig aus und atmen dann durch beide Nasenflügel wieder tief und vollständig ein. Wiederholen Sie diese Übung insgesamt drei Mal auf dieser Seite.

Dann wechseln Sie zur gegenüberliegenden Seite. Legen Sie nun also ihre rechte Hand, mit der Handfläche nach unten, auf ihr rechtes Knie, atmen durch beide Nasenflügel tief und vollständig bis zum Bauchraum ein, machen eine kurze Atempause, schließen den Mund vollständig und verschließen dann das linke Nasenloch mit dem Zeigefinger der linken Hand. Nun atmen Sie vollständig durch das rechte Nasenloch aus und stellen sich vor, alle festhaltenden Geisteshaltungen wie Anhaftung oder übersteigerte Wünsche hierbei mit auszuatmen. Wiederholen Sie auch dies drei Mal.

Nun legen Sie beide Hände mit den Handflächen nach unten auf ihre Knie und atmen tief und vollständig ein. Machen Sie eine kurze Atempause und atmen dann vollständig durch beide Nasenflügel gleichzeitig aus. Hierbei stellen Sie sich vor, alle dumpfen Geisteshaltungen wie etwa Nicht-Wissenwollen, stumpfe Sinnesempfindungen oder Ignoranz auszuatmen. Auch dies sollte drei Mal wiederholt werden. Bleiben Sie dann noch eine Weile entspannt und mit aufrechter Wirbelsäule sitzen, atmen ganz normal und entspannt weiter und genießen den freien Fluss der Energien in Ihrem Körper.

Diese **Variation der reinigenden Atemübung** basiert auf der feinstofflichen, tantrischen Anatomie. Die insgesamt 72000 Kanäle (tib.: *tsa*) haben ihr Fundament in den drei Hauptkanälen, wobei der rechte, rote, solare, männliche Kanal als tsa roma und der weibliche, linke, lunare, weiße Kanal als tza kyangma bezeichnet werden. Der mittlere Hauptkanal wird als tsa buma bezeichnet. Diese subtilen Kanäle haben ihren Ursprung im Nabelchakra und verteilen sich von hier aus nach oben und nach unten. Der zentrale Kanal endet am Scheitel, der linke Kanal am linken Nasenloch und der rechte Kanal am rechten Nasenloch. Die Meditation können Sie wie folgt durchführen: Setzen Sie sich, wie oben beschrieben, entspannt und mit aufrechter Wirbelsäule. Atmen Sie dann nur durch jenes Nasenloch ein, durch das Sie auch wieder ausatmen, d.h. Sie atmen zum Beispiel bei den ersten drei Mal durch das linke Nasenloch ein und auch wieder aus und verschließen hierbei gleichzeitig das rechte Nasenloch mit dem rechten Zeigefinger. Atmen Sie tief und vollständig ein und halten dann den Atem eine Weile etwas unterhalb des Nabels (konzentrieren Sie sich auch auf den Körperbereich etwa zwei Fingerbreiten unterhalb des Nabels). Nun stellen Sie sich vor, den Atem in die Genitalgegend hinab zu drücken (in Richtung des Bereichs zwischen Anus und Genitalien = Damm/Perineum) und in ein Rohr, das von den Genitalien bis zur Nase reicht, zu kanalisieren. Dieses Rohr verläuft ein wenig links der Mitte parallel zur Wirbelsäule und hat etwa den Durchmesser eines Weizenschaftes. Sie können hierbei gleichzeitig auch die Muskulatur des Dammbereichs leicht anspannen, um den Atem leichter in den Kanal zu dirigieren. Der Atem strömt dann (auch mit ihrer Aufmerksamkeit) den Kanal nach oben in Richtung des Kopfes und wird über das linke Nasenloch ausgeatmet. Hierbei entströmt Ihnen aus dem linken Nasenloch ein trüber weißer Atem, den Sie sich als Ihre ablehnenden Geisteshaltungen vorstellen. Dies wird dreimal wiederholt.

Nun wiederholen Sie das Ganze auf der gegenüberliegenden Seite. Verschließen Sie mit dem linken Zeigefinger das linke Nasenloch und atmen durch den rechten Nasenflügel ein und auch wieder aus. Atmen Sie tief und vollständig ein und halten dann den Atem eine Weile etwas unterhalb des Nabels. Drücken Sie dann den Atem in die Richtung Ihrer Genitalien und lassen den Atem durch das etwas rechts der Mittellinie verlaufende Rohr zum rechten Nasenloch emporsteigen. Auch dieses Rohr hat etwa die Stärke eines Weizenschaftes. Jetzt entströmt Ihnen ein trüber dunkelroter Atem, der mit den fixierenden Geisteshaltungen assoziiert wird. Wiederholen Sie auch dies dreimal.

Dann fahren Sie fort, indem Sie durch beide Nasenflügel ein- und ausatmen. Das «Rohr», durch welches der Atem Ihren Körper verlässt, befindet sich nun in der Mitte Ihres Körpers und hat etwa den Durchmesser eines Pfeilschaftes. Stellen Sie sich auch vor, dass beide Nasenflügel zu einer Öffnung verbunden sind. Der Atem, der Ihnen hierbei entströmt, hat eine trübe dunkelblaue Farbe und wird mit den dumpfen Geisteshaltungen assoziiert. Wiederholen Sie auch dies drei Mal, bevor Sie noch eine kurze Weile in Ruhe sitzen bleiben und ganz entspannt weiter atmen.

In manchen Traditionen werden statt der Färbungen des Atems auch die Bilder von Tieren zur Meditation verwendet, wobei dann statt des trüben weißen Atems kleine Vögelchen Ihren Körper verlassen. Anstatt des trüben dunkelroten Atems werden kleine rote Schlangen visualisiert, und für den trüben dunkelblauen Atem visualisiert man schwarze Schweinchen. Diese Bilder entsprechen den traditionellen Darstellung von Lung (Wind), Tripa (Galle) und Peken (Schleim). Weitere Variationen der reinigenden

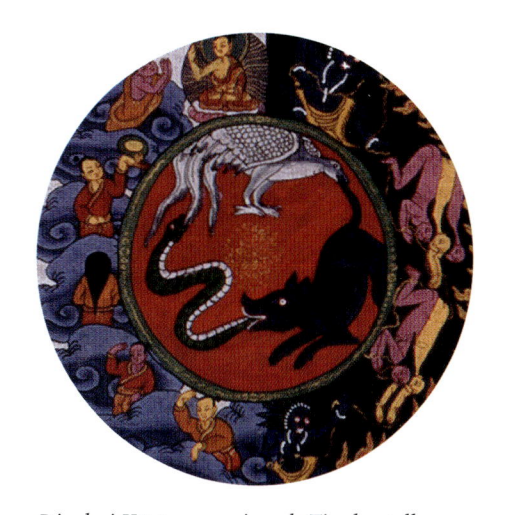

Die drei Körperenergien als Tierdarstellungen

Atemübung beziehen sich in erster Linie auf die Körperpositionen. So können z.B. die Hände, als Faust geballt (mit den Daumen an der Basis des Ringfingers), in die Leisten gepresst werden, die Schultern werden hierbei etwas nach oben gezogen, und die Ausatmung geschieht sehr kräftig und stoßartig.

Der Medizinbuddha

Der Höchste Arzt und Heiler trägt in der tibetischen Tradition den Namen «Sangye Menla», im Sanskrit wird er als «Baisajye-Guru» bezeichnet. Diesen beiden Traditionen entsprechend, gibt es auch zwei verschiedene Mantras (Kurzform):

«Tayatha om bekhatze, bekatze, maha bekatze – radza samudgate soha!»
    (tibetisch)

«Tayatha om bhaisajye bhaisajye mahabaisajye – raja samudgate svaha!»
    (sanskrit)

«OM! Ehre sei dem Heil, dem Heilen, dem höchsten Heilen – König der Heiler! So Sei Es!»

Das ausführliche Mantra des Medizinbudda (tibetisch):
«Om Namo Bhagawate Bekatze Guru Bendurya Prabha Razaya Tatha Ghataya Arhate Samuya Sam Buddhaya Tayatha Om Bekhatze Bhekatze Maha Bekhatze Ratzaya Samung Ghate Soha.»

Die Visualisation des Medizin-Buddhas und die Rezitation seines Mantras wird von tibetischen Ärzten häufig bei der Vermischung von Heilmitteln sowie bei Behandlungen angewendet. Diese Meditation dient der allgemeinen Reinigung sowie der Aktivierung heilender Energien. Alle in diese Richtung gehende Aktivitäten werden hierdurch unterstützt. Üblicherweise gilt, dass Visualisationen und Mantras erst nach einer entsprechenden Initiation angewendet werden. Beim Medizin-Buddha können jedoch sowohl das Mantra als auch die Lichtschwingung zu allgemein heilenden Zwecken Verwendung finden. Absolute Voraussetzung ist natürlich immer eine mitfühlende Haltung allen Wesen gegenüber. Auch Nicht-Buddhisten können diese Meditation anwenden, indem Sie sich den Medizin-Buddha, mehr allgemein, als eine heilende, lichtvolle Energiequelle vorstellen.

Stellen Sie sich vor, dass der Medizinbuddha im Raum etwas oberhalb vor Ihnen erscheint. Er ist von klarer aquamarin-blauer Farbe und sitzt im Lotossitz mit gekreuzten Beinen auf einer Lotosblüte. Die linke Hand liegt, mit der Handfläche nach oben, in seinem Schoß und hält eine mit Amrita, der Essenz allen Nektars, gefüllte Schale. Der rechte Arm ist ausgestreckt, so dass sich die rechte Hand vor seinem rechten Knie befindet. Aus der zum Betrachter zeigenden rechten Handfläche rankt sich eine Blüte des Siegreichen Myrobalanen-Baumes empor, die alle kalten und heißen Erkrankungen heilt.

Das vom Medizinbuddha aus seinem Herzzentrum ausgestrahlte vielfarbige Licht des Regenbogens strömt durch den Scheitel in den Meditierenden und durchflutet seinen gesamten Körper. Es reinigt ihn von allen Krankheiten der drei Geistesgifte. Jetzt wird das Mantra des Medizinbuddha so oft als möglich rezitiert. Personen mit der entsprechenden Einweihung visualisieren während dieser Meditation, mit dem Medizinbuddha zu verschmelzen. Da man sich zudem vorstellt, dass die Meditation zum Wohle aller Wesen stattfindet, werden durch diese Meditation auch alle anderen fühlenden Wesen gereinigt und mit heilender Energie angefüllt. Um dies zu verstärken, stellen Sie sich vor, dass die Heilenergien als vielfarbiges Licht aus Ihrem eigenen Herzzentrum ausströmen und hierdurch zur Heilung aller Wesen beitragen. Die Meditation wird beendet, indem man sich selbst als vollkommen rein betrachtet, das aus dem eigenen Herz ausgestrahlte Licht wieder in sein Herz zurückzieht und die Visualisation des Medizinbuddhas im weiten, offenen Raum vor sich auflöst. Widmen Sie alle sich aus der Meditation ergebenden Verdienste allen fühlenden Wesen. Als Abschluss können Sie still in Ihrem Inneren die tibetischen Keimsilben OM – AH – HUM drei Mal oder sieben Mal rezitieren und sich hierbei jeweils auf die drei korrespondierenden oberen Chakras konzentrieren (OM = Kopfchakra; AH = Kehlkopfchakra; HUM = Herzchakra). Zum Schluss rezitiern Sie still die Keimsilben SO – HA.

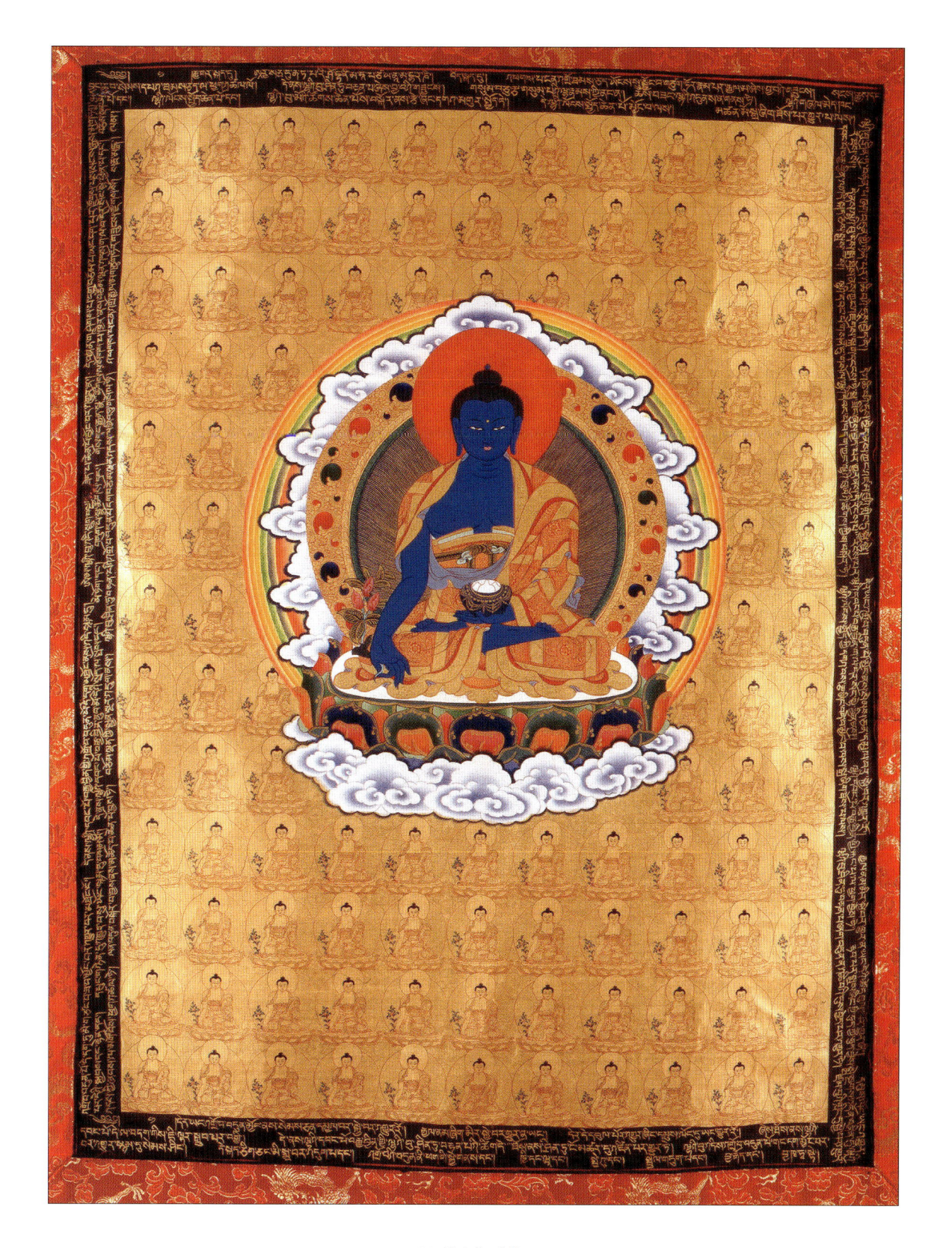

Medizinbuddha

*Mögen alle fühlenden Wesen sich ihrer innewohnenden,
jederzeit frei zur Verfügung stehenden Heilenergie bewusst sein.
Mögen sie diese geschickt und hilfreich anwenden.*

Indikationsverzeichnis

Abneigung gegen Nahrung / Getränke 127
Abszesse 11, 51
  an den Genitalien 128
Allergien 80, 81, 107
Altersbeschwerden, allgemein 129
Alterssichtigkeit 102
Analprolaps 64, 69, 131
Anämie 40, 104, 120, 135
Angstzustände / Angst / Ängstlichkeit 17, 49, 55, 115, 151, 164
Anorexie 60
ansteckende Erkrankungen 13
Antriebsschwäche 123, 128, 129
Aorta, Probleme 61, 123, 129
Appetitlosigkeit 30, 73, 80, 81, 106, 123, 129, 137, 138, 165
Arthritis / Arthrose 11, 74, 120
Atem / Atmung *Siehe auch* Lungen
  Asthma 64, 117
  Atembeschwerden 60, 62, 64, 72, 73, 83, 117, 127
  Atemlosigkeit 127, 129
  Atemnot 66
  Atemprobleme 61, 67, 72, 76, 82, 128, 138
  Atemwegserkrankungen 128, 131
  Behinderung der Nasenatmung 77, 82, 111, 129
  Kurzatmigkeit 61, 131, 137
  Schmerzen 137
  Schwierigkeiten 30
Atrophie 70 *Siehe auch* Muskelschwund bzw -rückgang
Aufblähungen des Bauchraums 61, 65, 71, 80, 81, 127
  Siehe auch Blähungen
Aufblähungen des Unterleibs 82, 85, 131
  am Nachmittag 129
Aufstoßen *Siehe* Magen
Augen
  Ablagerungen («Schlaf») 102
  allgemein 56, 73, 75, 76, 131, 166
  Alterssichtigkeit 59, 77, 102
  blasse 30
  brennende 77
  Druck erhöht 78
  -entzündungen 71, 75, 77, 78, 79, 125, 135
  ermüdete 57, 102
  Gelbfärbung 30, 57, 77, 78, 129, 138
  geplatzte Äderchen 78, 135
  gerötete 57, 78
  geschwollene 30
  glanzlose 161
  Grauer Star 135
  Hitze 78
  Irritationen 135
  Kurz- und Weitsichtigkeit, allgemein 57, 78, 102, 128
  -reizungen 125
  -schmerzen 50
  Sehen, schlechtes 50, 57, 59, 61, 78, 80, 96, 102, 125, 132

Sehfähigkeit, eingeschränkte 71
Sehstörungen 125, 129
  altersbedingte 59, 77, 78
  tränende 96, 102
  Tränenfluss 123, 167
  trockene 57, 77, 78, 102
  Verlust des Sehvermögens 129
Ausgleich der Energien, allgemein 11
Auszehrung 17, 47

Bänder, Verhärtungen 128
Bandscheibenvorfall 62, 113
  Siehe auch Lumbago / Lumbalgie
Beckenfehlstellung 64
Beine
  allgemein 131
  Muskelschwund 132
Beinlängendifferenz, scheinbare 64
Beklemmung, Gefühl der / Beklemmung
  im Brustbereich 29, 164
Benommenheit 123
Besessenheit 132
Bewegungsabläufe, ungenaue 30, 83
Bewusstlosigkeit 61 *Siehe auch* Ohnmacht
Bindehautentzündung (Konjunktivitis) 78, 135
Blähungen 27, 30, 61, 62, 68, 69, 81, 84, 125, 127, 129, 131,
  132 *Siehe auch* Aufblähung des Bauchraumes
Blut 167
  -bildung, Probleme 65
  -entzündungen 127
  -erbrechen 72
  -gerinnsel auflösen 46
  im Sperma 125, 129
  im Stuhl 62, 72, 81
  im Urin 62
  -probleme 61, 72, 73, 80, 81, 84, 123, 133
  toxische Belastung 47, 80, 116, 119, 120, 133
  -verdünnung, natürliche 46
  -versorgung, des Herzens, Probleme 66
Blutdruck
  hoher 46, 57, 59, 60, 72, 73, 76, 78, 110, 115
  niedriger 132
Blutungen 46, 68, 148
  in den Lungen 127
Blutzucker *Siehe* Diabetes
Brechreiz 61, 80
Brustbein, Brennen hinter dem 67

Candida-Mykose des Magen-Darm-Traktes 106, 107

Darmbeschwerden, generell / Darmprobleme
  (allgemein) 11, 68, 81, 123
  krampfartige 68
Darmflora, physiologische, Ungleichgewicht 107
Darmgeräusche 62, 68, 123, 128, 129, 131

Delirium 61, 123, 125
Depressionen 49, 53, 55, 56, 57, 58, 60, 61, 66,
    67, 72, 116, 123, 132
Diabetes 46, 99, 114
    Blutzucker senken 46
Dickdarm
    allgemein 76
    Austrocknung 68
    -erkrankungen 62
    Probleme 62, 75
    Stauungen 68
    Tumore 68, 123
    Wind-Probleme 62, 68
Druck
    im Brustraum 67
    im Kopfbereich 72, 77
    im rechten Oberbauch 65
Dünndarm
    Entzündung 69, 131, 137
    Hitze 72, 96, 108
    krampfartige Schmerzen 68
    Probleme 75, 76, 81
    Stauungen 68, 138
    Tumore 68, 81, 125
Durchblutung *Siehe auch* Zirkulation
    anregen 36, 44, 45, 46, 52, 120, 141
    des Gehirns 53
    Durchblutungsstörungen 139
Durchfall
    allgemein 29, 33, 62, 65, 68, 69, 81, 84, 108, 123, 127, 128,
        131, 165, 166
    mit Blasen / Schaum 125
    mit Blut 72, 131
    mit Schleim 81, 125, 128, 131
    mit unverdauter Nahrung 30

Ekzeme *Siehe* Haut
Ellenbogengelenk, Reizungen 75
emotionale Instabilität 60, 71, 72
emotionale Verstimmung 60, 67, 72
Energielosigkeit 30, 161
Engegefühl im Halsbereich 123
Entzündungen
    allgemein 11, 30, 35, 55, 57, 62, 77, 78, 79, 81, 100, 106,
        108, 111, 121, 127, 129, 131, 133, 137, 138, 163, 172
    an den Knochen 129
    ansteckende 129, 131
    chronische 129, 131
    Mittelohr 78
Epikondylitis radialis (Tennisarm) 79
Epikondylitis ulnaris (Golfer- bzw Werfer-Arm) 79
Epilepsie / epileptische Anfälle 57, 61, 95, 120, 132
Erbrechen 29, 30, 33, 80, 84, 123, 127, 128, 129
    von Gallenflüssigkeit 72, 80, 81, 123, 127, 128, 129
    von Magensäure 127, 128, 129
Erektion, Unfähigkeit *Siehe* Genitalien

Erkältungskrankheiten; Erkältungen
    allgemein 44, 57, 60, 67, 72, 73, 76, 78, 79, 118, 127
    rezidivierend (ständig wiederkehrend) 61, 81, 84
Erschöpfung
    allgemein 17, 55
    durch geistige Überanstrengung 55, 57
    nach sexueller Überaktivität 85
Erysipel (Wundrose) 47, 133

Fehlgeburt 128
Fieber
    allgemein 11, 30, 46, 77, 120, 121, 127, 128, 129, 133, 138
    ansteckende 76, 125, 129, 131
    «aufgewühltes» 133
    chronische 62, 64, 131
    "Leerezustände" nach Fieber 135
    mit Krampfzuständen 77
    Nachwirkungen 120
    tief sitzende 129
    vermischte 128
    wechselhafte 129
Finger- und Zehennägel
    allgemein 166
    matt 161
Frieren / Frösteln 27, 60
Furunkel 137

Gähnen 18
    häufiges 27, 29
Galle / Gallenblase *Siehe auch* Leber
    allgemein 166
    Entzündungen 111
    Erbrechen von Gallenflüssigkeit 72, 80, 81, 123,
        127, 128, 129
    Gallenwegs-Dyskinesien 72, 75, 79, 106
    Kolik 72
    Leber- und Gallenprobleme 75, 125
    Probleme 72, 108, 137
    Schmerzen im Leber-Gallen-Bereich 81
    -steine 75, 81, 123
Gasbildung, übermäßige 62
Gastritis *Siehe* Magen
Gebärmutter
    Blutungen 68
    Eisprung (Dysbalance) 62
    Erkrankungen 127, 129, 137
    Myome 61, 68, 84, 120, 125
    Prämenstruelles Syndrom 100
    Regeneration nach Abortus (Abgang) 82, 85, 128
    Schmerzen 82, 85, 100, 128
    Störungen 113, 128
    Zysten 61, 68, 84, 120, 172
Geburt
    Erleichterung; Unterstützung 38, 167, 168
    post-natale Störungen 62, 131
    Rekonvaleszenz nach einer Geburt 38, 82, 85, 167, 168

Gedächtnisprobleme 55, 71, 76, 83, 84, 103, 123, 125, 129, 139, 141, 163, 164
Gedächtnisschwäche 30, 57, 58, 60, 61, 151
Gedächtnisverlust 125, 127
Gefühl eines Klumpens im Bauch 68, 84
Gehen, abgeknicktes 62
Gehirn, Störungen / Probleme 71, 125, 127, 129, 132, 141
Geisteskrankheiten 120, 123, 125, 128, 129, 132, 166
geistige Abwesenheit 129
geistige Dumpfheit 71
geistige Instabilität 27, 29
Gelbfärbung *Siehe* Augen, Haut, Stuhlgang
Gelbsucht (Hepatitis) 72, 77, 78, 79, 80, 123, 125, 129, 138
Gelenke
  allgemein 11, 15, 17, 34, 36, 44, 59, 64, 100, 120, 127, 128
  Ausleitung von Giften 11
  Beschwerden 19
  Entzündungen 44
  Gelenkleiden 128
  Lockerung der 30
  Schmerzzustände 51
  übermäßiges Knacken der 29
Genitalien *Siehe auch* Menstruation, Sperma
  Abszesse 128
  allgemein 62, 75, 76, 82, 96, 113, 166, 175
  Ausfluss 61, 64, 84, 100, 172
  Blockierungen der Samenleiter 62
  Ejakulation
    Schwierigkeiten 62, 167
    ungewollte 128
    vorzeitige 62, 114
  Entzündungen 125
  Erektion, Unfähigkeit 61
  Potenzprobleme 166, 167
  Schwellungen 64, 71, 128, 131
  Sexualorgane, Funktionsstörungen 113
  Störungen 62, 68
  Vaginalmykosen (Ausfluss) 62, 167
Geschmack
  bitter 17, 27, 30, 45, 46, 72, 81, 120
  nach Pappe, fad 73
  salzig 17
  sauer 17, 27, 30
  scharf 17, 46
  Störungen 129
  süß 17, 45, 46, 47
  zusammenziehend 17, 29, 46
Geschmackssinn
  Störungen 129
  Verlust 30
Geschwätzigkeit 29, 61, 125

Gesicht
  aufgedunsenes 65
  mageres 129
Gesichtslähmung 57, 83, 125, 127

Gesichtsnerven, Schmerzen *Siehe* Schmerzen
Gewebe
  Abbau 131
  Stärkung 11
Gewichtszunahme 30
Gicht 33, 45, 50, 71, 132, 133
Gifte (Ausleitung) 11, 45, 59, 79, 112
Gleichgewichtsstörungen 29
Gliedmaßen
  Erkrankungen 131
  Schmerzen 69
  Steifheit 62, 131
  Zittern 123, 128, 129 *Siehe auch* Nervenstörungen
Golfer- bzw Werfer-Arm 79
Grauer Star 135
Grippe 13, 57, 72, 73, 76, 78, 79, 118, 121, 129, 133

Haarausfall 46
Haarwachstum 45, 166, 170
Halbseitenlähmung 132 *Siehe auch* Nervenstörungen
Hämorrhoiden 46, 62, 64, 68, 84, 118, 125, 137
Handgelenk, Beschwerden allgemein 75
Harnblase
  allgemein 76, 82
  Druck 82, 85
  Entzündung 62
  Probleme 68, 75, 82, 85, 122, 123
  Schmerzzustände 131
  Steinbildung 125
Harnlassen / Harndrang *Siehe auch* Urin
  Brennen 62, 131
  fehlendes 62
  Gelbfärbung 30
  Harnverhalten 18, 45, 64, 82, 122, 138, 166
  häufiges 61, 82, 85, 99, 131, 167
  nächtliches 62, 99, 125
  Schwierigkeiten 71
  ständiges 62, 166
  übermäßiges 62, 82, 167
  unfreiwilliges; Inkontinenz 62, 82, 85, 166
  vermindertes 123, 125, 128, 131, 132, 167
Härte gegen sich selbst 67
Haut
  blasse 30
  dünne 18
  Ekzeme 11
  Entfärbung 51
  Entzündungen 50, 61, 81, 84
  Erysipel (Wundrose) 47, 133
  fahle Hautfarbe 151
  Gelbfärbung 30, 57, 77, 78, 129
  großporige und feuchte 19
  Irritationen 50
  Juckreiz 72
  kalte 30
  -krankheiten 47, 50, 51

kühle 19
Poren 166
-probleme 50, 51, 61, 81, 83, 119
Psoriasis 50
raue 61, 81, 84
rissige 29, 61, 81, 84
schlaffe 44
Spannungsverlust 30
Teint 16, 45, 46, 51, 171
-tonus stärken 45, 46
trockene 18, 29, 44
warme 19
Heiserkeit 65
Helicobacter pylorii 106
Hepatitis *Siehe* Gelbsucht, Ikterus, Leber-Entzündung
Herz 76
Beschwerden 40, 61, 66, 75, 104, 123, 127, 129, 138
Blutstau 137
Blutversorgung 66
-brennen 61, 66
Entzündungen 137
Ergüsse im Herzbeutel 129
Erkrankungen 137
Extrasystolen 57
-klopfen 40, 50, 123, 127, 129
mental bedingte Herzprobleme 56, 64
-probleme 56, 62, 64, 75, 123
-rasen 29, 49, 50, 57, 60, 61, 64, 65, 66, 123, 164
Rhythmus-Störungen 64
Roehmheld-Syndrom 104
-schmerzen 73, 170
  akute 127
Schweregefühl 73
-sensationen 75
Störungen 71
Tonikum 46
Verengung der Herzkranzgefäße 104
Verkrampfungen 123
Wunden 66
Hirnbereich, Störungen 59, 71, 73, 125, 127, 129, 132
Hirndurchblutung, Störungen 132
Hirnleiden 129
Histamin, überschießende Produktion 96
Hoden, Schwellungen *Siehe* Schwellungen
Hormonsystem 55, 60, 61, 62, 96, 100, 165
Hüftgelenkspfanne, Probleme 62
Hüftprobleme 11, 61, 62, 69, 70, 118, 131, 138
Hungerschmerz 29
Husten *Siehe* Lungen
Hysterie 72, 109

Ikterus (Gelbsucht) 72, 77, 78, 79, 80 *Siehe auch* Gelbsucht, Gelbfärbung der Augen / der Haut
Ilio-Sakral-Gelenk *Siehe auch* Becken-Fehlstellung, Beinlängendifferenz
  allgemein 64
  Blockade 64
  Fehlstellung 60
Immunsystem 61, 65, 66, 68, 81, 84, 111, 118
Impotenz 62, 69, 121, 125, 128, 131
Infektionskrankheiten 44, 45, 106
Inkontinenz *Siehe* Harnlassen
Ischias 112 *Siehe* Lumbago / Lumbalgie
  -beschwerden 68, 70
  -nerv 43, 44, 141
  -probleme 69, 70, 71, 82, 85, 112
Juckreiz 72

Kältegefühl 19, 29, 30, 76, 83, 120
Kälteschauer 125
Katarrh, festsitzender 83
«Kater» (Zustand nach übermässigem Alkoholkonsum) 135
Kehlkopf, Erkrankung mit Sprachstörung 125
Kiefer / Kiefergelenk
  blockiertes 71
  Fehlstellung 96
  Spannungen 59
  -sperre 132
Kinderwunsch, unerfüllter 100
Knie / Kniegelenk 167
  Erkrankungen 128, 129
  kalte 125
  rheumatische Beschwerden 71
  Schmerzen 68
  Schwellungen 69, 129, 132
  Taubheitsgefühle 129
Kniescheiben, verwundbare 137
Knochen
  allgemein 166
  Beschwerden 19
  -bruch (Fraktur) 49
  Entzündungen, chronische 129
  Erkrankungen 72, 73
  -leiden 128
  Osteoporose 54, 60
  -schmerzen 72, 127
Koliken 40, 47, 72, 105
komatöse Zustände 75
Konjunktivitis *Siehe* Bindehautentzündung
Koordinationsprobleme 141
Kopfschmerzen 13, 40, 55, 56, 57, 59, 78, 79, 96, 129, 137
  akute 137
  aufgrund hohen Drucks im Kopfbereich 72
  aufgrund hoher Anspannung 49
  durch Schulter-Nacken-Verspannung 56

durch zu viel Spannung und Stress 49
Hitze-bedingte 78
Migräne 55, 56, 57, 59, 78, 79, 96, 135, 163
pochende 96
Spannungs- 59, 78
ständige 123, 163
starke 40, 59, 72, 135, 163
stechende 19, 27, 30, 35, 80, 81
Stirn- 135

Körpergefühl, dumpf und schwer 72, 76, 83

Krämpfe
der Muskulatur 120
im Bauchraum 69, 125
im Darm 69, 105
im Nabelbereich 30, 165
im Nackenbereich 135
im Unterleib 125

Krebserkrankungen 44 *Siehe auch* Tumore

Kreislauf
allgemein 76
-Kollaps 85, 101 *Siehe auch* Ohnmacht
Notfallpunkte 57, 85, 101
-probleme 114
-schwäche 85, 101

Kummer 43, 116

Lähmungserscheinungen 11, 57, 78, 112, 125, 127, 128, 139, 147 *Siehe auch* Nervenstörungen
Arme 128, 143
Beine 62, 125
Gesichtslähmung 57, 83, 125, 127
Gesichtsnerven *Siehe* Schmerzen
Halbseitenlähmung 132
Halswirbelsäule 143
oberer Körperbereich 60
Schultern / Arme 74

Lebenskanal, Störungen 61, 123, 129 *Siehe auch* Aorta

Leber
allgemein 76, 80, 98, 107, 116, 123, 127, 166
-beschwerden 75
Blut-Erkrankungen 137
Cholesterin senken 46
Entzündungen 79, 80, 138
nach einer Geburt 172
Erkrankungen 137
Fett- 80
Gelbsucht *Siehe* Gelbsucht; Ikterus
Hitze 78, 96
Leber- und Gallen-Probleme 75
Pfortaderstauung 72, 75, 118
-probleme 11, 57, 64, 65, 72, 75, 78
Schmerzen 80
im Leber-Gallen-Bereich (krampfartige) 81
-schwäche 80, 123
Schwellung / Vergrößerung 64, 127
-stauung 72, 75
Tumore 123

Leerezustände nach Fieber 135
Lepra 133
Lethargie 30
Libido, fehlende 61, 167
Lippen
blaue, dicke 72
herabhängende 131
rissige 61, 81, 84
Schwellungen 75, 125

Lumbago / Lumbalgie 62, 70, 137
Siehe auch **Bandscheibenvorfall; Ischias**

Lungen *Siehe auch* **Atem / Atmung**
-beschwerden 72, 83
Blutstau 129, 137
Blutungen 127
Druck 75
Entzündungen 66, 137
Erkrankungen 74, 123, 137
Husten 64, 66, 67, 73, 74, 75, 117, 127, 137, 138
«leeres» Gefühl 60
Probleme 11, 59, 60, 64, 72, 75, 76
Schmerzen 60, 74, 83, 123, 137, 138
Schweregefühl 73
zäher Schleim (Mucus) 30, 60, 83, 127, 167

Lung (Wind)
Übermaß, Symptome 29
Verminderung, Symptome 30

Lymphe
Erkrankungen 133, 137
-fluss anregen 45, 47
heiße 11
kalte 122
-probleme 11, 71, 138
-schwellungen 68, 69, 72
-stauung 11, 75, 99, 120, 127, 128, 138
in den Beinen 138
Störungen 71, 132

Magen
allgemein 76, 81, 84, 123, 128, 166
Aufstoßen 15, 30, 67, 127
saures 65, 67
ständiges 80, 123
Beschwerden 81, 84, 129, 137
Blut-Erkrankungen 137
chronische Erkrankung 129
Entzündungen (Gastritis) 68, 69, 81, 84, 106, 123, 137
Gefühl eines schweren Klumpens im Bauch 68, 84
-probleme 75, 172
Räuspern von Schleim 67
Säureproduktion
übermäßige 81
fehlende 68, 106
-schleimhautentzündung 81, 106
Sodbrennen 30, 67, 68, 81, 84, 106, 127, 170
Störungen 67
nervöse 60

Tumore 68, 81
Verdauungsbeschwerden 68
Verdauungshitze 69, 84, 106
Verdauungsprobleme 68
Völlegefühl 67
Malabsorption 81
Melancholie 132
mentale Probleme 55, 56, 57, 61, 62, 64, 66, 122
 Siehe auch **psychische Probleme**
Migräne *Siehe* **Kopfschmerzen**
Milz
allgemein 76, 81, 83, 100, 110, 116, 123, 127, 143, 166
Entzündungen 138
Erkrankungen 137
Probleme 59, 68
Schwellung / Vergrößerung 65, 127
-stauung 75
-störungen 72, 75
Monatsblutung (Menstruation)
Ausbleiben 131
Beschwerden 62, 100
Dysbalance 62
Dysfunktion 110
Prämenstruelles Syndrom 100
Probleme 62, 68, 71, 166
Schmerzen 100
starke 71, 82, 84, 138
starke und häufige 61, 84
unregelmäßige 64, 100, 167
verlängerte (Menorrhagie) 69, 127, 128, 131, 137, 138
Mucus (Schleim) *Siehe* **Lungen**
Müdigkeit
ständige 30, 151
übermäßige 123
Mundraum
blasser 30
Probleme nach Unfällen 57, 58
Schwellungen 127
Trockenheit 53, 137, 167
Muskulatur 166
Beschwerden 70, 75, 145
Muskelschwund, bzw -rückgang (Atrophie) 70, 132
Probleme 11
Schmerzen 11, 75, 145
Steifigkeit 125
Verdichtungen / Verhärtungen / Knoten 11, 120
Verkrampfungen 135
verspannte 49

Nacken *Siehe auch* **Schulter-Nacken**
Krämpfe 135
Schmerzen 29, 59, 112
steifer 60, 123, 127, 129, 135
Verhärtungen 125
Verspannungen 51, 59
Narbenbildung 46

Nase
Behinderungen der Atmung 77, 82, 111, 129
Beschwerden 56, 82, 164
-bluten 56, 57, 58, 72, 77, 78, 79, 110, 125
Nasenschleimhäute, trockene 30, 135
Probleme 57, 82, 83
ständig laufende 57, 83, 96
Verstopfung 125, 129
Nasennebenhöhlen
Entzündungen 57, 78, 82, 83, 111, 118
Probleme 77, 96, 135
Nervenstörungen *Siehe auch* **Lähmungserscheinungen**
allgemein 36, 43, 46, 98
der Wirbelsäule 59
des Gehirns 59
des Gesichtes 57, 83, 112, 127
des Kopfbereichs 163
des oberen Körperbereichs 60
Halbseitenlähmungen 132
Missempfindungen der Nerven 69
Schmerzen / Neuralgien 36, 74, 145, 163
Schulter-Arm-Bereich 74, 79, 141
Schwäche 19
Taubheitsgefühle 11, 60, 62, 71, 113, 129, 138, 166
Tremor 60
unterhalb des Knies 69
Zuckungen 19, 27, 29, 57, 60, 112
Nervosität 27, 29
neurotische Zustände 49
Nieren
allgemein 76, 131, 166
Entzündungen 137
Erkrankungen 45
Irritationen 138
Kälte 11, 61, 113, 122, 125
Probleme 11, 56, 68, 70, 71, 75, 82, 85, 94, 122
Schmerzen 61
Schwäche 49, 61, 113
-steine 61
Traumata 138
Notfallpunkte Kreislaufschwäche 57, 85, 101

Oberbauch
Aufgeblähtheit 61, 80
Druck im rechten 65
Schmerzen im rechten 81
Obstipation *Siehe* **Verstopfung**
Ödeme *Siehe* **Schwellungen**
Ohnmacht 55, 57, 61, 75, 101, 123, 125, 127, 129
 Siehe auch **Kreislauf; Notfallpunkte**
Ohren 166
-ausfluss, eitriger 94
Entzündungen 58, 59, 78, 79, 118
Ohrgänge 57, 78, 83
Erkrankungen 135
Geräusche 29, 44, 50, 94, 96
Mittelohrentzündung 78

Probleme 59, 78, 135
 -sausen 53, 61
 Schmerzen 58, 59, 78, 118
 Störungen 127, 164
 Taubheit 58, 78, 123
 Tinnitus 58, 59, 78, 94, 96, 125, 129, 139
Orgasmusschwierigkeiten 62
Osteoporose *Siehe* Knochen

Panikattacken 55, 61, 72, 115, 164
Pankreas (Bauchspeicheldrüse)
 allgemein 72, 83, 107
 Hitze 81, 108
Peken mugpo (brauner Schleim) 123, 138
Peken (Schleim)
 Übermaß, Symptome 30
 Verminderung, Symptome 30
Penisschwellungen *Siehe* Schwellungen
Pfortaderstau *Siehe* Leber
Pickel 51
Podagra 71, 133
Prämenstruelles Syndrom 100
Prostata
 Probleme 62, 82, 84, 85, 113
 -vergrößerung (Hypertrophie) 62, 82, 85
Psoriasis 50
psychische Probleme 58, 72, 78, 123, 125, 132
 Siehe auch mentale Probleme
Psychosen 49
pustulöse Erkrankungen 129

Reisekrankheit (Seekrankheit) 59, 95
Rektum
 Beschwerden 69
 Erkrankungen 128
Rheuma 33, 45, 71, 132
Roehmheld-Syndrom 104
Rötung (allgemein) 44, 120
Ruhelosigkeit 49
Rülpsen 15, 80

Schilddrüsen-Dysfunktion 60, 104, 117, 127, 129, 135
Schlaf
 Durchschlafprobleme 98
 Einschlafprobleme 62, 64
 Hochschrecken 151
 Schlaflosigkeit 19, 26, 29, 49, 50, 55, 58, 59,
  61, 64, 66, 76, 123, 151
 Schläfrigkeit 61
 -störungen 18, 29, 60, 98, 120
 unruhiger 30
 wenig 18
 zu viel 18, 123

Schlucken
 Beschwerden 65
 Schluckauf 61, 65, 67, 80, 97, 123, 127
 Schlucklähmung 127
Schmerzen
 akute 51, 80, 123, 127, 129, 137, 138
 Arm- 128
 Atemwegs- 83, 123, 137
 Augen- 50
 bei Bewegungen 29
 Bein- 68, 69, 70, 113
 Darmbereich 125
 Gesichtsnerven 57, 78, 83
 Gliedmaßen 69
 Halswirbel- 29
 Harnblase 131
 Herz- 73
 Hüft- 61, 62, 131, 138
 im Bereich der Leber 81
 im Bereich des Brustkorbs 61, 80, 127, 137
 im Lendenbereich 61, 62, 64, 70, 113, 128, 131
 im Nabelbereich 30, 81
 im rechten Oberbauch 81
 im Rumpfbereich 128
 Kniegelenk 68
 Knochen- 72, 127
 krampfartige 68, 81
 Leber- 80
 Lungen- 74, 137
 Muskel- 11, 75
 nach der Nahrungsaufnahme 30
 Nasenflügel 96
 Nerven- 74, 145, 163
 Nieren- 61
 Ohren- 58, 59, 78, 118
 reflektorische 113
 Rippenbereich 127, 129
 Rücken- 44, 53, 113, 129
 Schulter und Arme 79
 Schulter- und Nackenschmerzen 72, 112
 stechende 27, 29
 Unterarm 75
 Waden- 68
 wandernde 29
 Zahn- 58, 59, 78, 119, 125, 129, 135, 137
 Zwischenrippenraum 73
Schmerzpunkt, allgemein 36, 44, 51
Schock 13, 17, 38, 72
Schultergelenk, Bewegungseinschränkungen 75, 145
 74
Schulter-Nacken-Bereich
 Schmerzen 72
 Schweregefühl 72
 Stauungen 71
 Verspannung 56, 129
Schulterprobleme, allgemein 58, 60, 78

Schwäche 13, 47, 72, 114, 123, 128, 131, 135
  nach sexueller Ausschweifung 82
Schweiß 17, 26, 28, 29, 167
  -bildung 167
  riecht sehr sauer 30
  Schwitzen, exzessives 129
Schwellungen 44, 69, 71, 129, 131, 132, 133, 137, 138, 163
  Beine 71
  Füße 138
  Geschlechtsorgane allgemein 64, 71, 128, 131
  Hals 69, 71
  Hoden 71, 82, 85, 125, 128, 129, 132, 137
  Knie 69, 129
  Leber 64, 71, 127
  Lippen 75, 125
  Lymphe 68, 69, 72
  Milz 65
  mit Fieber und Entzündungen 138
  nach der Geburt 125
  Penis 129
  unterer Mundraum 127
  unterhalb des Knies 69, 129
  Zunge 78, 83, 127
Schweregefühl 40, 72, 112
  des Herzens / der Lunge 73
  des Körpers 71, 74, 127, 132, 137
  im Unterleib 82, 85
Schwierigkeiten beim Stehen 132
Schwindel 13, 29, 40, 44, 49, 50, 53, 55, 56, 57, 59, 76, 94, 125, 139
Schwitzen 30, 32, 129
Sehfähigkeit / Sehen *Siehe* **Augen**
Sehnen
  Verhärtungen 128
  Verkürzungen 128
Sehstörungen *Siehe* **Augen**
Sehvermögen, Verlust *Siehe* **Augen**
Seitenkanal, Störungen 76
Seufzen, häufiges 29
Sexualkraft
  allgemein 82
  Steigerung der 49, 151
Sich-Strecken, häufiges 16, 27, 29
Sinnesorgane
  dumpfes Gefühl 30
  Probleme 58, 78
  Stumpfheit 132
Sorgen 18, 43, 116
Sperma (Samen)
  Blut im 125, 129
  Produktionsstörungen 62
  Qualitätsstörungen 61, 62, 84
  Samenerguss, vorzeitiger 62
  unfreiwilliger Abgang von 49, 69, 125
Sprache
  näselnde 96

  Probleme 57, 71, 83
  Störungen 99, 125, 127, 128
  Stottern 58, 62, 71, 83, 99, 137
  Verlust 60, 62, 131, 137
  verwirrte 131
Stauungszustände 68, 71, 133
Stehen, Schwierigkeiten beim 131, 132
Steifheit
  der Gliedmaßen 62
  des Körpers 29
Stirnhöhlen, allgemeine Probleme 52, 77, 96, 135
Stress 27, 40, 43, 49, 50, 53, 94, 98, 99
Stuhlgang
  Beschwerden 167
  Durchfall *Siehe* Durchfall
  fehlend *Siehe* Verstopfung
  Gelbfärbung 30
  harter 61, 81, 84
  heller 81
  keine Kontrolle 131
  lehmfarbener / ockerfarbener 81
  mit Blut 62, 72, 81
  mit Schleim 81
  Schwierigkeiten 61, 81, 84
  -verhalten 18, 64
  wie Schafskot 105

Taillenbereich, Erkrankungen allgemein 131
Taubheit 58, 78, 123
Taubheitsgefühle 60, 71, 72, 129, 132, 138, 166
Teilnahmslosigkeit 137, 138
Tennisarm *Siehe* **Epikondylitis radialis**
Thymusdrüse 61, 65
Tinnitus 58, 59, 78, 94, 96, 125, 129, 139
Torticollis (Schiefhals) 59
Tränenfluss 123
Trauer 18, 43, 56, 61, 106, 116, 151, 164
Traumata 58, 78, 93, 99, 138
Tremor *Siehe* **Nervenstörungen**
Tripa (Galle)
  Übermaß, Symptome 30
  Verminderung, Symptome 30
Trommelschlegelfinger 66
Tumore 44, 68, 123, 131, 133
  Dickdarm 68, 123, 125
  Dünndarm 68, 81, 125
  epigastrische 123
  im Inneren 125, 138
  kalte 120, 122, 131
  Leber 123
  Magen 68, 81, 123

Übelkeit 13, 68, 69, 72, 78
Übelkeitsgefühle 95

Überanstrengung 55, 57, 102, 128
  sexuelle 82, 85
Übergewicht 26, 45
Überreiztheit 40, 109
Ulzerationen (Geschwüre) 68, 81, 127, 133
Unfruchtbarkeit 62, 70, 82, 114, 121, 127, 128, 132
Ungeduld 19, 29
Unruhe
  allgemeine 29, 49, 50, 151
  emotionale 65, 66
  geistige 61, 84
  innere 19, 76
Unterarm, Beschwerden 75
Untergewicht 45
Unverträglichkeiten von Nahrungsmitteln 80, 81, 107
Urin *Siehe auch* Harndrang
  Gelbfärbung 30
  mit Blut 62
  -verhalten 64
Uro-Genital-Trakt
  allgemein 72, 166, 167
  Störungen 68
Uterus *Siehe* Gebärmutter

Vaginalmykosen (Ausfluss) 61, 62, 64, 84, 100, 172
Verbrennungen 49, 122, 133
Verdauung
  Beschwerden 19, 27, 30, 68, 69, 76, 81, 83, 127
  Blähungen, blockierte 125
  Hitze 16, 28, 47, 67, 68, 69, 80, 81, 84,
    106, 108, 120, 123, 135
  Probleme 68, 72, 128, 172
  Schwäche 68, 80, 120, 123, 127, 165
  Störungen 65, 75, 81, 82, 84, 85, 105, 106, 129, 131
Verhärtungen
  am Hinterhaupt 125
  der Sehnen und Bänder 128
Verkürzungen der Sehnen und Bänder 128
Verspannungen 44, 49, 51, 53, 56, 112
Verstauchungen 44
Verstopfung (Obstipation) 29, 30, 32, 47, 62, 68, 82, 85,
  105, 125, 129, 131, 165, 166
Verwirrung / Verwirrtheit 13, 55, 57, 62, 64, 76, 151, 159,
  163, 164, 166
Völlegefühl 27, 30, 67, 69, 76

Wadenschmerzen 68, 129
Wahnvorstellungen 13, 55, 61, 71
Wahrnehmung, dumpfe 125
Warzen 73, 128
Wirbelsäule
  Aufrichtung der 64
  Nervenstörung 59
  Probleme 55, 96
  Steifheit der 137
Wundheilung 46, 49, 127, 132, 133
Würgen, trockenes 80

Zahnbereich
  allgemein 166
  Störungen 96, 135, 164
Zahnbiss, ungleich 59
Zahnschmerzen 58, 59, 78, 119, 125, 129, 135, 137
Zirkulation, Probleme 120, 141 *Siehe auch* Durchblutung
Zittern 123, 128, 129
Zunge
  Schwellungen 78, 83, 127, 166
  trockene 53, 129
Zustand nach übermässigem Alkoholkonsum *Siehe* "Kater"
Zwerchfell
  -Blockaden 61, 80, 123
  Entzündungen 138
  Schleim (Peken) im 129
Zwischenrippenräume, Schmerzen 73
Zwischenwirbelgelenke, Blockierung 93, 113
Zysten
  im Unterleib 61
  in der Gebärmutter 68, 84, 120, 172

Kräuter und Mineralien

Lateinisch – Deutsch

Achat 11, 42
Aconitum sp = Eisenhut 11, 51
Acorus calamus = Kalmus 32, 51, 53, 106
Adhatoda vasica = Malabar-Nussbaum 53
Alchemilla sp = Frauenmantel 166
Allium sativum = Knoblauch 31, 38, 39, 120, 172
Allium ursinum = Bärlauch 106
Althaea rosea = Stockmalve / Stockrose 50, 99
Amomum subulatum = Ceylon-Kardamom (großer Kardamom) 52, 53
Anaphalis triplinervis = Perlpfötchen 163
Angelika sinesis / A archangelica = Engelwurz 11, 151
Aquilaria agallocha = Adlerholz-Baum (Aloeholz-Baum) 13, 45, 53
Aristolochia griffithii = Pfeifenwinde 133
Arnica montana = Bergwohlverleih = Arnika 165
Artemisia absinthium = Wermut 32
Artemisia sp = Beifuß 10, 11, 46, 120, 121
Asparagus racemosus = Spargel, wildwachsende Sorte 51

Bambusa sp / Bambusa arundinacea = Bambus 53, 120, 135
Berberis asiatica = Berberitze 51
Boswellia sp = Weihrauch 171
Brassica alba = Senf, weisser 45
  Senföl 45, 52
  Senfsamen 37, 45, 51
Brassica nigra = Senf, schwarzer 45
  Senföl 45, 52
  Senfsamen 37, 45, 51

Calendula officinalis = Ringelblume 46, 52, 165
Carthamus tinctorius = Färberdistel 46, 52, 164
Carum carvi = Kümmel 32, 49, 50, 52
Centaurium erythraea = Tausendgüldenkraut 106
Cetraria islandica = Isländisches Moos 32
Chrysanthemum tatsiense = Wucherblume, wilde 53
Cicer ariethinum = Kichererbsen 39
  Kichererbsen, Abreibung (Peeling) 39, 40, 50, 102
Cichorium intybus = Wegwarte 32, 165
Cinnamomum zeylanicum = Zimt 32, 52, 53, 99, 172
Cnicus benedictus = Benediktenkraut 32
Cocos nucifera = Kokosnussöl 45, 52
Coriandrum sativum = Koriander 32
Corydalis montana = Lerchensporn 151
Cremanthodium sp = Cremanthodium 53

Crocus sativus = Safran 31, 32, 46, 52, 53, 99, 165, 171, 172
  Safranwasser 32, 172
Cuminum cyminum = Kreuzkümmel 38, 51
Curcuma longa = Gelbwurz (Kurkuma) 51, 52

Elletaria cardamomum = Malabar-Kardamom (kleiner Kardamom) 32, 52, 53, 95, 99, 172
Emblica officinalis = Myrobalan emblica = Myrobalanen-Baum 46, 47, 50, 51, 53, 172, 176

Ferula Asa foetida = Stinkasant (Teufelsdreck) 49, 115
Flusskiesel 11
Fragaria nubiola = Erdbeere, wilde 163

Gentiana algida = Enzian, weisser 163
Gentiana sp = Enzian, blauer 11, 32, 106, 165
Gentiana straminea = Tarant 53
Glycyrrhiza glabra = Süßholz 31
Gymnadenia orchidis = eine Orchideensorte 151

Hedysarium sikkimense = Süßklee, sikkimesischer 53
Helianthus annuus = Sonnenblume 46, 51, 52
Hibiscus abelmoschus = Moschusmalve 47, 50
Hippophae rhamnoides = Sanddorn 32
Hordeum vulgare = Gerste 11, 40, 49
  Gerstenmehl, geröstetes 13, 39, 49, 50, 112
  Gerstenpulver, Abreibung mit 40, 97, 171
Humulus lupulus = Hopfen 31, 163
Hypericum perforatum = Johanniskraut 165

Inula racemosa = Alant 133

Juglans regia = Walnuss 46
Juniperus formosana / J communis = Wacholder 11, 13, 172

Kalzit 11, 120, 121
Lagotis yunannensis = Lagotisgras 53
Lavandula angustifolia = Lavendel 31
Lehm 11
Lens culinaris = Linsenpulver 39
Leontopodium sp = Edelweiß 120
Linum usitassisimum = Lein (Flachs) 46
  Leinöl 46
  Leinsamen 46

Malva verticillata = Malve, quirlblättrige 50, 172
Meconopsis sp = Scheinmohn, blauer 165
Melissa off = Melisse 31
Metalle verschiedener Art 11
Mumiyo = Shilajit (organisch-mineralisches Stoffwechselprodukt) 11

Myricaria germanica = Tamariske 11
Myristica fragrans = Muskat 31, 32, 33, 38, 49, 50, 52, 53, 96, 97, 98, 99, 100, 104, 106, 109, 113, 151
Myrobalan bellerica = bellerischer Myrobalanenbaum 46
Myrobalan chebula = rispiger Myrobalanenbaum (Kabul-Myrobalane) 46, 47, 50
Myrobalan emblica = Emblica officinalis = Myrobalanenbaum 46, 172

Nigella glandulifera = Schwarzkümmel 32, 51

Olea europaea = Olive 46
  Olivenöl 46, 49, 52, 111, 151

Pedicularis oliveriana / P sp = Läusekraut 164
Phlomis betonicoides = Brandkraut 151
Pimpinella anisum = Anis 38, 39, 49, 50, 52, 100, 102, 106, 110, 112, 113
Piper longum = langer Pfeffer 99, 120, 133, 172
Piper nigrum = schwarzer Pfeffer 32
Podophyllum hexandrum = Maiapfel 166
Polygonatum cirrhifolium = Salomonssiegel 11, 151
Potentilla erecta = Tormentilla erecta = Blutwurz 32
Prunus sp = Aprikose 46, 51
Pterocarpus santalinus = Sandelholzbaum, roter 39, 45, 46, 51, 52, 53, 151, 172
Pulicaria insignia = Flohkraut, gelbes 53
Pulmonaria officinalis = Lungenkraut 32
Punica granatum = Granatapfel 32, 51, 52, 53, 99, 108, 172

Quarzstein 11

Raphanus sativus = Rettich, weißer 44
Realgar 11, 50
Rhodiola sp = Fetthenne 164
Rhododendron sp = Alpenrose 13
Rosa brunonii = Wildrose, gelbblühende 165
Rosa sp = Rose 51
Rubia cordifolia = Färberdistel (Krapp) 120
Rubus sp = Brombeere, wilde 53
Ruß (aus einem mit Holz beheizten Kamin) 51

Sabina przewalskii = Sade-Baum 120
Sand 11, 120
Santalum album = Sandelholzbaum, weißer 39, 45, 46, 51, 52, 53, 151
Saxifraga sp = Steinbrech 165
Schwefel 11, 51
Sesamum indicum = Sesam 45
  Sesamöl 31, 33, 38, 39, 44, 45, 46, 49, 51, 52, 55, 58, 98, 104, 105, 113, 114, 151, 162, 163, 164, 165, 171
  Sesamsamen 38, 45, 50, 172
Shilajit = Mumiyo 11

Shorea robusta = Sal-Baum 11, 53
Silybum marianum = Mariendistel 32
Syzygium aromaticum = Gewürznelken 31, 50, 53, 172

Taraxacum sikkimense / T sp = Löwenzahn 32, 46, 52, 165
Terminalia bellerica = bellerischer Myrobalanenbaum 172
Terminalia chebula = Myrobalanfrucht 51, 133, 172
Tinospora cordifolia = Mondsame, herzblättriger 53, 133
Tormentilla eredta = Potentilla erecta = Blutwurz 32
Trachyspermum amni = Ajovan-Kümmel 106
Tribulus terrestris = Erdstachelnuss 11, 44
Trigonella foenum-graecum = Bockshornklee 32, 95

Valeriana officinalis = Baldrian 31

Ziegel 11, 50
Zingiber officinalis = Ingwer 11, 32, 38, 46, 51, 52, 105, 106, 120, 172
  Ingwer, Abkochung 32, 106

Kräuter und Mineralien

Deutsch – Lateinisch

Achat 11, 42
Adlerholz-Baum (Aloeholz-Baum) = Aquilaria agallocha 13, 45, 53
Ajovan-Kümmel = Trachyspermum amni 106
Alant = Inula racemosa 133
Alpenrose = Rhododendron sp 13
Anis = Pimpinella anisum 38, 39, 49, 50, 52, 100, 102, 106, 110, 112, 113
Aprikose = Prunus sp 46, 51
Arnika (Bergwohlverleih) = Arnica montana 165

Baldrian = Valeriana officinalis 31
Bambus = Bambusa sp / Bambusa arundinacea 53, 120, 135
Bärlauch = Allium ursinum 106
Beifuß = Artemisia sp 10, 11, 46, 120, 121

Benediktenkraut = Cnicus benedictus 32
Berberitze = Berberis asiatica 51
Blutwurz = Potentilla erecta (Tormentilla eredta) 32
Bockshornklee = Trigonella foenum-graecum 32, 95
Brandkraut = Phlomis betonicoides 151
Brombeere, wilde = Rubus sp 53

Ceylon-Kardamom (großer Kardamom) = Amomum subulatum 52, 53
Cremanthodium = Cremanthodium sp 53

Edelweiß = Leontopodium sp 120
Eisenhut = Aconitum sp 11, 51
Emblica officinalis Myrobalanen-Baum Myrobalan emblica 46, 172
Engelwurz = Angelika sinesis / A archangelica 11, 151
Enzian, blauer = Gentiana sp 11, 32, 106, 165
Enzian, weisser = Gentiana algida 163
Erdbeere, wilde = Fragaria nubiola 163
Erdstachelnuss = Tribulus terrestris 11, 44

Färberdistel = Carthamus tinctorius 46, 52, 164
Färberdistel (Krapp) = Rubia cordifolia 120
Fetthenne = Rhodiola sp 164
Flohkraut, gelbes = Pulicaria insignia 53
Flusskiesel 11
Frauenmantel = Alchemilla sp 166

Gelbwurz (Kurkuma) = Curcuma longa 51, 52
Gerste = Hordeum vulgare 11, 40, 49
  Gerstenmehl, geröstetes 13, 39, 49, 50, 112
  Gerstenpulver, Abreibung mit 40, 97, 171
Gewürznelken = Syzygium aromaticum 31, 50, 53, 172
Granatapfel = Punica granatum 32, 51, 52, 53, 99, 108, 172

Hopfen = Humulus lupulus 31, 163

Ingwer = Zingiber officinalis 11, 32, 38, 46, 51, 52, 105, 106, 120, 172
Ingwer, Abkochung 32, 106
Isländisches Moos = Cetraria islandica 32

Johanniskraut = Hypericum perforatum 165

Kalmus = Acorus calamus 32, 51, 53, 106
Kalzit 11, 120, 121
Kichererbsen = Cicer ariethinum 39
  Kichererbsen, Abreibung (Peeling) 39, 40, 50, 102
Knoblauch = Allium sativum 31, 38, 39, 120, 172
Kokosnussöl = Cocos nucifera 45, 52
Koriander = Coriandrum sativum 32
Kreuzkümmel = Cuminum cyminum 38, 51
Kümmel = Carum carvi 32, 49, 50, 52

Lagotisgras = Lagotis yunannensis 53
Lavendel = Lavendula angustifolia 31
Läusekraut = Pedicularis oliveriana / P sp 164
Lehm 11
Lein (Flachs) = Linum usitassisimum 46
  Leinöl 46
  Leinsamen 46
Lerchensporn = Corydalis montana 151
Linsenpulver = Lens culinaris 39
Löwenzahn = Taraxacum sikkimense / T sp 32, 46, 52, 165
Lungenkraut = Pulmonaria officinalis 32

Maiapfel = Podophyllum hexandrum 166
Malabar-Kardamom (kleiner Kardamom) = Elletaria cardamomum 32, 52, 53, 95, 99, 172
Malabar-Nussbaum = Adhatoda vasica 53
Malve, quirlblättrige = Malva verticillata 50, 172
Mariendistel = Silybum marianum 32
Melisse = Melissa off 31
Metalle verschiedener Art 11
Mondsame, herzblättriger = Tinospora cordifolia 53, 133
Moschusmalve = Hibiscus abelmoschus 47, 50
Mumiyo = Shilajit 11
Muskat = Myristica fragrans 31, 32, 33, 38, 49, 50, 52, 53, 96, 97, 98, 99, 100, 104, 106, 109, 113, 151

Myrobalanenbaum, bellerischer = Myrobalan bellerica 46
Myrobalanenbaum = Myrobalan emblica (Emblica officinalis) 46, 47, 50, 51, 53, 172, 176
Myrobalanenbaum, bellerischer = Terminalia bellerica 172
Myrobalanenbaum, rispiger (Kabul-Myrobalane) = Myrobalan chebula 46, 47, 50
Myrobalanfrucht = Terminalia chebula 51, 133, 172

Olive = Olea europaea 46
   Olivenöl 46, 49, 52, 111, 151
Orchideensorte = Gymnadenia orchidis 151

Perlpfötchen = Anaphalis triplinervis 163
Pfeffer, langer = Piper longum 99, 120, 133, 172
Pfeffer, schwarzer = Piper nigrum 32
Pfeifenwinde = Aristolochia griffithii 133

Quarzstein 11

Realgar 11, 50
Rettich, weißer = Raphanus sativus 44
Ringelblume = Calendula officinalis 46, 52, 165
Ruß (aus einem mit Holz beheizten Kamin) 51
Rose = Rosa sp 51

Sade-Baum = Sabina przewalskii 120
Safran = Crocus sativus 31, 32, 46, 52, 53, 99, 165, 171, 172
   Safranwasser 32, 172
Sal-Baum = Shorea robusta 11, 53
Salomonssiegel = Polygonatum cirrhifolium 11, 151
Sand 11, 120
Sanddorn = Hippophae rhamnoides 32
Sandelholzbaum, roter = Pterocarpus santalinus 39, 45, 46, 51, 52, 53, 151, 172
Sandelholzbaum, weißer = Santalum album 39, 45, 46, 51, 52, 53, 151
Scheinmohn, blauer = Meconopsis sp 165
Schwarzkümmel = Nigella glandulifera 32, 51
Schwefel 11, 51
Senf, schwarzer = Brassica nigra 45
   Senföl 45, 52
   Senfsamen 37, 45, 51
Senf, weisser = Brassica alba 45
   Senföl 45, 52
   Senfsamen 37, 45, 51
Sesam = Sesamum indicum 45
   Sesamöl 31, 33, 38, 39, 44, 45, 46, 49, 51, 52, 55, 58, 98, 104, 105, 113, 114, 151, 162, 163, 164, 165, 171
   Sesamsamen 38, 45, 50, 172

Shilajit (organisch-mineralisches Stoffwechselprodukt) = Mumiyo 11
Sonnenblume = Helianthus annuus 46, 51, 52
Spargel, wildwachsende Sorte = Asparagus racemosus 51
Steinbrech = Saxifraga sp 165
Stinkasant (Teufelsdreck) = Ferula Asa foetida 49, 115
Stockmalve / Stockrose = Althaea rosea 50, 99
Süßholz = Glycyrrhiza glabra 31
Süßklee, sikkimesischer = Hedysarium sikkimense 53

Tamariske = Myricaria germanica 11
Tarant = Gentiana straminea 53
Tausendgüldenkraut = Centaurium erythraea 106

Wacholder = Juniperus formosana / J communis 11, 13, 172
Walnuss = Juglans regia 46
Wegwarte = Cichorium intybus 32, 165
Weihrauch = Boswellia sp 171
Wermut = Artemisia absinthium 32
Wildrose, gelbblühende = Rosa brunonii 165
Wucherblume, wilde = Chrysanthemum tatsiense 53

Ziegel 11, 50
Zimt = Cinnamomum zeylanicum 32, 52, 53, 99, 172

Allgemeiner Index

Abreibung nach der Massage 39
Absud (Abkochung) 11, 13, 32, 52, 53, 105, 133, 162, 163, 165, 166
Abwehrkräfte 44
Agar 31 (Räuchermischung) 41, 53
Aktivierung heilender Energien 176
Akupunktur 11, 39, 44, 61, 93, 120, 132, 133, 139, 141
    Intensität der Behandlung 133
Alkohol 13, 18, 27, 32, 135, 170
    Bier 31
    Obstbrand 32
    Wein 31
Ambrosia 47, 123, 196
Amrita (Nektar der Unsterblichkeit) 176
Anamnese 30
Anatomie, feinstofflich-tantrische 157, 175
Anstrengung 18
Anwendungsdauer (Anwendungszeit) 36, 38
    Akupunktur 133
    Hor-me 38
    Massage 36
    Mikro-Aderlass 133
    Moxabustion 122
Apathie 14
Aphrodisiaka 114
Aspekte, dynamische 14
Atemübungen 29, 55, 76, 174, 176
    beruhigende 98, 115
    reinigende 174, 175, 176
Atmosphäre, Reinigen der 13
Ausdauer, sexuelle 149
auslösende Faktoren *Siehe* Faktoren
Ausstrahlung 16, 28, 44, 149, 161, 167

Babymassage 13, 14, 122, 167
Bäder *Siehe* Hydro- und Balneotherapie
Baisajye-Guru 176
Bardo-Bereiche *Siehe* Zwischenbereiche (Bardo)
Beschwerden, Ursachen der 43
Bestandteile, körperliche 16, 28, 29, 36, 135
Bewusstsein, Sitz des 148
Bewusstseinsprinzip 33
Bewusstseinsstrom (mentales Kontinuum) 13, 14, 15, 159, 167, 169
Bienenwachs 51
Blauer Beryll des Sangye Gyatso 123, 124, 126, 130, 134, 136, 150, 168, 196
Blumengirlanden-Wind 170

Blut
    Blutbildung 65
    Konsistenz zur Diagnose 133, 135
    Reinigung 47, 115, 169
    Verdünnung 46
Brennen (Kauterisation) 11, 34, 120
Butter 47
    gesalzene 47, 122, 133
    Ghee 31, 32, 33, 38, 39, 45, 47, 49, 50, 51, 52, 53, 97, 98, 99, 100, 102, 104, 105, 106, 109, 110, 112, 113, 114, 151, 171, 172
    medizinische 33, 38
    warme 171
Buttermilch 32, 51, 169

Chakras *Siehe* Energieräder (Chakras)
Chicoree (Salat) 32
Colon-Hydro-Therapie 32

Dharmachakra 158
Doppel-Vajras 56
Drittes Auge 158, 163
Druckstärke (Massage) 35
Drucktiefe (Massage) 35
Duftwasser 171
Durchblutung 36, 44, 45, 52, 53, 139, 141
    Siehe auch Energieräder
Durchsetzungskraft, -fähigkeit 16, 19

Eigenurintherapie 50
Einflüsse, karmische 148
Eisprung 62
Eizelle (Ovum) 14, 16, 17, 28, 29, 129, 167, 169
Ekstase, sexuelle 159
Elektrosmog 98, 151
Elemente
    äußere 172
    chinesische 172
    Farbzuordnung 151, 157, 161, 172
    innere 172
    Proto-Elemente 28
    subtile Energien 167
    tibetische 148, 172
Elementekörper 151
Elementelehre 15
Embryonalentwicklung; Embryologie 157, 167, 168
Emotionsstrukturen 13, 171
Empfängnis *Siehe* Konzeption
Energie
    aufladen 35, 40, 41
    Ausgleich (der Chakras) 11, 13, 95, 157, 161
    Deblockierung 37, 39
    der körperlichen Gesundheit 148
    feinstoffliche (subtile) 85, 148, 167, 169

körperliche *Siehe* Körperenergie
Lebensdauer-regulierende 148
Energiebahnen 35, 60, 72, 76, 138, 139, 141, 143, 145
Siehe auch Energiekanäle
Energiefeld, persönliches (Schutz des) 42
Energiekanäle
Bildungskanäle 138
edle und kostbare Kanäle 145
Existenzkanäle 138
geheime 138
Kanäle der Lähmung 141, 143
Lebenskanäle 29, 138
lunarer (weiblicher) Seitenkanal 54, 76, 175
röhrenförmige 141
solarer (männlicher) Seitenkanal 54, 76, 175
Verbindende 138, 139
Wasserkanäle 139
kleine 145
Zentralkanal 55, 139, 157, 158, 159
Energieräder (Chakras)
allgemein 13, 41, 157, 158, 159, 161, 162, 166, 169, 176
Ausgleich = Harmonisierung der Energien 161
Halschakra 41, 158, 159, 162, 163, 164, 166
Herzchakra 41, 158, 159, 161, 162, 164, 166, 176
Kehlkopfchakra 161, 176
Kopfchakra 41, 56, 158, 159, 161, 162, 163, 166, 176
Lokalisation 157
Nabelchakra 42, 157, 158, 159, 161, 162, 165, 167, 175
Nebenchakras 161
Scheitelchakra 161
Stabilisierung 53, 162
Wurzelchakra (Sexualchakra) 42, 158, 159, 161, 162, 166, 167
Energiestrukturen 14
Energiezirkulation 174
Entgiftung 9, 13, 45, 50, 59, 79, 119
Entsäuerung 44
Entschlackung 44
Erdnüsse 32
Erdverwerfungen 98
Erinnerungsvermögen 159, 163
Erleuchtungsbewusstsein 148
Ernährungsgewohnheiten 10
Erwärmung 11, 120
Essenzen, kreative (thigles); Essenztropfen 148, 159
Bodhicitta-thigles 159
der Wahrnehmung 159
des tiefen Schlafes 159
des Traumes und der Rede 159
roter 159
unzerstörbarer Tropfen (mentales Kontinuum) 159
weißer 159
Essenz-Extraktions-Verfahren 32

Faktoren, auslösende
Lung (Wind) 17
Peken (Schleim) 18

Tripa (Galle) 18
Fasten 18, 61
Festigkeit des Körpers 15, 167, 169
Filz 11
Fleisch, allgemein 18, 31, 32, 170
Fleischsuppe 31
Fließgleichgewicht, dynamisches 14, 15
Flüssigkeiten, reproduktive 28, 61, 84, 121, 123, 125, 129, 139, 141
Flüssigkeitshaushalt 15, 100, 105
Fontanelle 56, 125, 129, 132, 135, 155, 166
Frittiertes 18, 32
Frühgeburt 170
Fußbad, ansteigendes 46, 98, 99, 102, 151

Galle *Siehe* Tripa
Garuda-5-Vermischung 51
Geburt/s 13, 14, 16, 38, 82, 85, 125, 131, 167, 170, 171, 172
-erleichterung 38, 167, 168
-nachsorge (Rekonvaleszenz bzw Regeneration nach der Geburt) 38, 82, 85, 167, 168
-verzögerung 38
Geheime/s
Dickdarm-Punkte 68, 84
Magen-Punkte 68, 84
Mündliche Überlieferung der Qintessenz der Acht Zweige des Ambrosia-Herz-Tantras 123
Wind-Punkte 60
Ziel (Massagepunkte) 44
Genitalbereich (geheime Bereiche) 16, 37, 64, 131, 156, 158, 159
Geschmacksrichtungen 17
Ghee (ausgelassene Butter) *Siehe auch* Butter
Herstellung von 47
Gifte, binden und ausleiten 11, 45, 59, 79, 112
Glückseligkeit, große 158, 159
Glückssymbol = Träger der vitalen Winde 148, 149
Glückstage, persönliche 122
Goldene-Moxa-Therapie 132
Goldene-Nadel-Therapie 11, 132, 133
Grundeigenschaften
Lung (Wind) 15
Peken (Schleim) 15
Tripa (Galle) 15
Grundenergien *Siehe* Körperenergie
Grundtherapien
Lung (Wind) 31
Peken (Schleim) 32
Tripa (Galle) 32
Grundtypen 14, 26 *Siehe auch* Körperenergie-Typen
Guhyasamaja-Tantra / - tradition 158
Güsse *Siehe* Hydro- und Balneotherapie

Haarwuchsmittel 46

Halschakra 41, 158, 159, 162, 163, 164, 166
Harndiagnose 30, 31
Hasenfell 11
Hauptlokalisationen
  Lung (Wind) 17, 20
  Peken (Schleim) 17, 22
  Tripa (Galle) 17, 21
Herz
  -tonikum 46
  -zentrum 13, 148, 159, 176
Herzchakra 41, 158, 159, 161, 162, 164, 166, 176
Hirnanhangdrüse (Hypophyse) 60, 158
Hirnstamm (Stammhirn) 139, 141, 143
Hitze-Prinzip 14
Hobbies 26
Honig 31, 32, 50, 51, 99, 151, 171, 172
Hormon
  -drüsen 157
  -system 60, 61
Hor-Moxabustion (Hor-me) 11, 38, 39, 132, 171, 172
Hydro- und Balneotherapie 11, 35
  Bäder 10, 11, 31, 35, 41, 42, 43
  Güsse 35
  Kompressen 11, 132
  Wickel 11, 35, 62, 99, 108, 113, 132

Ignoranz, grundlegende 9, 13, 171, 174
Immunsystem 61, 65, 66, 68, 81, 84, 111, 118

Jahreselemente 173
Jahreszeiten 14, 42, 45

Kaffee 31
Kalachakra-Tantra 158, 159
Kanäle *Siehe* Energiekanäle
Karma 10
Käse 32
Klopfmassage 37
Koffein 18
Kompressen *Siehe* Hydro- und Balneotherapie
König des Mondes 121, 123, 125, 126, 129, 130
Konstellationen, planetare / astrologische 14, 95, 132, 151
Konstitutionstyp
  Lung (Wind) 26
  Peken (Schleim) 26
  Tripa (Galle) 26
Konstitutionstypen *Siehe* Grundtypen
Kontraindikationen
  für Hor-Moxa (Hor-me) 39
  für Massage 43
  für Mikro-Aderlass 135
  für Moxabustion 121
Konzeption 167, 169
Körperbewusstsein, individuelles 169

Körperenergie 9, 10, 13, 14, 15, 16, 17, 18, 26, 27, 28, 29, 30, 31, 32, 33, 34, 35, 36, 39, 40, 41, 43, 44, 45, 47, 50, 52, 53, 54, 55, 56, 57, 59, 60, 61, 62, 64, 75, 76, 77, 80, 81, 82, 83, 84, 85, 95, 96, 104, 105, 109, 115, 117, 120, 121, 122, 133, 138, 139, 149, 151, 157, 158, 167, 169, 172, 174, 175
  -Typen 18, 19 *Siehe auch* Grundtypen
Körper-Seele-Geist-Komplex 15
Körperwärme 16, 30
Kraft
  individuelle 148
  körperliche 28, 148
  sexuelle 149
Kräuterbad, Basismischung 11
Kühlung 11
Kuhurin 50

Lammfleisch 31, 32
Lebens
  -alter 14, 17, 59, 78
  -flüssigkeit 29
  -führung 10
  -gefäß 16
  -kanal 29, 123, 129, 138, 139, 157
  -kraft
    elementare 44, 148
    potentielle 148
    subtile 95
  -spanne, Prinzip der 148, 150
Lebensenergie La 148 *Siehe auch* Vitalenergie La
  monatliche Bewegung im Körper 153, 154, 155
  Tagesverlauf im Körper 156
  wöchentliche Bewegung im Körper 156
Lebensessenz
  rote 159
  weiße 159
Lebensflüssigkeit 29
Lokalisationen, sekundäre
  Lung (Wind) 17, 23
  Peken (Schleim) 17, 25
  Tripa (Galle) 17, 24
Losar (tibetisches Neujahr) 173
Lotos, tausendblättriger 157
Lung (Wind)
  abwärtstreibender Wind 16
  aufsteigender Wind 16
  durchdringender Wind 16
  Feuer-begleitender Wind 16
  lebenserhaltender Wind 15
Lung-(Wind)-Übermaß 17, 18, 28, 30, 31, 46, 50, 52, 53, 55, 60, 81, 94, 98, 108, 120, 129

Mandala; mandalische Strukturen 42, 43, 54, 157
Manjushri 171
Mantra
  der Essenz der relativen Leere der Existenz 121

des Medizinbuddhas (Kurzform) 176
des Medizinbuddhas (lange Version) 176
Yuthog Yonten Gompo 41
Massage
  der La-Punkte 151
  geistige Einstimmung 40
  nach der Geburt (Baby und Mutter) 13, 172
  Vorbereitungen 33, 40
Massageöl 39, 44, 45, 49, 51, 52, 53, 106, 197
Massagetechnik
  flächige 34, 36, 37, 39, 62, 65, 99, 112, 113
  greifende 37
  klopfende 37, 141, 145
  kneifende 37
  reibende 33, 36
  rollende 112
  trockene 35, 37
  ziehende 37, 100, 112
Maßeinheit für Massagepunkte (tsön) 40, 54
Materia Medica 48
Mazerat (Auszug) 46, 52, 163, 164, 166, 172
Meditationen, des Höchsten Yoga-Tantra 157
Meditation, reinigende *Siehe* Atemübung, reinigende
Meditations-Mandala 157
Melasse 31, 51
mentales Kontinuum *Siehe* Bewusstseinsstrom (mentales Kontinuum)
Men-yon-Wind 170
Metalle 11
Mikro-Aderlass
  Indikationen 133
  Kontraindikationen 135
  Vorbereitung 47, 133
Mineralbäder *Siehe* Hydro- und Balneotherapie
Molke 32, 169
Mondzyklus 148
Moschus 51, 171
Moxabustion
  Indikationen 120
  Kontraindikationen 121
  Stärkegrade 121, 122
Muttermilch 171, 172

Nabelchakra 42, 157, 158, 159, 161, 162, 165, 167, 175
Nahrung
  bittere 32
  kalte 18
  kühle 18, 32
  leichte 18
  ölige 18
  ölig-fettige 18
  raue 18
  saure 18, 32
  scharfe 18, 32
  schwere 18
  süße 32
  warme 31, 32
  wärmende 32
Nahrung, Aufspaltung der 17
Nahrungsessenz (nahrhafte Essenz) 28, 29
Nebenwirkungen, Vermeidung von 40
Nervengeflechte 157, 159
Nerventonikum 45
Neuralrohr 157
Neurotransmitter 159
Neuro-Vegetativum 60
Nomaden 34, 120
  -stämme 34, 36

Öltherapien
  äußere 13, 33
  innere 13, 32, 33
Otterfell 11

Paniertes 18, 32
Pankreas-Enzyme 28
Passagewege 15, 17, 28, 169
Peeling 39
Peken (= Schleim)
  unterstützender Schleim 17
  verbindender Schleim 17
  wahrnehmender Schleim 17
  zersetzender Schleim 17
  zufriedenstellender Schleim 17
Peken-(Schleim)-Übermaß 18, 28, 52, 105, 108, 129, 135
Perineum 37, 121, 128, 135, 159, 166, 175
Persönlichkeitsstrukturen 14
Pforten 39
Proteine 31
Proto-Elemente 28
Pulsdiagnose 30, 31
Punkte, verwundbare 147, 148
Punktmassage 34

Quellen, heiße 11
Quellwasser 32
Quintessenz 29

Radicchio (Salat) 32
Räuchermischungen 13, 41, 197
  Verbrennen von 13
Räucherungen 31
Regenerations
  -kuren 32
  -tätigkeit 36
Regulation, thermische 28
Reifung 16, 28, 167, 170
Reinigungsmaßnahmen, allgemeine 13, 32

Rezepturen 13, 32, 44, 45, 47, 49, 50, 51, 52, 53, 94, 96, 133
Rohrzucker 31, 171
Rückkopplungssystem, hormonelles 28

Salben, medizinische 38, 46, 49
  Anti-Stress-Salbe 49
  Augensalbe 50
  Gichtsalbe 50
  Grundmischung 14, 49, 50
  Psoriasis-Salbe 50
  Schmerzsalbe 51
Salz 32, 42, 111, 118
Samen (Sperma) 14, 16, 17, 28, 29, 47, 49, 61, 84, 108, 125, 129, 157, 167, 169
Sangye Menla 176
Scheitel 39, 54, 55, 56, 76, 94, 95, 96, 98, 102, 125, 132, 135, 151, 153, 154, 155, 157, 158, 159, 164, 166, 171, 175, 176
Schlaf 15, 18, 26, 30, 31, 98, 102, 123, 151, 159
Schleim *Siehe* Peken (Schleim)
Schmerzhaftigkeit 36, 44, 121
Schmerzpunkt 36, 44, 51
Schönheitscremes 51
Schröpfen 10
  nass 35, 59, 72, 79, 112
  trocken 132
Schwangerschaft, wöchentliche Entwicklungsschritte 167
Schwarztee 31
Schweine
  -fleisch 18, 31, 170
  -schmalz 45, 49, 50
Sedativum 45, 53
Sedu 5-Kräutermischung 32
Selbst-Meditation 161
Sexualchakra *Siehe* Energieräder, Wuzelchakra
Sexualität 26
Sexualkraft, Sitz der 82 *Siehe auch* Kraft, sexuelle
Shakyamuni Buddha 45
Sichtbefund 44
Sinneseindrücke, übermäßige 17
Sokzin 10 (srog zin 10)-Kräutermischung 31
Sonnengeflecht 67, 68, 84, 106
Sonnenschutzfaktor, natürlicher 46
Sonnenwinde 151
Sowa Rigpa 10
Sphäre
  geistige (formlose) 55, 158
  generelle 151
  nicht-stoffliche 157
  stoffliche 157
Spinalkanal 139
Stimmlage 18, 19, 26
Stockmassage 37
Stoffwechselprodukte 36, 40

Strukturen, mandalische
  Siehe Mandala; mandalische Strukturen
Stupa 162

Tastbefund 44
Taubenmist 51
Teein 18
Thangka 48
Therapie
  äußere 9, 10, 31, 93
  drastische 10, 31, 120, 132
  manuelle 113
  medikamentöse 10
  sanfte 10, 11, 31
  tiefgehende 135
Thermal
  -bäder 11
  -quellen 11
Thymusdrüse 61, 65
Tibetisches Tierkreiszeichen, persönliches 122, 123, 172, 173
Tonikum
  für Magen und Nieren 108
  Herz- 46
  Nerven- 45
Tor
  Äußeres 39, 54, 56, 58, 59, 79, 94, 102, 143, 163
  des Windes 62
  Inneres 39, 54, 55, 56, 94, 96, 98, 102
  von Brahma 55, 158, 163
Träger der vitalen Winde (= Glückssymbol) 148
Tripa (= Galle)
  erreichende Galle 16
  färbende Galle 16
  Haut-und-Ausstrahlung-klärende Galle 16
  Sehen-machende Galle 16
  verdauende Galle 16

Übermaß von Tripa (Galle) 18, 28, 32, 34, 36, 46, 52, 129, 135
Ungleichgewicht, der körperlichen Energien 10, 17, 18, 26, 27, 31, 32, 33, 34, 41, 43, 44, 46, 49, 54, 55, 59, 71, 76, 80, 82, 105, 110, 121, 127
Ursachen für Krankheit
  entfernte 14
  unmittelbare (auslösende Faktoren) 17, 18

Vajra-Meister 41
Vajrapani 45
Vajrayana-Buddhismus 159, 161
Verdauungs
  -funktion 36
  -hitze 16, 28, 47, 67, 68, 69, 80, 81, 84, 106, 108, 120, 123, 135
  Prinzip der 28

-kraft 33, 47
Verhaltensweisen 9, 10, 14, 27, 31, 32, 94, 122
Vibrationsmassage 36
Vier Tantras (tgyü shi) 37, 121, 149
Visualisation 151, 161, 176
Vitalenergie La 42, 123, 135, 145, 148, 161, 169, 170, 172
    Siehe auch Lebensenergie La
Vitalkraft (Vitalessenz) 42, 148, 169
Vitamine 31

Wasseradern 14, 151
Wickel *Siehe* Hydro- und Balneotherapie
Wiederverkörperung 13, 14
Wind *Siehe* Lung
Wind-des-eisernen-Tores 170
Wirkkräfte 45, 46, 47
Wirksubstanz 38
Wolfsfell 11
Wurst 32, 170
Wurzelchakra (Sexualchakra) 42, 158, 159, 161, 162, 166, 167

Yoghurt 32, 47, 100, 169
Yuthog Yonten Gonpo der Jüngere 42

Zentralkanal 55, 139, 157, 158, 159
Zeugungskraft 32
Zirbeldrüse (Epiphyse) 55, 60, 158
Zwischenbereiche (Bardo) 13, 159, 167

Ausgewählte Bibliographie zur Tibetischen Medizin und zum tibetischen Buddhismus

Arya, Pasang Yonten: Dicionary of Tibetan Materia Medica, Motilal Banarsidass Publishers, New Delhi, 1998 ; (dt. «Handbuch aller medizinischen Substanzen der Traditionellen Tibetischen Medizin»; O.W. Barth, München 2001)

Badmajeff, Wladimir: Lung-Tripa-Bäkän, Fabri, Ulm 1994

Birnbaum, Raoul: Der heilende Buddha, OW.Barth, München 1980

Bulletin of Tibetology; Aspects of classical Tibetan Medicine; Special Volume; Sikkim Research Insitute of Tibetology; Gangtok 1993

Clark, Barry: Die Tibeter-Medizin; O.W. Barth, München 1997

Clifford, Terry: Tibetische Heilkunst; O.W. Barth, München 1986

Cornu, Philippe: Tibetan Astrology; Shambala, Boston, 1997

Dash, Vaidya Bhagwan: Encyclopaedia of Tibetan Medicine; Bd. 1 – 6; Sri Satguru Publications; Dehli

Dash, Vaidya Bhagwan: Tibetan Medicine; Library of Tibetan Works and Archives; Dharamsala 1976

Dash, Vaidya Bhagwan u. Ven. Doboom Tulku: Positive Health in Tibetan Medicine; Sri Satguru Publications, Dehli 1991

Dawa, D.: A Clear Mirror of Tibetan Medicinal Plants; Tibet-Domani; Rom 1999

Donden, Yeshi u. Kelsang, Jampa: The Ambrosia Heart Tantra, Library of Tibetan Works and Archives, Dharamsala 1983

Donden, Yeshi: Gesundheit durch Harmonie; Diederichs, München 1990

Dummer, Tom: Tibetan Medicine and other holistic health-care systems; Paljor Publications, New Delhi 1988

Drungtso, Tsering Thakchoe u. Drungtso Tsering D.: Tibetan-English Dicitionary of Tibetan Medicine and Astrology; Library of Tibetan Works and Archives, Dharamsala 1999

Dunkenberger, Thomas: Das tibetische Heilbuch; Windpferd, Aitrang 1999

Finck, Elisabeth: Grundlagen Tibetischer Heilkunde (2 Bde.); Medizinisch-Literarische Verlagsgesellschaft, Uelzen; Bd. 1: 1975; Bd. 2: 1985

Finck, Elisabeth: Der Tibetische Medizin-Baum, Medizinisch-Literarische Verlagsgesellschaft; Uelzen 1980

Goldstein, Melvyn C.: English-Tibetan Dictionary of Modern Tibetan; Library of Tibetan Works and Archives; Dharamsala 1999 (revised edition)

Jäger, Katrin: Nektar der Unsterblichkeit (Dissertationsschrift); Hänsel-Hohenhausen; Egelsbach 1999

Khangkar, Lobsang Dolma: Lectures on Tibetan Medicine; Library of Tibetan Works and Archives; Dharamsala 1986

Meyer, Fernand (Hrsg.): Klassische Tibetische Medizin (Blauer Beryll), Bd. 1+2; Paul Haupt, Bern 1996

sMan-rTsis: Journal of the Tibetan Medical & Astro. Institute; Vol.1, No.1, Dharamsala 1995

Tibetan Medicine, Series 1–13; Library of Tibetan Works and Archives; Dharamsala 1980–1991

Tulku Lobsang; Lu Jong; O.W. Barth, München 2003

Tsarong, Tsewang Jigme: Tibetan Medicinal Plants; Tibetan Medical Publications, Kalimpong 1994

Tsarong, Tsewang Jigme / Men-Tsee-Khang: Fundamentals of Tibetan Medicine; Library of Tibetan Works and Archives; Dharmasala 1981

Zysk, Kenneth G.: Asceticism and Healing in Ancient India; Motilal Banarsidass Publishers; Dehli 1998 (corrected version)

Bezugsverzeichnis und weiterführende Adressen

Thomas Dunkenberger
Heilpraktiker
Schwesternstraße 6
87733 Markt Rettenbach
Deutschland
Tel.: 08392 – 1622
th.dunkenberger@web.de
*Vorträge und Seminare
in Tibetischer Medizin,
Tibetischer Heilmassage u.a.*

Dr. Jampa Yonten
Tibetan Healing Center
Tibet Mall, 2nd floor
47, Kormangala
Bangalore 560095
Indien
drjyonten@hotmail.com

Deutsche Tibethilfe
c/o Irmtraut Wäger
Mauthäusstraße 9
81379 München
Deutschland
Tel.: 089 – 78 83 06

Tibet-Initiative Deutschland e.V.
Greifswalder Str. 4
10405 Berlin
Deutschland
tel.: 030 – 420 81 521
office@tibet-initiative.de
www.tibet-initiative.de

Padma AG
Unterfeldstrasse 1
8340 Hinwil
Schweiz
www.padma.ch
0041 – (0)43 – 343 44 44
spezifische Informationen für Österreich:
www.padmaforum.at
*Kräutermischungen auf tibetischer
Grundlage*

Gesellschaft Schweizerisch-Tibetische Freundschaft
Binzstr. 15
8045 Zürich
Schweiz
buero@gstf.org
www.tibetfocus.com

Dr. Nida Chenagtsang
Rom, Italien
www.iattm.net
*Ausbildungen in Tibetischer Medizin
und Tibetischer Heilmassage*

Tulku Lobsang
www.tulkulamalobsang.org
*Ausbildungen in tibetischem Heilyoga
Lu Jong und Tibetischer Heilmassage*

Exilregierung der Tibeter in Dharamsala, Indien
www.tibet.com

Dr. Pasang Yonten
Mailand, Italien
www.tibetanmedicine-edu.org
Seminare in Tibetischer Medizin

www.tibetischemedizin.org
*Allgemeine Informationen
zur Tibetischen Medizin*

BACOPA
BACOPA Handels- & Kulturges.m.b.H.,
4521 Schiedlberg/Austria, Waidern 42
office@bacopa.at, www.bacopa.at
*Bezug für tibetische Tees (SORIG-Tees),
tibetische Massageöle, Räuchermischungen,
Literatur etc.*

Dank

Mein Dank gilt allen Ärzten/innen der Tibetischen Medizin bei denen ich dieses wunderbare Heilsystem erlernen durfte. Allen voran möchte ich hierbei Dr. Trogawa Rinpoche als einem wahren Beispiel des Medizinbuddhas aus meinem tiefsten Herzen danken. Mögen Viele seinem Beispiel folgen. Auch ohne das Wissen meiner Lehrer der westlichen Naturheilkunde wäre mir Vieles verborgen geblieben. Hierfür an dieser Stelle mein herzlicher Dank. Und ohne die inneren Einsichten in die Elemente durch meine Gefährtin Heidi Mayrock wäre all dies nur Stückwerk geblieben.

Die Bilder auf den Seiten 124, 126, 130, 134, 136, 150, 168 sind mit freundlicher Genehmigung des Serinidia-Verlages aus dem Buch «Tibetan Medical Paintings» (deutsch: «Klassische Tibetische Medizin», F. Meyer, Paul-Haupt-Verlag, Bern) entnommen. Die Bilder auf den Seiten 7, 12, 15, 31, 42, 48, 160, 170 sind mit freundlicher Genehmigung das BACOPA Verlages aus dem Buch «Grundlagen der Tibetischen Medizin» von Florian Ploberger entnommen. Das Foto auf der Seite 158 stammt von Frau Eva Kantenwein, alle anderen Fotos vom Autor.

Die in diesem Buch dargestellten energetisch wirksamen Körperpunkte der Traditionellen Tibetischen Medizin sind auch als Poster beim Bacopa-Verlag erhältlich:

«Energetisch wirksame Körperpunkte der Traditionellen Tibetischen Medizin für Massage, Moxa, Aderlass und Akupunktur»
ca. 70 x 100 cm, inkl. Posterklemmschiene und zwei Hängern.
Bestell-Nr.: 35461, Euro 18,00